ANDREAS MEYHÖFER I DIANA LUDWIG

SCHLANK MIT
LOW-CARB

W0094545

ANDREAS MEYHÖFER I DIANA LUDWIG

SCHLANK MIT
LOW-CARB

DAS 28-TAGE-PROGRAMM

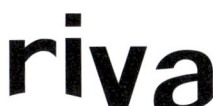

Bibliografische Information der Deutschen Nationalbibliothek:
Die Deutsche Nationalbibliothek verzeichnet diese Publikation in der Deutschen Nationalbibliografie.
Detaillierte bibliografische Daten sind im Internet über http://d-nb.de abrufbar.

Für Fragen und Anregungen:
info@rivaverlag.de

Wichtiger Hinweis

Sämtliche Inhalte dieses Buches wurden – auf Basis von Quellen, die der Autor und der Verlag für vertrauenswürdig erachten – nach bestem Wissen und Gewissen recherchiert und sorgfältig geprüft. Trotzdem stellt dieses Buch keinen Ersatz für eine individuelle medizinische Beratung dar. Wenn Sie medizinischen Rat einholen wollen, konsultieren Sie bitte einen qualifizierten Arzt. Der Verlag und der Autor haften für keine nachteiligen Auswirkungen, die in einem direkten oder indirekten Zusammenhang mit den Informationen stehen, die in diesem Buch enthalten sind.

Originalausgabe
7. Auflage 2017

© 2017 by riva Verlag, ein Imprint der Münchner Verlagsgruppe GmbH
Nymphenburger Straße 86
D-80636 München
Tel.: 089 651285-0
Fax: 089 652096

Alle Rechte, insbesondere das Recht der Vervielfältigung und Verbreitung sowie der Übersetzung, vorbehalten. Kein Teil des Werkes darf in irgendeiner Form (durch Fotokopie, Mikrofilm oder ein anderes Verfahren) ohne schriftliche Genehmigung des Verlages reproduziert oder unter Verwendung elektronischer Systeme gespeichert, verarbeitet, vervielfältigt oder verbreitet werden.

Redaktion: Caroline Kazianka
Umschlaggestaltung: Luisa Dickhoff
Umschlagabbildungen: © Andreas Meyhöfer, Diana Ludwig
Satz: des2com_Matthias von der Preuß, Berlin
Druck: Florjancic Tisk d.o.o., Slowenien
Printed in the EU

ISBN Print 978-3-7423-0132-1
ISBN E-Book (PDF) 978-3-95971-560-7
ISBN E-Book (EPUB, Mobi) 978-3-95971-559-1

Weitere Informationen zum Verlag finden Sie unter
www.rivaverlag.de
Beachten Sie auch unsere weiteren Verlage unter www.m-vg.de

Inhalt

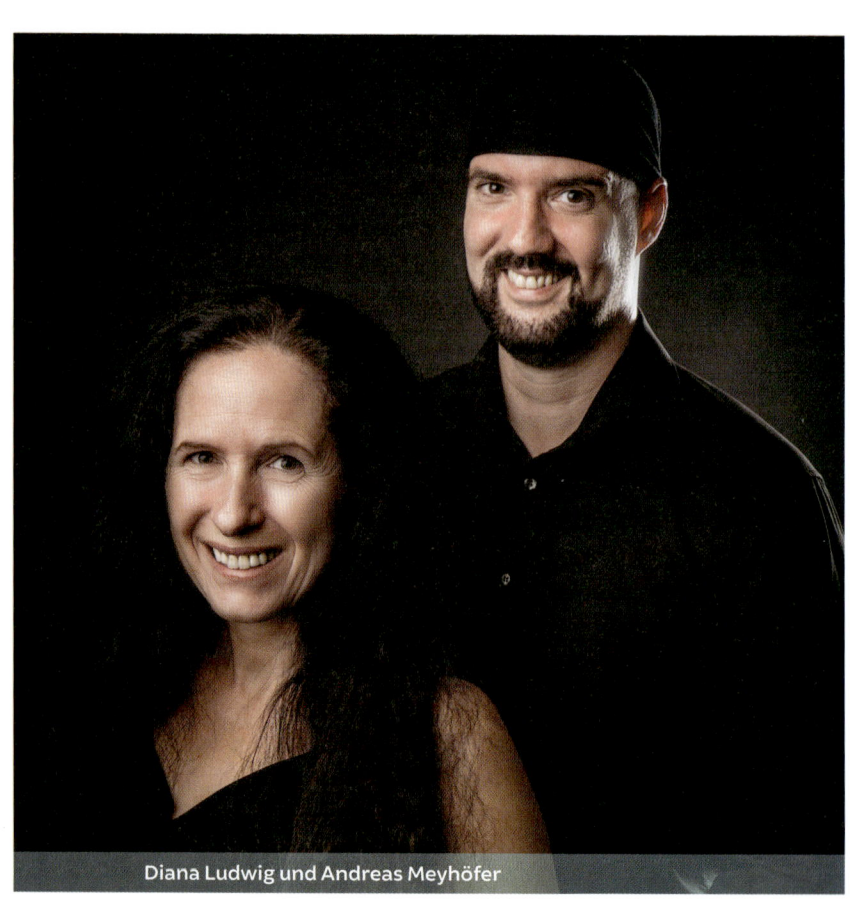

Diana Ludwig und Andreas Meyhöfer

Keine Einführung, sondern ein Willkommen!

Du hast dich dazu entschieden, ein Teil der Low-Carb-Community zu werden, vielleicht bist du es ja auch schon. Eventuell kennst du uns bereits von unserem Blog, aus unserer Facebook-Gruppe bzw. Fanpage oder aus einem der vielen anderen Social-Media-Kanäle. Das würde uns natürlich sehr freuen und dann weißt du eventuell auch ein wenig, wie wir ticken. Wir, das sind Andreas und Diana, die dich in diesem Buch begleiten werden. Wie du sicherlich schon festgestellt hast, verwenden wir die persönliche Anrede und das »Buch-Du«. Wir hoffen, dass das für dich in Ordnung ist. Da wir mit den Menschen in unserer Community allgemein per Du sind, haben wir diese Anrede auch für dieses Buch gewählt. Wenn wir für uns sprechen, bleiben wir in der Wir-Form.

Wer wir sind und warum dieses Buch existiert

Um ehrlich zu sein, ist uns lange Zeit nicht in den Sinn gekommen, ein Buch über Low-Carb zu schreiben. Wir ernähren uns mit einer Ausnahme immerhin bereits über zehn Jahre kohlenhydratarm. Damals gab es hierzulande noch nicht Dutzende Portale und Blogs zum Thema kohlenhydratarme Ernährung. Low-Carb war zu diesem Zeitpunkt in der breiten Masse verstärkt im US-amerikanischen Bereich bekannt. In Deutschland war es als Reduktionsdiät meist verpönt und stand eher im Zusammenhang mit Fitnesstraining sowie Bodybuilding. Und dies meist in Form der anabolen Diät oder der ketogenen Diät. Auch unser erster Kontakt mit der kohlenhydratarmen Ernährung entstand durch unser Fitnesstraining und einen Fitnesstrainer. Zu diesem Zeitpunkt ging es uns jedoch nicht darum, überflüssige Pfunde abzunehmen oder die gesundheitlichen Vorteile von Low-Carb zu nutzen. Wir wollten einfach unsere Körper etwas definieren und gleichzeitig unsere Proteinzufuhr erhöhen, ohne die Kalorienzufuhr im Gesamten zu steigern.

Da Fette essenziell sind, konnten also nur die Kohlenhydrate als nicht essenzieller Nährstoff weichen. Unsere ersten Schritte gingen dementsprechend in Richtung einer Low-Carb/High-Protein-Ernährung. Während dieser Anfänge bestand unsere Low-Carb-Ernährung hauptsächlich aus Fleisch, Geflügel, Quark und Eiern in Kombination mit verschiedenen Gemüsesorten. Auf Dauer war das natürlich sehr unbefriedigend und wirklich Spaß machte diese Form der Ernährung mittelfristig auch nicht. Nach und nach begannen wir daher, selbst Rezepte zu entwickeln, um eine ausgewogene Low-Carb-Ernährung zu gestalten, die uns persönlich geschmacklich überzeugte. Trotz alledem war Low-Carb für uns zu dieser Zeit nur eine phasenweise Ernährung und begleitete uns nicht dauerhaft. Im Gegenteil, denn es kam die Zeit, als wir uns beruflich und privat neu aufstellten und in der unsere Ernährung deutlich schlechter wurde. Wir hörten auf zu trainieren, aßen schlecht und waren regelmäßig gestresst. Zudem kam noch ein weiterer

Faktor hinzu, der jedoch als positiv zu bewerten war und auch noch ist – wir hörten auf zu rauchen. Ständige Weiterbildungen in Kombination mit der beruflichen Selbstständigkeit forderten ihren Tribut, und obwohl wir es besser wussten, verschoben sich unsere Prioritäten. All diese Faktoren sorgten nun dafür, dass es mit unserem Gewicht stetig und konsequent bergauf ging. Knapp anderthalb Jahre später durfte Andreas annähernd 25 Kilogramm Übergewicht herumschleppen und Diana freute sich über 15 Kilogramm. Gleichzeitig begannen die kleinen Zipperlein, die gerne mit Übergewicht einhergehen. Die Kondition ließ nach, die Beweglichkeit war dank vorhandenem Bauch eingeschränkt und das allgemeine Wohlbefinden sank. Zu diesem Zeitpunkt war für uns klar: Wir mussten die Reißleine ziehen. Ansonsten wäre der Weg zu einem dauerhaften und schweren Übergewicht mit allen Folgeerkrankungen geebnet. Da wir anderthalb Jahre zuvor mit der kohlenhydratarmen Ernährung im Kleinen sehr gute Erfahrungen gemacht hatten, besannen wir uns also darauf zurück. Wir nutzten erfolgreich unsere erworbenen Kenntnisse und bauen diese bis zum heutigen Tage stetig aus.

Lange Rede, kurzer Sinn – im Jahr 2014 entschlossen wir uns, unsere Low-Carb-Rezepte mit anderen zu teilen. Mittlerweile können wir auf über 500 000 Gleichgesinnte auf unserer Facebook-Fanpage blicken und über 60 000 Gruppen-Mitglieder, mit denen wir unseren Weg gemeinsam gehen. Und die Zahl derer, die uns begleiten, wächst stetig. Das ist ein wahnsinnig tolles Gefühl, wofür wir unendlich dankbar sind. Wir freuen uns natürlich sehr, wenn du unserer Community beitrittst. Die Links zur Facebook-Gruppe und unserer Facebook-Fanpage findest du auf unserem Blog unter **https://lowcarbkompendium.com**. In der Facebook-Gruppe stehen wir dir mit Rat und Tat zur Seite. Ferner helfen dir dort auch viele weitere wundervolle Menschen, die erfolgreich mit Low-Carb ein neues Lebensgefühl gewonnen haben. Schau einfach mal rein. Es lohnt sich – versprochen!

Was ist das 28-Tage-Programm?

In den nächsten 28 Tagen werden wir dich bei deiner Ernährungsumstellung begleiten. Hoffentlich hast du dieses Buch nicht in der Hoffnung gekauft, innerhalb der nächsten 28 Tage rank und schlank zu werden. Das ist natürlich nicht möglich und solch ein Versprechen wäre auch unseriös. Aber du wirst in den nächsten 28 Tagen mit Sicherheit Gewicht verlieren. Je nach Ausgangsgewicht können die individuellen Erfolge selbstverständlich schwanken und deswegen nennen wir hier auch keine genauen Zahlen. Solche Marketinggags können gerne andere übernehmen. Wir wollen ehrlich bleiben.

Solltest du mit dem 28-Tage-Programm beginnen wollen, ist es hilfreich, diese Zeit für dich auch wirklich bewusst frei zu halten. Während der nächsten 28 Tage ist es ratsam, dir jeden Tag eine Stunde Zeit für dich ganz persönlich zu nehmen. Das bedeutet: Schaffe dir einmal am Tag für eine Stunde deine persönliche Ruheinsel, ohne gestört zu werden. In dieser einen Stunde gilt es dann die ein oder andere Aufgabe zu erledigen, die dir bei deiner Ernährungsumstellung helfen kann. Erfahrungsgemäß ist es notwendig, bestimmte Angewohnheiten abzulegen respektive sich anzueignen, um einen dauerhaften Erfolg zu erzielen. Im Gegensatz zur landläufigen Meinung sind häufig nicht Diäten schuld an einem Jo-Jo-Effekt, sondern der Rückfall in alte Verhaltensmuster nach einer anfänglichen Ernährungsumstellung. Denk immer daran, dass eine Ernährungsumstellung ein Marathon ist und kein 100-Meter-Sprint. Dein Wille und deine Ausdauer werden über Erfolg und Misserfolg entscheiden.

Einige Hinweise

Alle Angaben in diesem Buch haben wir nach bestem Wissen und Gewissen erstellt. Doch gerade beim Kochen mit frischen Lebensmitteln liegt es in der Natur der Sache, dass du für ein und dasselbe Lebensmittel unterschiedliche Nährwertangaben findest. Meist sind diese Abweichungen marginal und sollten kein größeres Problem darstellen. Der Unterschied der Nährwerte kommt zustande, weil Naturprodukte verschiedenen Einflüssen unterliegen. Obst und Gemüse können je nach Reifegrad einen unterschiedlichen Anteil an Zucker enthalten und auch die Herkunft oder die Art des Anbaus hat Einfluss auf die Nährwerte. Die Größen von Naturprodukten unterliegen ebenfalls zuweilen deutlichen Schwankungen und sind nicht standardisiert. Eine kleine Tomate ist eben nicht immer gleich groß. Zwar geben wir sowohl die Menge in Stückzahl als auch in Gramm an, wenn wir jedoch ehrlich sind, ist die Angabe

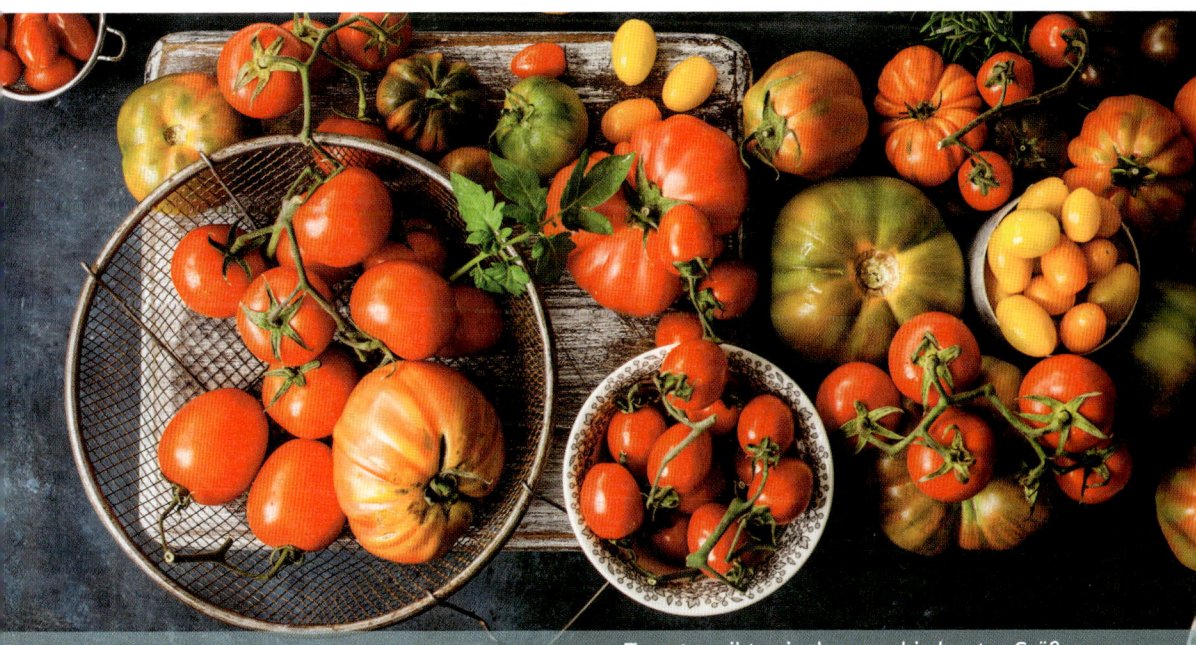

Tomaten gibt es in den verschiedensten Größen

in Gramm bei ganzen Früchten beim Kochen nicht immer praktikabel. Wer schneidet schon 20 Gramm von einer Tomate ab, nur weil das Rezept eine bestimmte Grammzahl vorgibt? Hier ist also ein wenig Eigenverantwortung bei der Verarbeitung vonnöten und die angegebenen Nährwerte können aus besagten Gründen ausschließlich als Richtlinie dienen.

Eine weitere Frage, die uns recht häufig begegnet, ist die Frage, durch welche Lebensmittel bestimmte Zutaten ersetzt werden können. Grundsätzlich ist anzuraten, die Rezepte zunächst einmal so nachzukochen, wie sie angegeben werden. Schließlich haben wir uns bei der Zusammenstellung

etwas gedacht. Sei es bezüglich der Kombination von Makro- und Mikronährstoffen, der Konsistenz oder einfach vom Geschmack her.

Da es bis auf wenige Ausnahmen die meisten Zutaten im Supermarkt gibt oder in Drogerien und Reformhäusern, ist es sinnvoll, deinen Einkauf entsprechend zu planen. Solltest du Zutaten entdecken, die nicht im normalen Supermarkt erhältlich sind, kannst du dir diese online auf Vorrat bestellen. Das Kapitel Vorratskammer für die Low-Carb-Küche bietet dir eine gute Übersicht über häufig genutzte Lebensmittel.

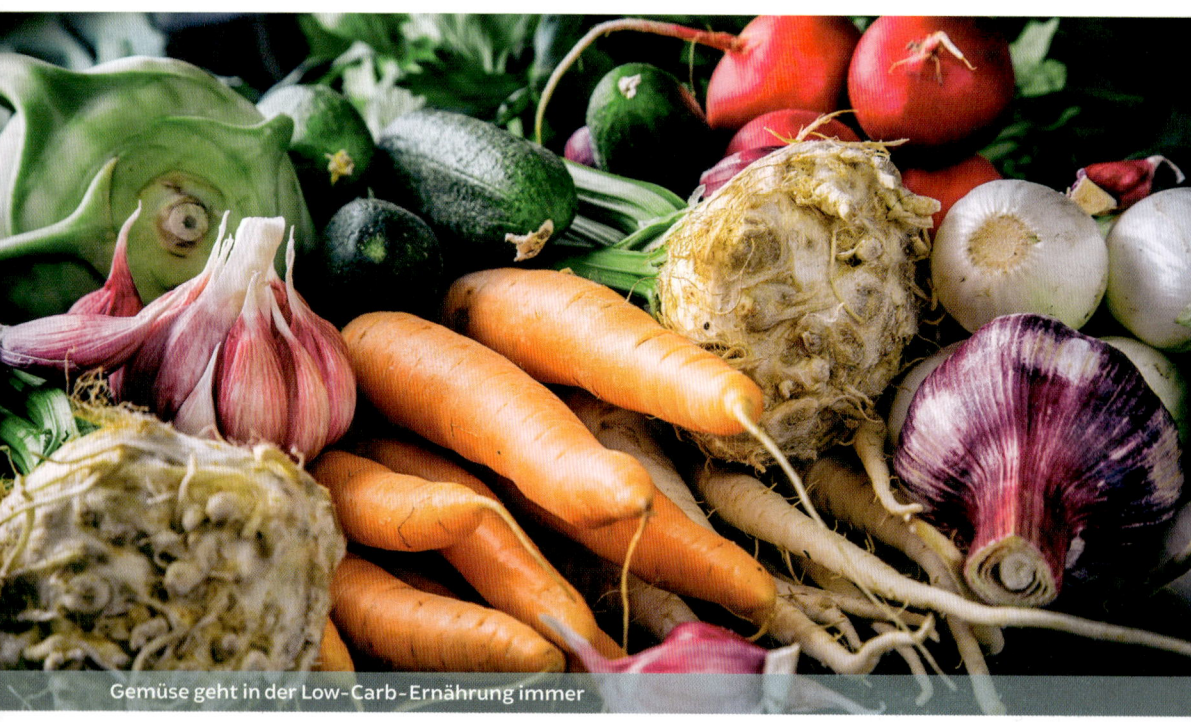

Gemüse geht in der Low-Carb-Ernährung immer

Was ist Low-Carb – ein Überblick

Low-Carb findet aktuell immer mehr Anklang und viele Menschen haben sich bereits der kohlenhydratarmen Ernährung verschrieben. Jedoch gibt es in der Low-Carb-Community regelmäßig Diskussionen darüber, was wirklich Low-Carb ist. Wie so oft, wenn viele Individuen aufeinandertreffen, gibt es da sehr viele unterschiedliche Meinungen. Genau hier liegt dann auch das Problem bei der Definition von Low-Carb. Es gibt keine festen Regeln, wie die Low-Carb-Ernährung zu gestalten ist, sondern nur verschiedene Ernährungstheorien und Ansätze. Bekannte solche Ernährungsweisen, auf die wir im späteren Verlauf noch näher eingehen wollen, sind zum Beispiel:

→ die Atkins-Diät,
→ die LOGI-Methode,
→ die Dukan-Diät,
→ Low Carb High Fat (LCHF).

Auch bekanntere und unbekanntere Fitnessprogramme folgen dem Muster, die Kohlenhydrate in der Ernährung zu reduzieren, und gehen dabei zum Teil eigene Wege. Während bei einigen Methoden als Beispiel Hülsenfrüchte erlaubt sind, sind diese bei anderen Low-Carb-Ernährungsweisen nicht zulässig. Diese Schwankungen ziehen sich durch alle Low-Carb-Ernährungstheorien. Letztlich muss jeder seine persönliche Low-Carb-Ernährung finden, mit der er am besten zurechtkommt. Ganz egal, was andere sagen und vorgeben wollen. Denn im Idealfall ist Low-Carb keine kurzfristige Reduktionsdiät, sondern ein dauerhafter Bestandteil des Lebens.

Gerade bei Einsteigern in die Low-Carb-Ernährung empfiehlt es sich, eine persönliche Grenze an Kohlenhydraten am Tag festzulegen und sich daran zu halten. Bewährt hat sich eine Höchstgrenze von 100 Gramm Kohlenhydraten am Tag, die du dann ganz nach Bedarf im Rahmen deines Wohlfühlrahmens weiter senken kannst. Zudem ist es ratsam, entweder bestimmte Lebensmittel gänzlich zu meiden oder wenigstens auf ein absolutes Minimum zu reduzieren. Dazu gehören sämtliche Lebensmittel, die Haushaltszucker oder Weißmehl enthalten, jegliche Fertigprodukte sowie alle Getreidesorten inklusive Pseudogetreide wie Quinoa. Vielleicht denkst du nun, dass 100 Gramm Kohlenhydrate am Tag noch recht viel sind. Betrachten wir zuerst einmal, was das Wort »viel« überhaupt bedeutet. Im Durchschnitt isst eine normalgewichtige Person ca. 250 bis 350 Gramm Kohlenhydrate täglich. Übergewichtige Menschen liegen deutlich darüber und haben in der untersten Grenze oftmals schon eine Aufnahme von 450 Gramm Kohlenhydrate am Tag und mehr. Betrachten wir diese Zahlen nun im Vergleich, wird deutlich, dass 100 Gramm Kohlenhydrate täglich nicht mehr viel sind und tatsächlich Low-Carb im Sinne einer Kohlenhydratreduzierung bedeuten.

Eine weitere Möglichkeit, sich als Einsteiger in der Low-Carb-Ernährung zu orientieren, ist die Einteilung der Lebensmittel nach ihrem Anteil an Kohlenhydraten je 100 Gramm. Bei einer sehr strengen Low-Carb-Ernährung kannst du Lebensmittel nutzen, die maximal 5 Gramm Kohlenhydrate je 100 Gramm aufweisen. Bei einer strengen Low-Carb-Ernährung wählst du Lebensmittel mit maximal 10 Gramm Kohlenhydraten je 100 Gramm. Bei einer moderaten Variante kannst du Lebensmittel mit bis zu 15 Gramm je 100 Gramm essen.

In welcher Art und Weise du dich nun orientierst, an einer bestimmten Low-Carb-Ernährungstheorie, an deiner persönlichen täglichen Obergrenze oder an den einzelnen Lebensmitteln, musst du für dich persönlich entscheiden. Ein Richtig oder Falsch gibt es an der Stelle nicht. Wir empfehlen aus mittlerweile über zehn Jahren Erfahrung heraus, die persönliche Obergrenze an Kohlenhydraten festzulegen und die bereits genannten Lebensmittelgruppen aus deiner Ernährung zu streichen. So hast du die größtmögliche Flexibilität und kannst beliebig verschiedene Lebensmittel kombinieren. Wichtig ist es, dass du dich innerhalb deiner Low-Carb-Ernährung stetig weiterentwickelst und Low-Carb auf deine Lebensumstände, deinen Geschmack und deine persönlichen Vorlieben anpasst, ohne dich in ein bestimmtes Korsett zu pressen.

Low-Carb-Diäten in der Übersicht

Es gibt mittlerweile Dutzende von Low-Carb-Ernährungstheorien und es kommen regelmäßig weitere hinzu. Alle aufzuführen und in ihren Einzelheiten zu betrachten ist daher schlicht unmöglich. Einige der bekanntesten haben wir jedoch herausgegriffen und die Grundlagen aufbereitet. Solltest du dich für eine der entsprechenden Ernährungsweisen interessieren, können wir an dieser Stelle lediglich auf die entsprechende tiefer gehende Fachliteratur verweisen oder auf die Informationsseiten im Internet. Du hast sicherlich Verständnis dafür, dass wir die einzelnen Low-Carb-Diäten nicht bis ins Detail beleuchten können, das würde den Rahmen dieses Buches deutlich sprengen. Trotzdem ist es für uns wichtig, dass du wenigstens eine grobe Übersicht erhältst, um für dich deinen persönlichen Favoriten zu finden.

Ein kleiner Hinweis am Rande: Alle Low-Carb-Rezepte in diesem Buch wurden von uns so konzipiert, dass sie entweder für die genannten Ernährungstheorien nutzbar sind oder mit wenigen Handgriffen angepasst werden können.

Die Atkins-Diät

Bereits in den Siebzigerjahren, lange bevor eine kohlenhydratarme Ernährung die Massenmedien erreichte, verfolgte der US-amerikanische Arzt Robert Atkins die These, dass für eine erfolgreiche Gewichtsabnahme Kohlenhydrate zu meiden seien und die Aufnahme der Makronährstoffe Fett und Protein zu steigern sei. Dass diese Ernährungstheorie zu diesem Zeitpunkt keine Begeisterungsstürme bei Medizinern und Ernährungswissenschaftlern hervorrief, ist selbst in der heutigen Zeit nicht weiter verwunderlich. Galt Fett damals und oftmals auch heute noch als Grundursache für Übergewicht.

Die Atkins-Diät besteht aus vier verschiedenen Phasen und in jeder Phase sind unterschiedliche Lebensmittel erlaubt und ist eine Obergrenze von Kohlenhydraten bei der täglichen Nahrungsaufnahme festgelegt. Je nach Ausgangsgewicht ist es möglich, einen Einstieg in die unterschiedlichen Phasen zu wählen. Menschen mit starkem Übergewicht sollten jedoch immer in Phase eins beginnen.

Die erste Ausführung der Atkins-Diät war damals sehr streng und wird auch heute noch im Allgemeinen mit Atkins verbunden. Als dieser seine neue Form der Reduktionsdiät veröffentlichte, durfte man am Tag maximal 5 Gramm Kohlenhydrate verzehren. In der heutigen Form der Atkins-Diät sind in der ersten Phase bis zu 20 Gramm Kohlenhydrate am Tag erlaubt. Phase eins (Einführung) dauert 14 Tage und in dieser

Ganz wichtig, natürlich auch bei der Low-Carb-Ernährung: viel trinken!

Zeit sind sämtliche Lebensmittel tabu, die einen erhöhten Anteil an Kohlenhydraten aufweisen. Dazu gehören unter anderem sämtliche Getreideprodukte, Hülsenfrüchte, Obst mit einem hohen Anteil an Fruchtzucker oder Gemüsesorten mit einem erhöhten Anteil an Stärke. Gleichzeitig gilt es, auf die Flüssigkeitszufuhr zu achten und mindestens 2 Liter Wasser am Tag zu trinken. Koffeinhaltige Getränke wie Tee, Kaffee oder sogenannte Softdrinks sind zu meiden.

Gerade in der ersten Phase kann es aufgrund des massiven Entzugs der Kohlenhydrate zu der sogenannten Low-Carb-Grippe oder auch Atkins-Grippe kommen. Dazu jedoch in einem späteren Kapitel (siehe S. 69) mehr.

Ab Phase zwei (stetiger Gewichtsverlust) werden die täglich konsumierten Kohlenhydrate schrittweise erhöht. So soll die eigene kritische Kohlenhydratgrenze ermittelt werden. Dafür wird jede Woche die erlaubte Grenze an Kohlenhydraten um 5 Gramm erhöht. In der ersten Woche isst man entsprechend maximal 25 Gramm Kohlenhydrate am Tag, in der zweiten Woche 30 Gramm Kohlenhydrate täglich usw. Die Kohlenhydratmenge wird so lange gesteigert, bis die Gewichtsabnahme stagniert. Wenn dieser Fall eintritt, ist die persönliche Kohlenhydratgrenze zum Abnehmen erreicht, respektive überschritten. Nun muss man die letzte Erhöhung der Kohlenhydratmenge zurücknehmen.

Die zweite Phase kann bis zu acht Wochen dauern und ist unter anderem abhängig von Alter, Geschlecht, Gesundheitszustand und sportlicher Betätigung. In dieser Phase sind zusätzlich Lebensmittel erlaubt, die einen höheren Anteil an Kohlenhydraten aufweisen und die man mit den Lebensmitteln aus Phase eins bei Bedarf kombinieren kann. Dazu gehören insbesondere Beerenfrüchte, Nüsse und Samen, aber auch verschiedene Milchprodukte. Die erlaubten Lebensmittel werden nicht nach Anzahl der Kohlenhydrate je 100 Gramm bestimmt, sondern nach der Portionsgröße in Kombination mit der Nettoanzahl der Kohlenhydrate. Diese sollte 5 Gramm Kohlenhydrate je Portion nicht überschreiten und unterscheidet sich deutlich je nach Lebensmittel. So sind zum Beispiel pro Portion etwa neun Cashewkerne erlaubt oder 150 Gramm körniger Frischkäse.

Phase drei ist der zweiten Phase sehr ähnlich und dient der erneuten Anpassung der persönlichen Kohlenhydratgrenze. Zudem soll der Körper daran gewöhnt werden, wieder vermehrt Kohlenhydrate aufzunehmen. Der Stoffwechselzustand der Ketose, die im Kapitel »Die Ketose« (siehe S. 67) beschrieben wird, wird verlassen. Nun soll man lernen, welche Lebensmittel dem eigenen Körper guttun und welche für einen Anstieg des Körpergewichts sorgen. In Phase drei steigert sich die tägliche Dosis an Kohlenhydraten um jeweils 10 Gramm. Zu den Nahrungsmitteln aus Phase eins und zwei kommen nun Lebensmittel wie brauner Reis, Haferflocken und Vollkornprodukte hinzu. Die aufgenommenen Kohlenhydrate bestehen im Idealfall ausschließlich aus komplexen Kohlenhydraten. Phase drei wird auch »Pre-Erhaltung« genannt und bereitet Phase vier vor. Diese Phase ist die letzte Phase der Atkins-Diät und dient der Erhaltung des Körpergewichts. Die dauerhafte Ernährungsumstellung sollte dann erfolgreich abgeschlossen sein und alte Essgewohnheiten der Vergangenheit angehören. Im Idealfall ist nun bekannt, welche Lebensmittel jemand verträgt und wo die eigene tägliche Kohlenhydratschranke ist. Bei den meisten Menschen liegt diese Schranke zwischen 80 bis 100 Gramm Kohlenhydrate täglich.

Ziel ist es, dauerhaft eine gesunde Ernährungsweise ohne Weißmehl, raffinierten Zucker und industriell hergestellte Lebensmittel mit hohem Stärkegehalt zu leben. Ferner sollten alkoholische Getränke oder Koffein nur in Maßen konsumiert werden. Sollte sich der Stoffwechsel aufgrund von Alter, Bewegungsmangel oder anderen äußeren Einflüssen umstellen, so hat jeder die Möglichkeit, mit dem Wissen aus der Atkins-Diät einer erneuten Gewichtszunahme entgegenzuwirken. Man kann dann beliebig in eine der vier Phasen einsteigen, um die persönliche Kohlenhydratgrenze und Lebensmittelauswahl erneut zu justieren.

Entgegen allen Unkenrufen einiger Menschen ist die Atkins-Diät also weit davon entfernt, einseitig oder gar ungesund zu sein. Leider wird sie aber oft nur mit der Phase eins in Verbindung gebracht, ohne sich näher damit zu beschäftigen.

Ketogene Diät

Die ketogene Diät gehört zu den strengeren Low-Carb-Diäten und weist einen deutlichen Anteil an Fett aus, bei einer drastischen Reduzierung der Kohlenhydrate. Die ketogene Diät ist in leicht abgewandelter Form auch als anabole Diät bekannt. Der größte Unterschied besteht darin, dass bei der anabolen Diät sogenannte Ladephasen mit verstärkter Aufnahme von Kohlenhydraten eingebunden werden. Die anabole Diät kommt meist im Bereich des semiprofessionellen bzw. des professionellen Bodybuildings zur Anwendung.[1]

Der Name »ketogene Diät« basiert auf der Stoffwechselumstellung des Körpers durch den Entzug von Kohlenhydraten, der sogenannten Ketose. Während der Ketose produziert der Körper Ketonkörper, welche die Glukose als primäre Energiequelle ablösen. Der Vorteil der ketogenen Diät liegt darin, dass der Körper die benötigte Energie zum größten Teil aus Fetten gewinnt. Bei der ketogenen Diät wird die Aufnahme der einzelnen Makronährstoffe über eine ketogene Ratio bestimmt. Dies erfolgt durch die Berechnung des täglichen Energiebedarfes sowie der benötigten Proteinaufnahme

entsprechend des Körpergewichts, des Alters und der täglichen Bewegung. Eine klassische ketogene Ratio lautet 4 : 1 und besteht aus 80 Prozent Fettanteil. Die restlichen 20 Prozent setzen sich aus dem individuell benötigten Proteinbedarf und einem entsprechenden Restanteil an Kohlenhydraten zusammen.[2]

Die ketogene Diät wird jedoch nicht nur als Reduktionsdiät eingesetzt, sondern auch als therapeutische Diät. Die Universitätsklinik Freiburg verwendet diese Ernährungsweise in Zusammenarbeit mit dem Neurozentrum Freiburg erfolgreich als Therapieansatz bei Epilepsiepatienten sowohl im Kindes-, Jugend- und Erwachsenenalter. Die Universitätsklinik Freiburg nutzt hier in der Regel ein Verhältnis von Fett zu Kohlenhydraten von 4 : 1 oder 3 : 1. Gleichzeitig werden bei dieser Therapieform Vitamine und Mineralstoffe verabreicht, um einer möglichen Mangelernährung vorzubeugen. Neben der Therapie bei Epilepsie kann eine kohlenhydratarme Ernährung auch zur Unterstützung bei der Behandlung von Krebs erfolgen. Durch die deutliche Senkung der Kohlenhydrate und eine gleichzeitige fettreiche Ernährung ist es möglich, das Wachstum von Tumorzellen zu hemmen. Der Einsatz der ketogenen Diät in der Krebstherapie ist jedoch nicht unumstritten. Nachgewiesen ist jedoch, dass sowohl Glukose als auch das Hormon Insulin das Wachstum von Tumorzellen begünstigen. Die Deutsche Krebsgesellschaft e. V. hat zu diesem Thema eine wissenschaftliche

Stellungnahme herausgebracht, die auf einer systematischen Literaturrecherche im Juni 2014 basiert.[3] Das Ergebnis dieser Stellungnahme war, dass die Experten der entsprechenden Arbeitsgruppe zu diesem Zeitpunkt eine Anwendung der ketogenen Diät respektive einer kohlenhydratarmen Ernährung bei einer Krebserkrankung nicht empfehlen. Leider gibt es noch keine Langzeitstudien zur Krebstherapie mit der ketogenen Diät und so kann man seriös nur auf die verschiedenen Meinungen und Ergebnisse hinweisen.

Grundsätzlich ist jedoch anzuraten, eine ketogene Diät nur unter ärztlicher Aufsicht durchzuführen. Insbesondere Menschen, die an Diabetes Typ 1 erkrankt sind, sollten sie niemals ohne ärztliche Unterstützung beginnen, da die Gefahr einer diabetischen Ketoazidose vorliegt. Bei einer Ketoazidose kommt es zu einer Stoffwechselübersäuerung, die durch einen absoluten Insulinmangel in Kombination mit der Produktion von Ketonen hervorgerufen wird. Die Übersäuerung nennt sich auch Azidose, woraus sich der Begriff Ketoazidose ableitet. Im schlimmsten Fall kann eine diabetische Ketoazidose zu einem diabetischen Koma führen.[4] Wichtig ist aber, noch einmal anzumerken, dass die Ketose und die Ketoazidose zwei unterschiedliche Stoffwechselvorgänge sind und die Ketoazidose hauptsächlich bei Menschen mit Diabetes Typ 1 auftreten kann. Anzeichen für eine mögliche Ketoazidose sind eine Übersäuerung des Blutes, vermehrter Durst, Schwindel-

gefühle bis hin zur Benommenheit, verstärkter Harndrang, erhöhte Blutzuckerwerte und Erbrechen.

Im Allgemeinen wird die ketogene Diät nicht über einen längeren Zeitraum durchgeführt. Das Universitätsklinikum Freiburg empfiehlt eine Maximaldauer von zwei Jahren.

Die LOGI-Methode

Die LOGI-Methode hat ihren Ursprung an der Medizinischen Fakultät der Harvard-Universität (Boston, USA). Dort wurde an einer kohlenhydratarmen Ernährungsweise geforscht, die als dauerhafte Ernährungsumstellung für Kinder und Jugendliche mit Übergewicht geeignet sein sollte. Im englischen Sprachraum steht das Kürzel LOGI für *Low Glycemic Index* und basiert auf der Theorie des glykämischen Indexes (GI). Dieser Index bestimmt den Einfluss von kohlenhydrathaltigen Lebensmitteln auf den Blutzuckerspiegel. Je größer der Einfluss auf den Blutzuckerspiegel, je höher ist der Wert des GI.[5] Jedoch gibt es zu dem GI als alleinigem Parameter verschiedene kritische Anmerkungen. Während Nährwerte auf jeweils 100 Gramm Lebensmittel angegeben werden, bezieht sich die Reaktion auf den Blutzuckerwert auf die Menge von 50 Gramm Kohlenhydraten des jeweiligen Lebensmittels. Dies kann für Außenstehende zu einer Intransparenz führen. Das Prob-

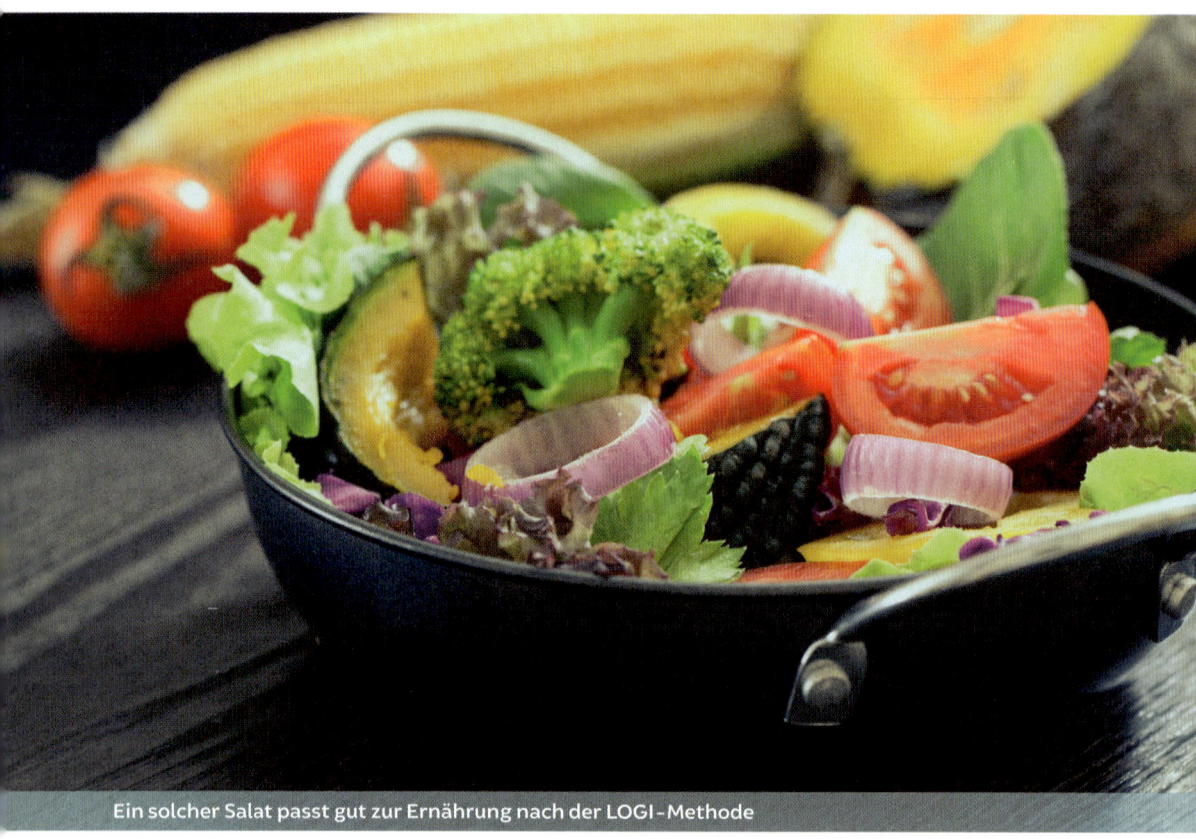

Ein solcher Salat passt gut zur Ernährung nach der LOGI-Methode

lem für einen vernünftigen Vergleich wird sichtbar, wenn wir zwei verschiedene Lebensmittel mit dem gleichen GI betrachten, welche jedoch einen unterschiedlichen Anteil an Kohlenhydraten je 100 Gramm aufweisen. Vollweizenbrot hat zum Beispiel einen GI von 70, ebenso wie die Kartoffel. Während man vom Vollweizenbrot nur etwa 120 Gramm essen darf, um 50 Gramm Kohlenhydrate zu verzehren, sind es bei der Kartoffel circa 333 Gramm. Somit haben 333 Gramm Kartoffeln den gleichen Einfluss auf den Blutzuckerspiegel wie 120 Gramm Vollweizenbrot. Der einzelne Blick

ausschließlich auf den GI hilft dementsprechend in den seltensten Fällen weiter. Weder kann man anhand des GIs das jeweilige Sättigungsgefühl ableiten, noch hat man einen Überblick über die Nährwerte eines Lebensmittels.

Ein weiteres Problem ist, dass sich der GI je nach Verarbeitung verändert. So haben zum Beispiel Möhren im rohen Zustand einen GI von 16 und weisen nach neuesten Untersuchungen im gekochten Zustand einen GI von 50 auf (der alte Wert lag bei 70). Auch ist die Einteilung der GI-Werte je nach

Ernährungstheorien uneinheitlich. Bei der LOGI-Methode wird ein GI unter 50 als niedrig, Werte zwischen 50 bis 70 als mittel und alle Werte über 70 als hoch eingestuft. Andere Ernährungstheorien, die den GI als Grundlage nutzen, bewerten alle Lebensmittel mit einem GI über 50 als schlecht und kleiner als 35 als gut.

Abschließend lässt sich festhalten, dass der GI für die praktische Anwendung im Alltag nicht geeignet ist. Dieses Problem soll die glykämische Last (GL) lösen. Während bei der LOGI-Methode in ihrer Urform nur der glykämische Index Betrachtung fand, erweiterte der Diplom-Ökotrophologe Dr. Nicolai Worm die LOGI-Methode auf Grundlage der evidenzbasierten Medizin. Er nutzte zusätzlich zum glykämischen Index die glykämische Last und erweiterte die ursprüngliche Abkürzung der LOGI-Methode von *Low Glycemic Index* zu *Low Glycemic and Insulinemic*, was so viel bedeutet wie »niedriger Blutzucker- und Insulinspiegel«. Dieser zweite Parameter beachtet neben dem GI-Wert zusätzlich die Kohlenhydratmenge der einzelnen Lebensmittel.[6]

Die GL wird errechnet, indem man den Wert des GI mit der Menge der Kohlenhydrate je 100 Gramm Lebensmittel multipliziert und anschließend durch 100 dividiert. Um die Berechnung zu verdeutlichen, blicken wir noch einmal auf das Beispiel mit der Kartoffel und dem Vollweizenbrot. Wir erinnern uns, dass sowohl das Vollweizenbrot als auch die Kartoffel jeweils einen GI von 70

aufweisen. Der Unterschied liegt nun in dem Anteil der Kohlenhydrate je 100 Gramm (KH/100). Während das Vollweizenbrot etwa 42/100 aufweist, sind es bei der Kartoffel ungefähr 17/100. Die GL liegt bei dem Vollweizenbrot entsprechend bei 29,4 und bei der Kartoffel bei 11,9. Aus diesem errechneten Wert ist ersichtlich, dass der Einfluss auf den Blutzuckerspiegel und den Insulinspiegel bei der Kartoffel deutlich geringer ist als bei dem Vollweizenbrot. Obwohl beide Lebensmittel den gleichen GI aufweisen.

Eine GL ab 20 gilt als hoch, Bereiche von 10 bis 19 als mittlere Werte und eine GL kleiner als 10 ist als niedrig zu bewerten. Für den Tagesbedarf sollten die kumulierten Werte aller Mahlzeiten deutlich unter der GL-Grenze von 120 liegen.

Wie beim GI gibt es auch zu der GL negative kritische Stimmen respektive Anmerkungen. Unter anderem ist die Verwertung der zugeführten Kohlenhydrate nicht nur abhängig von der Struktur der Kohlenhydrate, sondern wird auch durch zusätzliche Lebensmittel beeinflusst. So werden Kohlenhydrate in Kombination mit Fetten, Ballaststoffen oder Proteinen langsamer vom Körper verwertet als ohne. Je nach Zusammenstellung der Mahlzeit ist dieser Effekt unterschiedlich ausgeprägt. Weiterhin ist die Auswirkung von Kohlenhydraten auf den Blutzuckerspiegel bei gleichen Lebensmitteln für jeden Menschen unterschiedlich. Dieser individuelle Faktor kann weder durch den GI noch durch die GL, die auf dem GI beruht, abgebildet werden. Nichtsdestotrotz lässt sich der GI in Verbindung mit der GL zumindest als Richtlinie für den Einfluss auf den Blutzucker- und Insulinspiegel nutzen.

Ein großer Vorteil der LOGI-Methode aus unserer Sicht ist, dass es sich hier um eine moderate Low-Carb-Ernährungsform handelt, die auch für Einsteiger in die kohlenhydratarme Ernährung praktikabel ist. Bei der LOGI-Methode gibt es im Grunde keinerlei Verbote. Alle Lebensmittel sind erlaubt und werden anhand der LOGI-Pyramide in die Verzehrempfehlungen selten, wenig, häufig und oft eingeteilt. Dabei stellen Lebensmittel mit einem hohen Anteil an Ballaststoffen und einem niedrigen Anteil an Kohlenhydraten die Basis dar und dürfen oft verzehrt werden. Lebensmittel wie Backwaren, Süßigkeiten oder andere Genussmittel mit einer hohen GL stehen entsprechend an der Spitze der Pyramide und sollten nur selten Bestandteil des Speiseplans sein.

Die LOGI-Pyramide könnte im weitesten Sinne auch als Gegenstück zur Lebensmittelpyramide der Deutschen Gesellschaft für Ernährung (DGE) angesehen werden, die eine kohlenhydratreiche Ernährung mit komplexen Kohlenhydraten empfiehlt.

Eine weitere Low-Carb-Diät, die auf dem glykämischen Index basiert, ist die Glyx-Diät, welche die Ökotrophologin Marion Grillparzer entwickelt hat und die den Kunstbegriff Glyx prägte. Auch die Montignac-Methode des französischen Politikwissenschaftlers und Autors Michel Montignac folgt diesen Prinzipien der Low-Carb-Ernährung. Da beide Ernährungsformen der LOGI-Methode recht ähnlich sind, verzichten wir an dieser Stelle auf eine tiefer gehende Erläuterung und verweisen auf entsprechende Literatur respektive Internetquellen. Sie sollten jedoch der Vollständigkeit halber wenigstens Erwähnung finden.

Die Dukan-Diät

Die Dukan-Diät veröffentlichte der französische Ernährungsmediziner Pierre Dukan im Jahr 2000. Sie gehört mit zu den bekanntesten Low-Carb-Diäten weltweit. Sein Buch *Die Dukan Diät* wurde mittlerweile in über 20 Ländern veröffentlicht und in 10 verschiedene Sprachen übersetzt. Auch in Deutschland hat die Dukan-Diät viele Anhänger. Sie unterteilt sich in vier verschiedene Phasen und reiht sich damit in die Phasen-Diäten ein, um eine stufenweise Ernährungsumstellung und einen dauerhaften Erfolg zu erzielen.

Ein wichtiger Bestandteil dieser Diät ist die tägliche Aufnahme von Haferkleie. Für den ein oder anderen mag es befremdlich erscheinen, dass Haferkleie trotz der enthaltenen Menge an Kohlenhydraten in einer

Low-Carb-Ernährung Verwendung findet. Jedoch bietet die Haferkleie durchaus einige Vorteile, insbesondere in einer Reduktionsdiät. Sie ist nämlich nicht nur reich an den jeweiligen Makronährstoffen, sondern enthält mit Eisen, Phosphor, Vitamin B1 und Zink auch verschiedene wichtige Mikronährstoffe. Besonders interessant ist jedoch der lösliche Ballaststoff Beta-Glucan. Dieser lösliche Ballaststoff ist nicht nur im Hafer enthalten, sondern kommt auch bei Pilzen, Gerste, in Hefe oder Algen vor. In diversen klinischen Studien konnten Beta-Glucan verschiedene positive Eigenschaften auf den Körper zugeschrieben werden. Beachtenswert ist vor allem der positive Einfluss auf den Cholesterinspiegel im Blut. Insbesondere das Low Density Lipoprotein (LDL), auch als das »böse« Cholesterin bekannt, konnte durch die regelmäßige Aufnahme von Haferkleie deutlich gesenkt werden. Diese Senkung ist direkt auf die Aufnahme von Beta-Glucan zurückzuführen.[7]

Neben der positiven Auswirkung auf den Cholesterinspiegel hat Haferkleie den weiteren Vorteil, dass sie eine sehr starke Quellwirkung bis auf das 25-Fache ihres Volumens besitzt. Dadurch sättigt Haferkleie nicht nur schneller, sondern das Sättigungsgefühl hält auch deutlich länger an. Zudem fördert Haferkleie dank der reichhaltigen Ballaststoffe die Verdauung und beugt so möglichen Verstopfungen vor, die bei der Umstellung auf eine Low-Carb-Ernährung vorkommen können. Für Menschen mit einer Glutenintoleranz gibt es Haferkleie ohne Gluten zu kaufen.

Neben der täglichen Aufnahme von Haferkleie sieht die Dukan-Diät eine proteinreiche und fettarme Ernährung vor. Dabei darf man aus einem Pool von 100 Lebensmitteln wählen, die miteinander kombiniert werden können. Je nach Phase sind jedoch nur bestimmte Lebensmittel erlaubt. Auch bei dieser Diät-Variante ist das Zählen von Kalorien nicht vorgesehen und man darf sich während der einzelnen Diätphasen mit den erlaubten Lebensmitteln sattessen. Die erste Phase hat eine maximale Dauer von bis zu zehn Tagen und wird auch als sogenannte Angriffsphase deklariert. Hier liegt das Hauptaugenmerk auf einer proteinreichen Ernährung und einer hohen Aufnahme von Flüssigkeit. Ratsam ist es, in der ersten Phase bis zu vier Mahlzeiten am Tag zu sich zu nehmen. Aufgrund der starken Einschränkung von Kohlenhydraten kommt es auch hier oftmals zu der bereits erwähnten Low-Carb-Grippe, auf die wir im späteren Verlauf (siehe S. 69) noch weiter eingehen werden.

Die zweite Phase der Dukan-Diät ist die sogenannte Aufbauphase. In dieser Phase soll bereits das eigene Wunschgewicht erreicht werden. Hier werden sogenannte reine Eiweißtage abwechselnd mit Gemüse-Eiweiß-Tagen kombiniert. Der Rhythmus kann in einem begrenzten Maße selbst gewählt werden. Entweder man nutzt den täglichen Wechsel von Eiweißtag zu Gemüse-Eiweiß-Tag, einen 5-Tage-Rhythmus, in dem die ersten fünf Tage Eiweißtage sind und die zweiten fünf Tage Gemüse-Eiweiß-Tage, oder eine moderate Form von zwei Eiweißtagen zu fünf Gemüse-Eiweiß-Tagen.

Sowohl in der Angriffsphase als auch in der Aufbauphase ist Obst nicht erlaubt, genauso wenig wie Gemüse mit einem höheren Anteil an Kohlenhydraten. Die dritte Phase ist die Stabilisierungsphase. Ziel ist es, den berüchtigten Jo-Jo Effekt zu verhindern und das erreichte Wunschgewicht zu halten. In der dritten Phase ist nun auch wieder Obst zugelassen und wahlweise Vollkornprodukte. Zudem darf man an zwei Tagen essen, was man möchte. Jedoch bedeutet das nicht, dass man maßlos alles zu sich nehmen kann, was einem unter die Nase kommt, sondern immer nur eine Portion und diese mit Genuss. Ein Tag in der Woche, an dem es nur eiweißreiche Produkte zu essen gibt, bleibt jedoch bestehen. Die Dauer der Stabilisierungsphase richtet sich nach dem verlorenen Gewicht. Für jedes Kilo, das man in den beiden vorherigen Phasen verloren hat, müssen zehn Tage für diese Phase einkalkuliert werden. Hat jemand also zehn Kilo abgenommen, muss er die dritte Phase für 100 Tage durchführen.

Die vierte und letzte Phase dieser Diät ist die Erhaltungsphase. Die Ernährungsumstellung sollte nun gänzlich erfolgen und die allgemeinen Regeln der Dukan-Diät in Fleisch und Blut übergegangen sein. Die Haferkleie bleibt auch in der letzten Phase ein täglicher Bestandteil und wird einen ein Leben lang begleiten. Regelmäßige Bewegung, viel trinken, wenig Kohlenhydrate, fettarme Lebensmittel und dafür ein proteinreiches Essen – diese Prinzipien sollten nun im Idealfall dauerhaft im Tagesablauf integriert sein. Trotz dieser Regeln darf man jedoch in der letzten Phase auch komplexe Kohlenhydrate zu sich nehmen und regelmäßige Belohnungstage genießen. Ein Eiweißtag in der Woche bleibt weiterhin obligatorisch. Sollte man in dieser Zeit wieder zunehmen, wird angeraten, einen zweiten Eiweißtag in der Woche einzuführen oder bei Bedarf in eine der vorherigen Phasen zurückzukehren.

Kritisch wird diese Form der Low-Carb-Ernährung aufgrund der eiweißreichen Kost gesehen. Zwar gibt es bei gesunden Menschen keinen Grund zur Besorgnis, Menschen, die jedoch bereits an einer Nierenerkrankung bzw. Nierenschwäche leiden, sollten vor Beginn der Dukan-Diät einen Arzt konsultieren. Auch bei Krankheiten wie zum Beispiel Gicht kann eine erhöhte Zufuhr von Eiweiß kontraproduktiv wirken. Wichtig ist, die Flüssigkeitszufuhr nicht zu vernachlässigen, um den Körper bei der Absonderung von Stoffwechselendprodukten zu unterstützen.

Der Vollständigkeit halber sei erwähnt, dass sowohl die britische Gesellschaft für Ernährung als auch die französische Behörde für Lebensmittelsicherheit die Dukan-Diät als gesundheitlich bedenklich und nicht empfehlenswert einstufen. Dies liegt nicht nur an der hohen Proteinzufuhr in Kombination mit wenig Obst und Gemüse in den ersten Monaten, sondern auch daran, dass vermehrt tierische anstatt pflanzliche Produkte verwendet werden, um den Proteinbedarf zu decken. Insbesondere in der Anfangszeit ist es ratsam, mit Nahrungsergänzungsmitteln einem möglichen Vitamin- und Nährstoffmangel vorzubeugen.

Trotz aller Kritik ist die Dukan-Diät sehr beliebt und viele Menschen konnten mit dieser Form der Ernährung erfolgreich abnehmen. Wie immer gilt es, eine individuelle Entscheidung zu treffen, ob eine Ernährungsform für einen geeignet ist oder nicht. Während viele Low-Carb-Ernährungstheorien in Richtung Low Carb High Fat tendieren, ist die Dukan-Diät als Low Carb High Protein einzustufen.

Low Carb High Fat

Low Carb High Fat (LCHF) zählt in der Low-Carb-Community mit zu den beliebtesten Ernährungsformen. Der Ursprung dieser kohlenhydratarmen Variante liegt in Schweden und wurde von Dr. Annika Dahlqvist entwickelt. Dr. Dahlqvist hatte selbst mit starkem Übergewicht zu kämpfen, litt an Schlaflosigkeit, Fibromyalgie und leichten Depressionen. Trotz vielfältiger Versuche, ihr Gewicht zu reduzieren, scheiterte sie mit den unterschiedlichsten Reduk-

tionsdiäten. Eines Tages berichtete ihre Tochter, die Medizin studierte, von einem Forschungsprogramm, bei dem verschiedene Reduktionsdiäten getestet wurden. Sie war Mitglied einer Testgruppe, bei der die Reduzierung der Kohlenhydrate mit einer Erhöhung der Fettzufuhr im Vordergrund stand – und das mit Erfolg. Nun erwachte der Forschungsdrang von Dr. Dahlqvist. Sie beschäftigte sich mit unterschiedlichen Publikationen zu diesem Thema und nutzte neueste Erkenntnisse weiterer Kollegen. Einer davon war der dänische Wissenschaftler und Mediziner Dr. Uffe Ravnskov. Er überprüfte alte Studien zum Thema Cholesterin in Kombination mit der Aufnahme von gesättigten Fettsäuren und stellte fest, dass diese fehlerhaft waren. Er beschrieb die Studien als ungenau, mit Fehlinterpretationen und irreführend. All diese Informationen nutzte Dr. Dahlqvist für sich und passte ihre Ernährung entsprechend an. Sie aß maximal 5 Prozent Kohlenhydrate am Tag und konzentrierte sich auf die Aufnahme von Fett. Der Rest ist eine Erfolgsgeschichte.

In Schweden isst mittlerweile jede fünfte Person Low Carb High Fat – Tendenz steigend. Auch andere skandinavische Länder und Ernährungsberater sowie Wissenschaftler empfehlen mittlerweile die LCHF-Ernährung. Und dies nicht nur für eine erfolgreiche Gewichtsreduktion, sondern auch für eine allgemeine gesunde Lebensweise. Diese Form der Ernährung lässt sich sehr gut in den Alltag integrieren

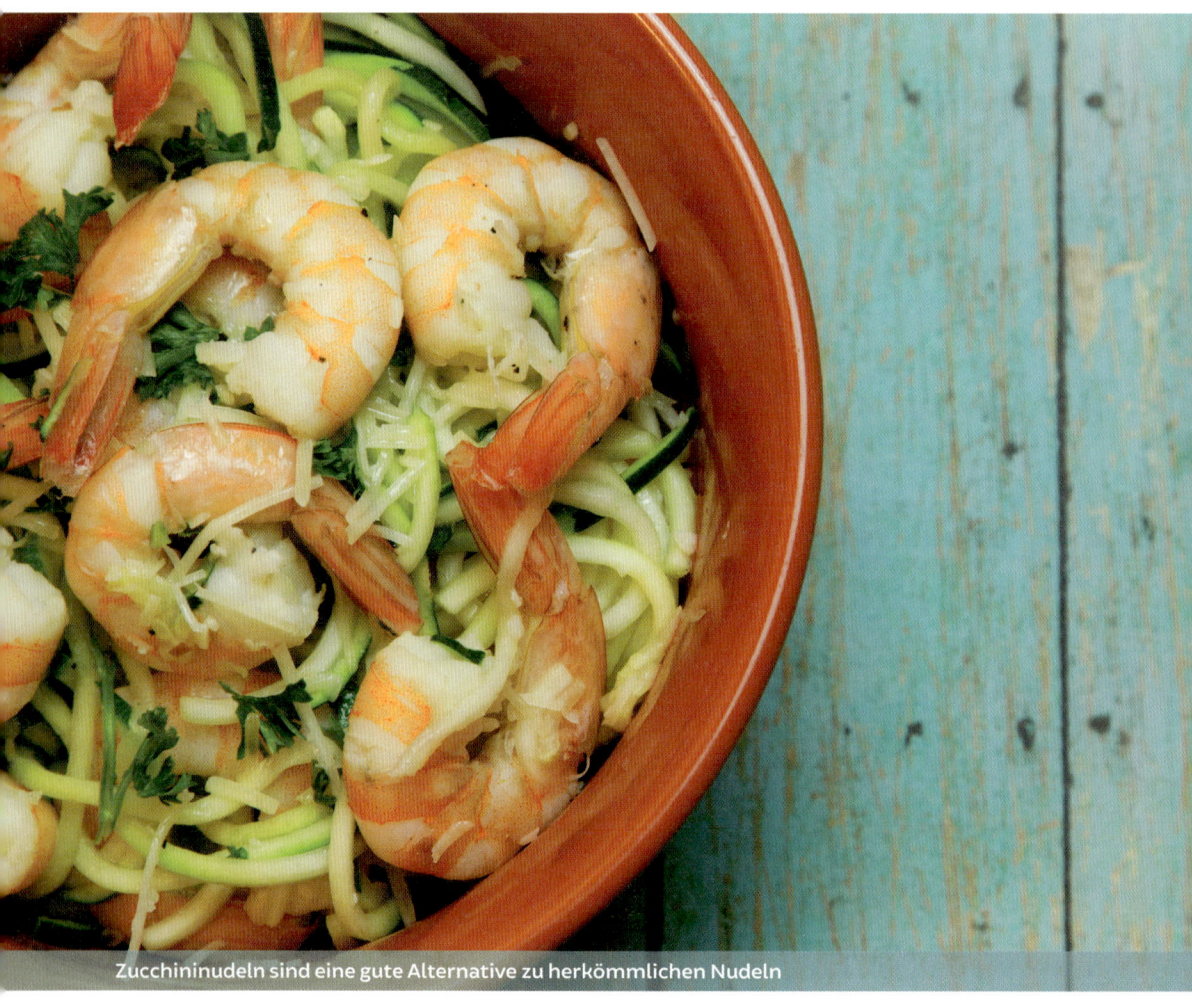
Zucchininudeln sind eine gute Alternative zu herkömmlichen Nudeln

und basiert auf drei Grundregeln. Die Kohlenhydrate in den Mahlzeiten werden auf ein mögliches Minimum reduziert, um Blutzuckerspiegel und Insulinspiegel stabil auf einem niedrigen Niveau zu halten. Haushaltszucker, Hülsenfrüchte, jegliches Getreide und Lebensmittel mit einem hohen Stärke- sowie Zuckergehalt werden aus dem Speiseplan gestrichen. So sollen Erkrankungen des Herzens, Entzündungen im Körper und Gefäßerkrankungen vorgebeugt werden. Statt Kohlenhydraten werden als Energieträger nunmehr Fette genutzt. Im idealen Fall sind dies hochwertige Fette und Öle wie zum Beispiel Kokosöl oder Butter. (Wir empfehlen geklärte Butter, auch als Ghee bekannt. Das Rezept findest du auf S. 116). Industriell hergestellte und gehärtete Fette wie Margarine sollte man meiden. Allgemein ist es ratsam, Low Carb

High Fat so natürlich wie möglich durchzuführen. Sämtliche Zusatzstoffe, künstliche Süßstoffe und Fertigprodukte sind zu streichen. Industriell hergestellte Produkte gilt es, wenn möglich, nicht zu verwenden, da die Auswirkungen auf die Gesundheit nicht immer bekannt sind und die Angaben der Hersteller unzuverlässig sein können.

Neben dieser Urform hat sich auch die Low-Carb-High-Fat-Ernährung weiterentwickelt, angepasst, und es finden sich verschiedene Ableger bzw. Meinungen. Dr. Andreas Eenfeld, ein schwedischer Arzt, unterteilt LCHF in eine strikte, eine moderate und eine liberale Form. Die entsprechenden Grenzen sind:

1. Striktes LCHF – täglich weniger als 20 Gramm Kohlenhydrate,
2. Moderates LCHF – täglich 20 bis maximal 50 Gramm Kohlenhydrate,
3. Liberales LCHF – täglich 50 bis 100 Gramm Kohlenhydrate.

Striktes LCHF, welches einer ketogenen Diät ähnlich ist, wird von Dr. Eenfeld unter anderem bei starkem Übergewicht oder Diabetes empfohlen.

Eine weitere Variante ist die skandinavische Diät (engl.: *The Scandinavian Diet*) von Sten Sture Skaldeman, Dr. Sofie Hexeberg und Lars-Erik Litsfeldt. Der Journalist Skaldeman war mit über 140 Kilogramm Körpergewicht selbst stark übergewichtig und gehört mit zu den LCHF-Pionieren. Nach ihm

benannt ist auch die sogenannte Skaldeman-Ratio. Diese Ratio soll einen schnellen Überblick verschaffen, ob die jeweilige Mahlzeit die richtige Verteilung an Makronährstoffen aufweist. Die Berechnung ist ganz einfach. Man addiert den Proteinanteil sowie den Anteil an Kohlenhydraten der einzelnen Mahlzeit. Dann wird der Fettanteil des gewählten Gerichts durch die Summe von Proteinen und Kohlenhydraten dividiert. Das Ergebnis sollte immer größer als eins sein.

> Skaldeman-Ratio = Gesamtanteil Fett/(Gesamtanteil Protein + Gesamtanteil Kohlenhydrate)

Bei der Zubereitung der Gerichte sollten nach den Autoren nur Lebensmittel zum Einsatz kommen, die höchstens 5 Gramm Kohlenhydrate je 100 Gramm aufweisen. Skaldeman verlor nach eigenen Aussagen in zwei Jahren über 63 Kilogramm Gewicht. Die Regeln für die skandinavische Diät ähneln der LCHF-Theorie von Dr. Dahlqvist.[8] Light-Produkte ohne Fett gilt es zu meiden. Oftmals enthalten Light-Produkte nämlich vermehrt Zucker, der in diesen Produkten als Geschmacksträger das Fett ersetzt. Erlaubt sind Milchprodukte wie Joghurt, Käse, Sahne, Butter oder Quark.

Fleisch, Geflügel, Fisch und Meeresfrüchte sollten regelmäßig auf dem Speiseplan stehen. Statt auf Tütensuppen und Fertigsaucen sollte auf hausgemachte Produkte zurückgegriffen werden. Die Aufnahme von gesättigten Fettsäuren und Eiern ist zu steigern. Getreide, Pseudogetreide, stärkehaltiges Obst, Gemüse und andere Lebensmittel mit mehr als 5 Gramm Kohlenhydraten pro 100 Gramm Zutat dürfen keine Anwendung finden.

Die skandinavische Diät ist, kombiniert mit viel Gemüse, eine sehr gesunde und ausgewogene kohlenhydratarme Ernährung. Nachteilig könnte für viele Menschen die recht eingeschränkte Lebensmittelauswahl aufgrund der sehr niedrig angelegten Kohlenhydratgrenze je Lebensmittel sein. Gerade für Einsteiger in die Low-Carb-Ernährung, die sich erst finden müssen, können diese Einschränkungen und Regeln jedoch einen guten Anfang darstellen.

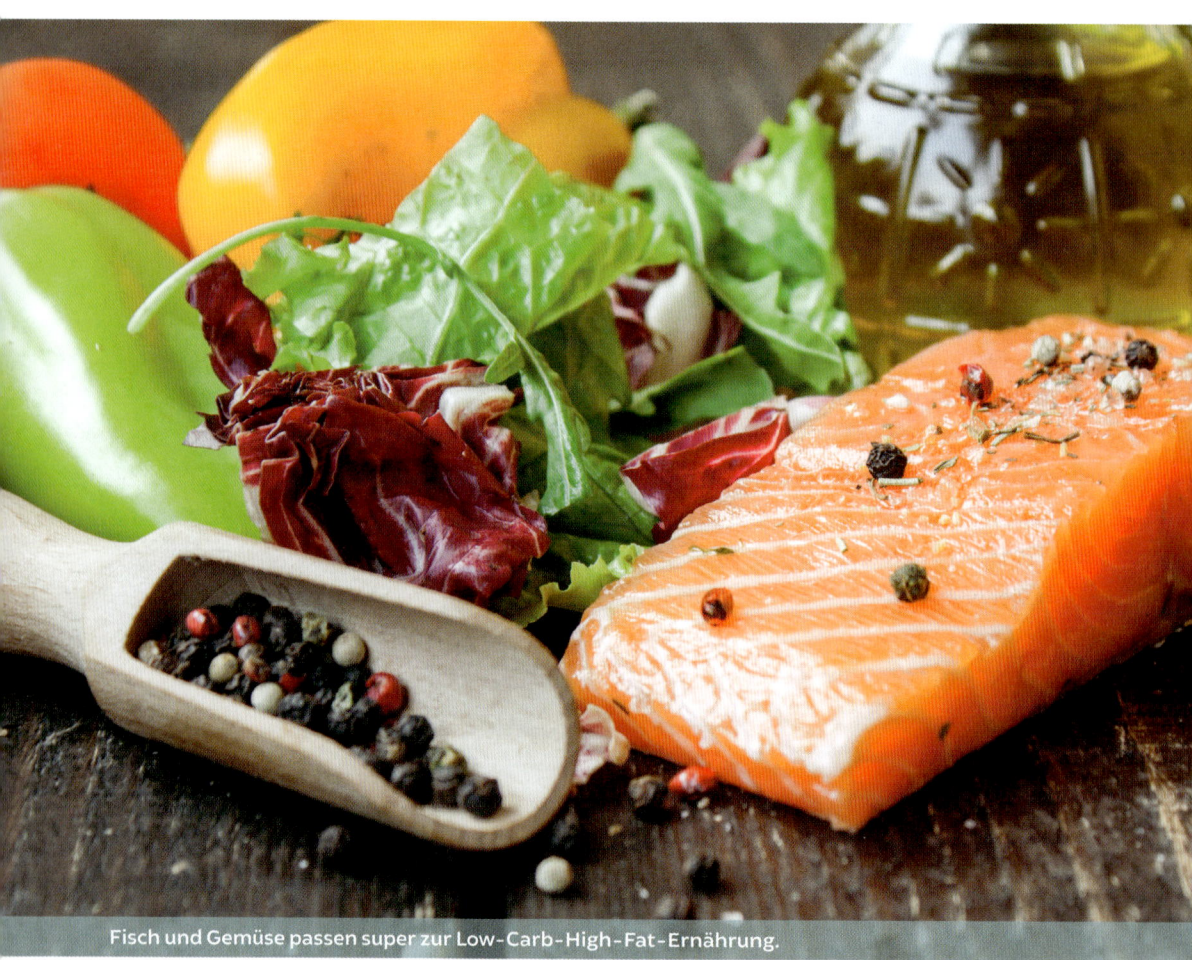

Fisch und Gemüse passen super zur Low-Carb-High-Fat-Ernährung.

Low-Carb – Diät oder Ernährungsumstellung?

Eine immer wiederkehrende Diskussion in Foren und Facebook-Gruppen ist die Frage, ob Low-Carb eine Diät oder eine Ernährungsumstellung ist. Im Grunde haben beide Parteien in ihrer Sichtweise recht. Das Problem liegt in der Regel bei dem Begriff Diät. In der Alltagssprache respektive Umgangssprache wird eine Diät grundsätzlich mit einer Ernährungsweise zum Abnehmen verbunden. Jedoch ist der Begriff Diät nur ein anderes Wort für Lebensweise und kann für verschiedene Ernährungsformen stehen. Der Begriff leitet sich aus dem lateinischen *diaeta* bzw. griechischen *díaita* ab, was so viel wie Lebensweise oder auch Lebensführung bedeutet. Eine Diät ist also immer auch eine Ernährungsumstellung, unabhängig davon, ob jemand abnehmen möchte oder sich einfach nur auf eine besondere Art und Weise ernähren will. Auch zur Unterstützung bei der Behandlung von Krankheiten können unterschiedliche Diäten, wie zum Beispiel die Schonkost, zum Einsatz kommen. Sollte man eine Diät durchführen, um abzunehmen, spricht man korrekterweise von einer Reduktionsdiät.

Low-Carb ist demzufolge grundsätzlich eine Diät. Ob diese nun als kurzfristige Reduktionsdiät eingesetzt wird oder als dauerhafte Ernährungsweise, um gesund zu leben, ist immer eine individuelle Entscheidung.

Reduktionsdiäten im Allgemeinen

Um eine Reduktionsdiät von einer dauerhaften Ernährungsumstellung deutlich abzugrenzen, definieren wir eine Reduktionsdiät als eine kurzfristige Ernährungsweise für den Abbau von Körperfett. Dabei steht das Ziel (Gewichtsabnahme) im Vordergrund und nicht die Art und Weise, wie das Ziel erreicht wird oder wie die Zeit danach aussieht. Neben Low-Carb-Diäten gibt es eine Vielzahl anderer Diätformen, die als Reduktionsdiät durchgeführt werden können. Zu nennen wären unter anderem Monodiäten wie die Kohlsuppendiät, die Kartoffeldiät oder die Nulldiät. Weitere Varianten wären die verschiedenen Trennkostdiäten, Formula-Diäten oder Diäten, bei denen das Fasten im Vordergrund steht. In der Regel sind diese Diäten mit schnellen Erfolgen insbesondere in der Anfangszeit verbunden. Diese schnellen Erfolge können natürlich motivieren und dazu führen, auch langfristig abzunehmen. Erfahrungsgemäß sind solche Crashdiäten jedoch nur für jene Menschen ratsam, die nur ein paar wenige Kilo Übergewicht haben und sowieso schon nah an ihrem Normalgewicht bzw. Idealgewicht dran sind. All jene, die bereits ihr Leben lang mit Gewichtsproblemen zu kämpfen haben, sind jedoch mit solch kurzfristigen Diäten in der Regel nicht gut beraten. Aus unserer Facebook-Gruppe und Low-Carb-Community kennen wir sehr viele Menschen, die fast jede erdenkliche Reduktionsdiät mit kurzfristigen Erfolgen durchgeführt haben, am Ende jedoch wieder am Ausgangspunkt standen. Der gefürchtete Jo-Jo-Effekt hatte wieder gnadenlos zugeschlagen und nicht selten ist das Körpergewicht sogar noch angestiegen. Reduktionsdiäten haben zweifelsohne auch ihre Daseinsberechtigung, setzen jedoch mittelfristig bis langfristig nicht an den Kernproblemen an.

Wenn du dauerhaft gesund leben und gleichzeitig dein für dich optimales Gewicht erreichen möchtest, kommst du um eine langfristige Ernährungsumstellung nicht herum.

Vorteile einer dauerhaften Ernährungsumstellung

Wenn wir Stoffwechselerkrankungen, Überempfindlichkeit gegen Nahrungsmittel oder andere medizinische Faktoren außen vor lassen, liegt das Problem von Übergewicht in der Regel in einer falschen bzw. schlechten Ernährungsweise in Kombination mit mangelnder Bewegung oder einem stressigen Lebensstil. Fast Food, Süßigkeiten, Softdrinks und industrielles Fertigfutter haben viele Haushalte fest im Griff. Wir leben in einer Gesellschaft, in der wir funktionieren müssen und kaum noch Zeit finden, uns mit dem Wesentlichen zu beschäftigen – unserer Ernährung. Während es zu

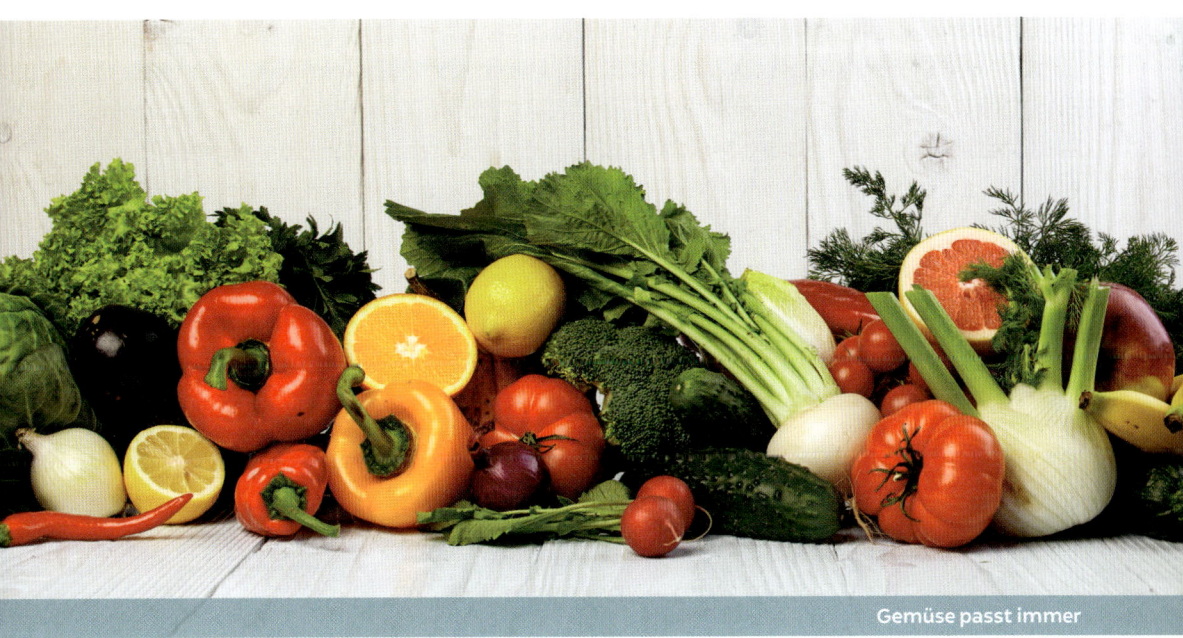

Gemüse passt immer

Großmutters Zeiten noch üblich war, frisch zu kochen und wenigstens abends gemeinsam am Tisch zu sitzen, ist Essen in der heutigen Zeit oftmals nur mehr Mittel zum Zweck. Es geht kaum noch um den bewussten Genuss. Wir beschäftigen uns immer weniger mit den einzelnen Zutaten und der Herstellung unserer Speisen. In vielen Bereichen ist das dank industriellen Fertigfutters auch nicht mehr wichtig. Die Verantwortung für die Qualität und Zusammensetzung unserer Speisen haben wir der Industrie übergeben, weil es bequemer ist. Unsere Prioritäten haben sich schlicht verschoben. Hand aufs Herz – wie oft greifst du lieber zu der fertigen Tütensauce (oder anderen Instantgerichten) im Regal, anstatt diese von Grund auf selbst herzustellen? Der Hauptteil der Menschen in unserem Land ist übergewichtig aufgrund falscher Konditionierung oder falschem Bewusstsein gegenüber einem gesunden Lebensstil. Bei einer Ernährungsumstellung setzt man in der Regel genau an diesem Punkt an. Insbesondere bei der Umstellung auf eine kohlenhydratarme Ernährung stellen wir immer wieder fest, wie groß doch der Aha-Effekt bei vielen Menschen ist. Allein dadurch, dass vermehrt auf die Kohlenhydrate geachtet wird, richtet sich die Aufmerksamkeit auch auf andere Dinge und man beschäftigt sich deutlich mehr mit den verschiedenen Inhaltsstoffen und den Auswirkungen auf den eigenen Körper. Ein kleiner Funke entzündet ein großes Feuer der Leidenschaft zum Thema und führt damit zum Erfolg. Selbstverständlich ist eine dauerhafte Ernährungsumstellung mit deutlich mehr Disziplin verbunden, als wenn du nur eine kurzfristige Reduktionsdiät durchführst. Bei einer Ernährungsumstellung müssen schlechte Angewohnheiten Schritt für Schritt die Treppe heruntergeprügelt und aus dem Haus gejagt werden. Es gibt viele kleine Baustellen und Stolpersteine, die bei einer langfristigen Ernährungsumstellung auf dich zukommen können. Doch wenn du diesen Weg erst einmal gegangen bist, wird in vielen Fällen der Erfolg auch dauerhaft sein. Deine Belohnung sind nicht nur das Wunschgewicht und ein besseres Körpergefühl, sondern auch dein allgemeines Wohlbefinden verbessert sich. Die Leistungs- und Konzentrationsfähigkeit steigert sich aufgrund der Aufnahme von hochwertigen Lebensmitteln und du hast deutlich mehr Energie für die alltäglichen Aufgaben. Auch dein Immunsystem wird es dir danken und dich besser vor Umwelteinflüssen und Infekten schützen.

Low-Carb in Kombination mit einer neuen Denkweise

Eine Diät wird in der Regel mit dem Wort Verzicht gleichgesetzt. Verzichten bedeutet gleichzeitig sich einzuschränken und ist mit einer negativen Denkweise behaftet. Um erfolgreich eine Ernährungsumstellung auf Low-Carb durchzuführen, ist es wichtig, sich von solchen negativen Denkweisen zu lösen. Im Grunde wirst du auf nichts verzichten müssen, sondern in Zukunft nur andere Dinge essen, die dir eventuell sogar besser schmecken werden als das Altbewährte bzw. Altbekannte. Nicht nur aus der eigenen Erfahrung heraus können wir sagen, dass bestimmte Lebensmittel wie Zucker oder industriell hergestellte Süßspeisen nach einiger Zeit gar nicht mehr schmecken. Einige Menschen berichten sogar, dass ihnen regelrecht schlecht davon geworden ist, nachdem sie eine Zeit lang Low-Carb gelebt haben.

Der Vorteil von Low-Carb ist, dass du bis auf wenige Ausnahmen fast alle lieb gewonnenen Speisen kohlenhydratarm herstellen kannst. Natürlich wird nicht alles so schmecken, wie du es gewohnt bist, trotzdem wird es dir dabei helfen, deine Ernährungsumstellung erfolgreich durchzuführen. Als Beispiel können hier ganz klassisch Süßigkeiten herhalten oder des Deutschen liebstes Ernährungsmittel, das Brot. Auch in diesem Buch wirst du kleinere Leckereien zum Naschen finden und tolle Brotrezepte. Zwar gibt es auch hier wieder kritische Stimmen, die der Meinung sind, solche »Nachbauten« wären kontraproduktiv. Wir halten jedoch dagegen und sind deutlich anderer Meinung. Wären wir schon immer gewohnt gewesen, unser Brot kohlenhydratarm zu backen oder Süßigkeiten ohne Zucker herzustellen, wäre das für uns eine ganz normale Ernährung und niemand würde diese Nachbauten kritisieren. Im Gegenteil, das Wort würde in diesem Kontext überhaupt nicht fallen. Es ist also eher eine Kritik mit einer eingeschränkten Sichtweise, ohne sich auf eine neue Ernährungsweise komplett einzulassen. Wenn du also Lust auf einen Low-Carb-Kokos-Schoko-Riegel hast, dann spricht auch nichts dagegen, diesen zu essen. Denn wie bereits gesagt, es geht bei Low-Carb nicht um Verzicht, sondern um eine Veränderung. Essen soll Spaß machen und du sollst dein Essen auch genießen. Bei ständigen Einschränkungen gehen dieser Spaß und Genuss verloren und eine langfristige Ernährungsumstellung wird unweigerlich scheitern.

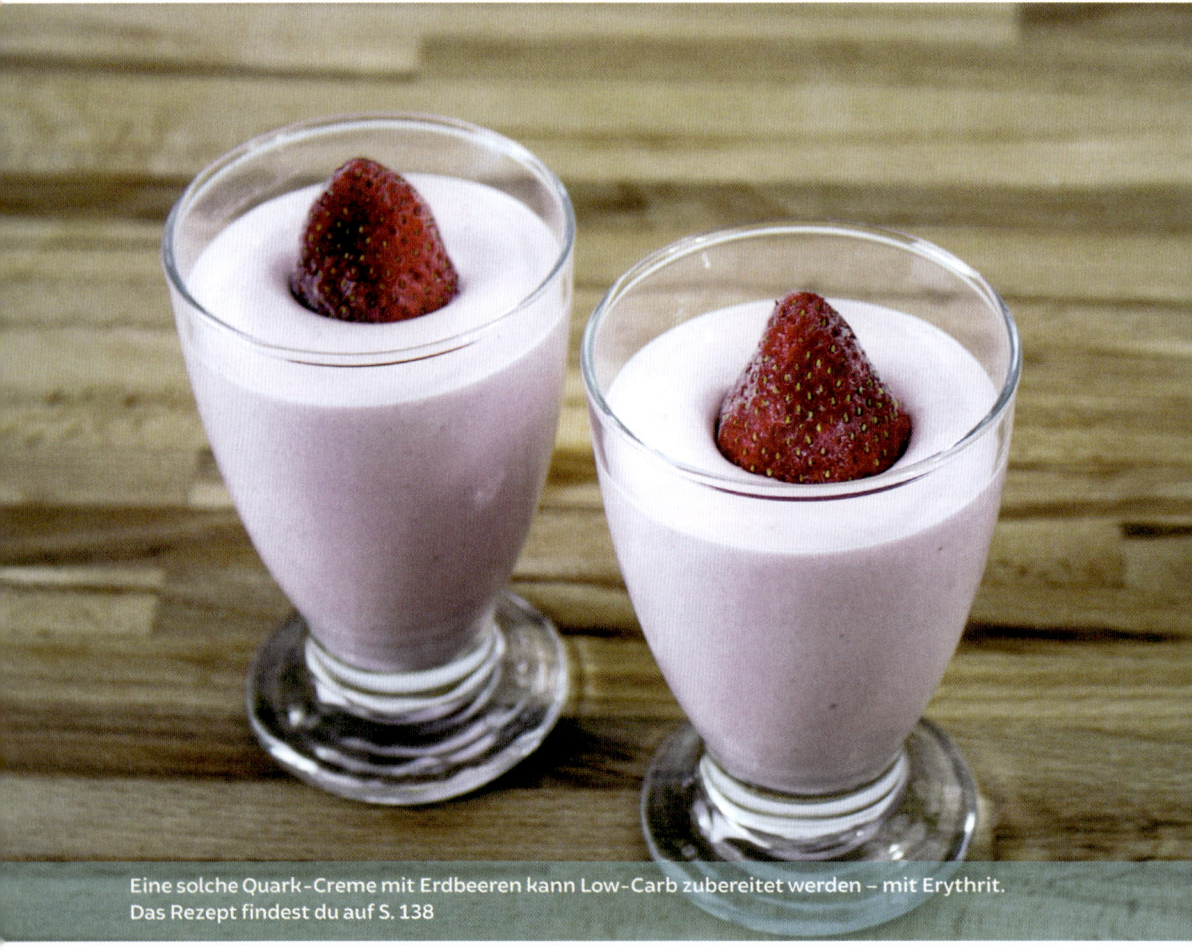

Eine solche Quark-Creme mit Erdbeeren kann Low-Carb zubereitet werden – mit Erythrit. Das Rezept findest du auf S. 138

Schlank mit Low-Carb

Krank dank Übergewicht

Über 50 Prozent der Menschen in Deutschland sind übergewichtig. Die Spanne reicht von leichtem, nicht behandlungsbedürftigem Übergewicht bis hin zu einer schweren, lebensbedrohlichen Adipositas. Egal ob Kinder, Jugendliche oder Erwachsene – Übergewicht betrifft jede Altersgruppe. Wir essen zu schlecht, zu viel und wir bewegen uns zu wenig. Fast Food, Erfrischungsgetränke, Fertigessen, Schokolade, Chips und all die anderen ach so leckeren industriell hergestellten Sachen sind in den Haushalten weitverbreitet. Je moderner wir in den letzten Jahrzehnten wurden, desto weiter weg haben wir uns von einer natürlichen und ausgewogenen Ernährung entwickelt. Richtig schlimm wurde es, als die Industrie den Zucker als billiges Füllmittel und Geschmacksträger für sich entdeckt hat und die Aufnahme von einfachen Kohlenhydraten durch verarbeitete Lebensmittel in ungeahnte Höhen schoss. Der zweite Trick der Industrie war Anfang der Siebzigerjahre die Einführung von Light-Produkten.[9] Wer kennt nicht den berühmten Werbeslogan:

»Ich will so bleiben, wie ich bin ...« Beides in Kombination sorgt bis zum heutigen Tag für Milliardenumsätze der Lebensmittelindustrie und eine Zunahme von ernährungsbedingten Zivilisationskrankheiten in der Bevölkerung.

Wer abnehmen will, greift auch heute noch gern auf Light-Produkte zurück und macht irgendeine Reduktionsdiät. Im Grunde ein Teufelskreis für die Bevölkerung. Denn die kalorienreduzierten Nahrungsmittel enthalten zwar weniger Fett, doch um den Produkten ihren Geschmack zu geben, wird diesen Zucker zugeführt. Wenn der eine Geschmacksträger entfällt, muss schließlich logischerweise ein anderer als Ersatz dienen. Und wenn den Produkten nicht zusätzlich Zucker beigesetzt wurde, dann nutzte man einfach mehr Salz oder synthetische Süßungsmittel. Irgendeinen Tod muss man am Ende schließlich sowieso sterben. Am Ende der Nahrungskette steht dann der Verbraucher und quält sich mit dem Metabolischen Syndrom, welches eine

Kombination aus vier verschiedenen Erkrankungen ist. Diese sind:

→ Adipositas
→ Bluthochdruck
→ Insulinresistenz
→ Fettstoffwechselstörung

Diese Erkrankungen erhöhen die Gefahr von Herz-Kreislauf-Erkrankungen wie Arterienverkalkung, Herzrhythmusstörungen, Schlaganfall und Herzinfarkt. In den westlichen Ländern sind mittlerweile über 30 Prozent der Menschen vom Metabolischen Syndrom betroffen und die Tendenz ist steigend. Die Gründe sind auch hier die Klassiker wie schlechte Ernährung und mangelnde Bewegung. Für einen erfolgreichen Kampf dagegen ist somit wenigstens eine Änderung der Ernährungsgewohnheiten vonnöten – sinnvollerweise kombiniert mit einem Bewegungsprogramm. Bereits 90 Minuten sportliche Betätigung in der Woche zu je 30 Minuten an drei Tagen können zum Beispiel die Cholesterinwerte verbessern und als positiver Verstärker für den Gewichtsabbau dienen. Zudem kann sich so mittelfristig das körperliche und geistige Wohlbefinden deutlich steigern.

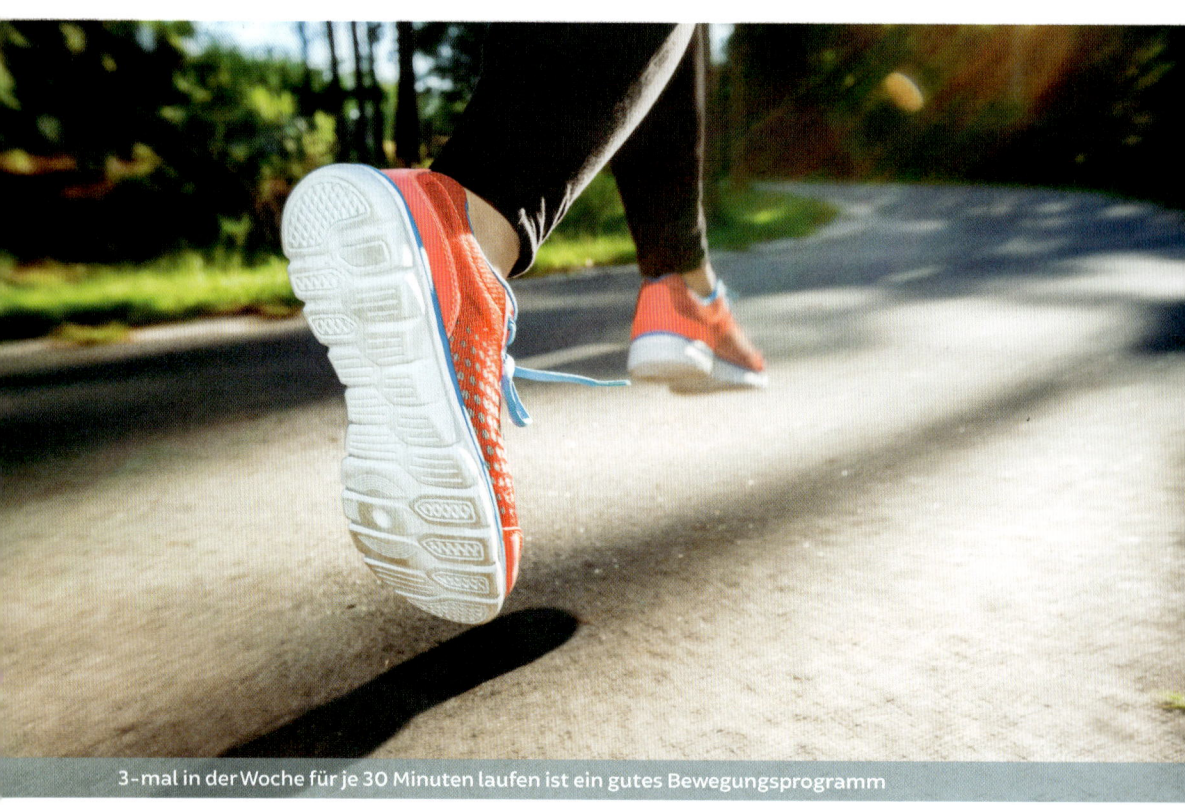

3-mal in der Woche für je 30 Minuten laufen ist ein gutes Bewegungsprogramm

Stoffwechseltypen

Der Mensch ist zwar in seiner Grundordnung gleich aufgebaut, jedoch sind und bleiben wir Individuen. Was für den einen gut ist, kann dem anderen schon wieder schaden. Daher ist der Versuch problematisch, Menschen in ein einzig wahres Ernährungskonzept zu zwingen, auch wenn es schon seit Jahrzehnten versucht wird. Evolutionär haben wir uns in diesem Bereich unterschiedlich entwickelt. Das ist auch normal, schließlich sind viele verschiedene Metabolismen wichtig für das Überleben einer Spezies – zumindest in der Theorie. Dadurch, dass wir in einer Gesellschaft voller Überfluss leben, mag das nicht mehr ins Gewicht fallen, vor vielen Tausenden von Jahren war diese Tatsache aber sehr wichtig. Und in unserer Evolution sind 10 000 Jahre gerade einmal ein Wimpernschlag.

Je nach Ernährungswissenschaftler und Mediziner gibt es unterschiedliche Ansätze, die verschiedenen Stoffwechseltypen einzuteilen.

Der Stoffwechseltyp nach Makronährstoffen

Grundsätzlich gibt es drei wichtige Makronährstoffe, aus denen unser Körper Energie gewinnen kann. Dabei handelt es sich um die bekannten Kohlenhydrate, die Fette und Proteine. Wichtig ist hier zu wissen, dass es zwar essenzielle Fette und Proteine gibt, jedoch entgegen dem Kenntnisstand von vielen Laien keine essenziellen Kohlenhydrate.[10]

Das bedeutet im Klartext: Der Mensch braucht zum Überleben zwar Fette und Proteine, jedoch keine Kohlenhydrate. Durch eine Veränderung des Stoffwechsels, unter anderem während einer Stoffwechseldiät, stellt der Körper seine Energiegewinnung von Kohlenhydraten auf Fett um. Der Körper fährt quasi nicht mehr auf Superbenzin, sondern auf Diesel.

Der Kohlenhydratetyp

Dieser Typ sollte komplexe Kohlenhydrate bevorzugen. Das können Vollkornprodukte sein, aber auch Kohlenhydrate in Form von Hülsenfrüchten wie zum Beispiel Linsen, Bohnen oder Erbsen. Im Grunde ist dieser Stoffwechseltyp zu beneiden. Er verspürt nur selten wirklich Hunger, und wenn es dann so weit ist, reicht ihm eine geringe Zufuhr an Lebensmitteln. Diese auf den ersten Blick tolle Eigenschaft hat jedoch ein sehr großes Problem zur Folge. Da der Körper nur selten Energie zugeführt bekommt, speichert er die zugeführte Energie sofort in Form von Fettzellen ab. Diese Menschen haben es daher oftmals schwer, ihr Gewicht zu halten oder abzunehmen. Insbesondere, wenn der Speiseplan hauptsächlich aus einfachen Kohlenhydraten besteht wie zum Beispiel Weißmehl und zuckerhaltigen Speisen. Dieser Stoffwechseltyp sollte also auf eine fettarme, jedoch proteinreiche Ernährung in Kombination mit komplexen Kohlenhydraten achten.

Der Proteintyp

Im Gegensatz zum Kohlenhydratetyp kann der Proteintyp mit Kohlenhydraten nur wenig anfangen. Oftmals hat dieser Stoffwechseltyp nach dem Genuss von Kohlenhydraten schnell wieder Hunger oder die Gelüste nach Süßigkeiten steigen. Andere klagen nach dem Genuss von Kohlenhyd-

raten über einen starken Energieverlust und Müdigkeit. Diese Probleme verstärken sich in der Regel noch mit Gemüts- und Stimmungsschwankungen.

Wer zu diesem Stoffwechseltyp gehört, für den sollte also eine fettreiche und proteinreiche Ernährung im Vordergrund stehen. Hilfreich wäre hier zum Beispiel eine Low-Carb-High-Fat-Ernährung. Das grundsätzliche Problem von Proteintypen ist die überaus schnelle Verdauung von Lebensmitteln. Und da Kohlenhydrate, außer Ballaststoffe, vom Körper allgemein gut aufgenommen werden, kann der Proteintyp beim Verarbeiten von Kohlenhydraten mit einem Hochofen verglichen werden. Er brennt mit hoher Energie, aber leider nicht dauerhaft, und schreit laufend nach Nachschub. Da Fette zwar eine höhere Energiedichte als Kohlenhydrate haben, aber vom Körper nicht so schnell verwertet werden können, sind also gesunde Fette und Eiweiße die erste Wahl bei diesem Stoffwechseltyp.

Der Mischtyp

Dieser Stoffwechseltyp kann sowohl Kohlenhydrate als auch Proteine sehr gut vertragen. Sinnvoll für ihn ist eine ausgewogene Ernährung aus allen drei Makronährstoffen – Kohlenhydraten, Fetten und Eiweiß. In der Regel bleibt dieser Typ von Heißhungerattacken verschont, ist dagegen aber nicht gänzlich immun. Solange er sich ausgewogen ernährt, ist alles im Lot.

Sollte er jedoch in einem hohen Maße schnelle Kohlenhydrate zu sich nehmen, können auch hier die ungeliebten Fressattacken auftauchen. Gerade der Mischtyp muss ein wenig bei seiner Ernährung experimentieren und herausfinden, in welchem Maße er entsprechende Makronährstoffe aufnehmen muss.

Der Stoffwechseltyp eingeteilt nach Körperbau

Insbesondere im Fitnessbereich werden die verschiedenen Stoffwechseltypen nicht nach Makronährstoffen unterschieden, sondern nach dem Körperbau. Dabei wird unter anderem berücksichtigt, wie schnell der jeweilige Stoffwechseltyp Muskeln entwickelt, zu Fettaufbau neigt und wie der entsprechende Skelettaufbau ist. Auch hier werden die einzelnen Typen grob in drei Kategorien eingeteilt: Ektomorph, Mesomorph und Endomorph.[11]

Der Ektomorph

Dieser Stoffwechseltyp ist eher von hagerer Gestalt und sehr schlank. In der Regel sind seine Extremitäten lang und er ist sehr groß in der Statur. Oftmals schmale Schultern runden das Gesamtbild ab. Der Ektomorph baut sehr schwer Muskeln auf und ist ein wahrer Verbrennungsofen. Aus diesem Grund hat er auch einen geringen Anteil an Körperfett. Sicherlich kennst auch du Menschen, die essen können wie eine siebenköpfige Raupe, ohne dick zu werden.

Im Fitnessbereich ist dieser Stoffwechseltyp als Hardgainer bekannt. Er muss sehr auf seine Ernährung achten und benötigt gute, hochwertige Makronährstoffe in Kombination mit einem hohen Nährstoffgehalt. In der Leichtathletik findet sich der Ektomorph häufig als Ausdauersportler wieder.

Der Endomorph

Der Endomorph gehört zu den Stoffwechseltypen, die sehr schnell zu Übergewicht neigen und Fett speichern können wie Kamele das Wasser in ihren Höckern. Hoffentlich verzeihst du uns den Vergleich. Grundsätzlich ist der Endomorph rundlicher und von der Körpergröße unter dem Durchschnitt. Sein Stoffwechsel ist recht langsam, was oftmals in Übergewicht oder gar Adipositas mündet. Dafür kann der Endomorph überdurchschnittlich schnell Muskeln aufbauen und auch besser halten als andere Stoffwechseltypen. Zudem ist seine Regenerationsfähigkeit sehr gut. Der

Endomorph zeichnet sich durch breite Schultern und eine breite Hüfte aus. Er sollte sich neben dem Krafttraining intensiv dem Kardiotraining widmen, vorzugsweise im High-Intensiv-Bereich. Die Nahrungsaufnahme sollte sich in vier bis sechs kleinere Portionen am Tag aufteilen, um den Stoffwechsel dauerhaft in Schwung zu halten. Zudem ist so gewährleistet, dass der Körper den ganzen Tag mit wichtigen Nährstoffen versorgt wird. Grundsätzlich sollte der Endomorph hauptsächlich auf Kohlenhydrate verzichten und sich eher einer Low-Carb-Ernährung zuwenden. Insbesondere am Abend sollte der Fokus auf proteinreichen Lebensmitteln liegen. Thunfisch, mageres Fleisch, Fisch oder Geflügel sollten am Abend regelmäßig auf dem Speiseplan stehen.

Der Mesomorph

Der Mesomorph ist für viele Menschen sicherlich die idealtypische Vorstellung eines Körperbaus. Dieser Stoffwechseltyp ist sehr athletisch gebaut und braucht Hanteln nur anzuschauen, um Muskeln zu entwickeln. Der Körperfettanteil ist von Natur aus gering. Der Mesomorph zeichnet sich durch den oftmals gewünschten V-förmigen Körper aus, mit einer schmalen Hüfte, breiten Schultern und einem kräftigen Brustkorb. Er nimmt bei Bedarf gut an Gewicht zu, kann aber sein Gewicht durch kurzfristige Diäten schnell wieder senken. Dieses Ideal an Stoffwechseltyp kann lang anhaltende Trainingseinheiten durchführen und benötigt nur eine geringe Regenerationszeit. Die Ernährung kann sehr flexibel gestaltet werden, was natürlich ein Traum für fast jeden Menschen ist.

Stoffwechseltypen – das Fazit

Wenn du dich nun in den verschiedenen Stoffwechseltypen nicht vollkommen wiedererkennst, dann ist das nicht weiter verwunderlich. Wie immer beschenkt uns die Natur nicht mit einem Körper, der sich in Schablonen pressen lässt, sondern mit Mischformen. Die wenigsten Menschen sind also einer der klassischen Stoffwechseltypen, sondern weisen ausschließlich Tendenzen auf. Prinzipiell lässt sich jedoch bei den meisten Menschen sagen, dass eine Reduzierung der Kohlenhydrate bei der Gewichtsabnahme unterstützend wirkt.

Übersicht der Makronährstoffe

Damit dein Körper verschiedene Prozesse aufrechterhalten kann, benötigt er Energie. Die wird in Form von Makronährstoffen mittels Nahrung zugeführt. Je nach Makronährstoff ist die Energiegewinnung für den Körper sehr effizient. Makronährstoffe sind Kohlenhydrate, Proteine und Fette. Neben diesen drei genannten gilt auch Wasser als Makronährstoff, wird jedoch in der Betrachtung in der Regel außen vor gelassen, da der Körper aus Wasser keine Energie gewinnen kann. Neben der reinen Energiegewinnung benötigt der Körper zudem Makronährstoffe, um verschiedene Stoffwechselvorgänge im Körper zu gewährleisten.

Makronährstoffe werden in die Kategorien essenziell und nicht essenziell unterteilt. Während essenzielle Makronährstoffe für den Körper überlebenswichtig sind und von außen über die Nahrung zugeführt werden müssen, werden nicht essenzielle Makronährstoffe vom Körper nicht benötigt und können von ihm durch Stoffwechselvorgänge synthetisiert werden.

Kohlenhydrate und ihre Auswirkung auf den Insulinspiegel

Kohlenhydrate dienen dem Körper als primärer Energielieferant. Der Körper kann sie je nach ihrer Komplexität schnell oder langsamer verwerten und als Energieträger nutzen. Kohlenhydrate werden vom Organismus immer in Glukose aufgespalten, die kleinste Kohlenhydratart. Ausnahmen bilden Ballaststoffe und Zuckeralkohole. Während Ballaststoffe vom Körper nicht verwertet werden können, sind Zuckeralkohole aufgrund ihrer chemischen Eigenschaften als Kohlenhydrate deklariert.

Umgangssprachlich werden Kohlenhydrate auch in »gute« und »schlechte« Kohlenhydrate eingeteilt. In der Regel werden die einfachen Kohlenhydrate als die schlechten betrachtet und die komplexen als die guten. Sehen wir uns diese Stoffe jedoch genauer an, wird klar, dass diese Einteilung nicht zu-

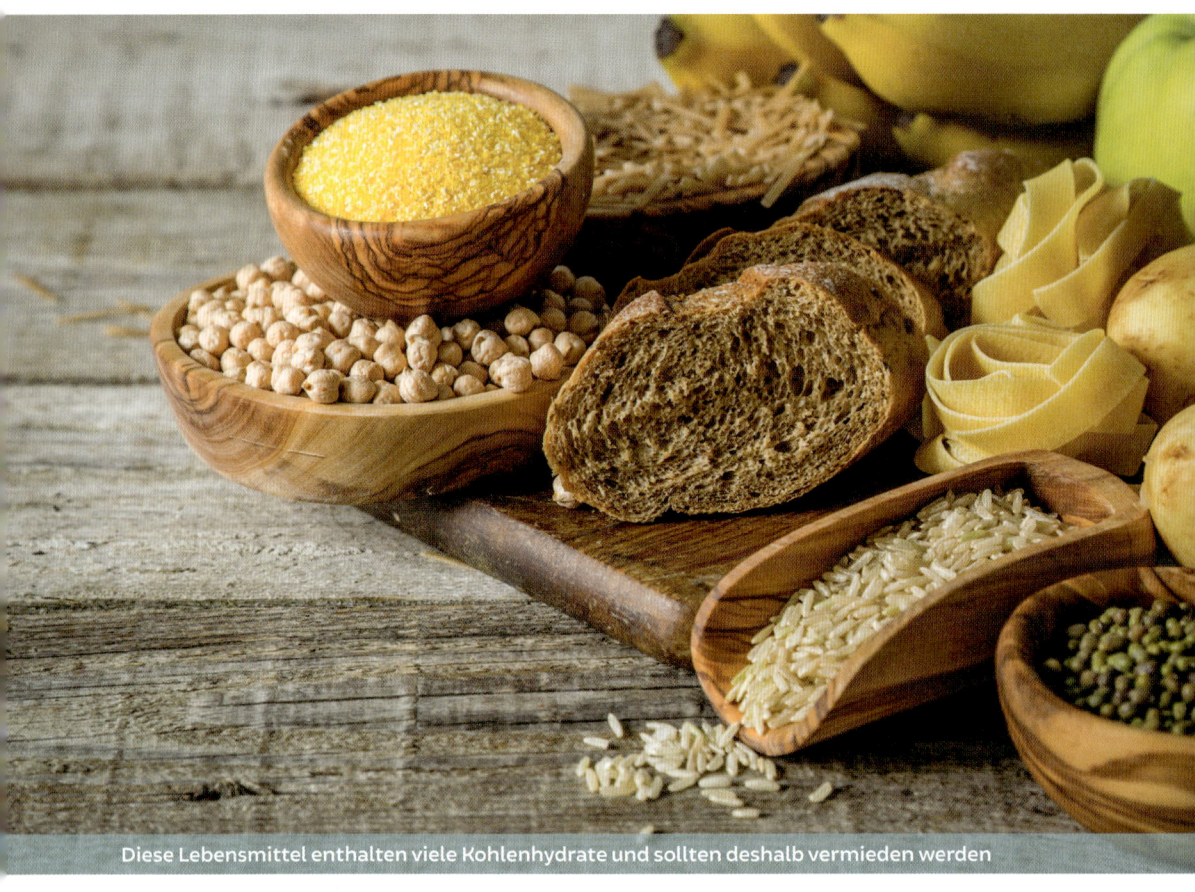
Diese Lebensmittel enthalten viele Kohlenhydrate und sollten deshalb vermieden werden

trifft. Genau genommen gibt es keine guten oder schlechten Kohlenhydrate, denn sowohl einfache als auch komplexe Kohlenhydrate haben ihre Daseinsberechtigung und können, richtig verwendet, dem Körper gute Dienste leisten. Es ist aber sinnvoll, die Kohlenhydrate im Gesamten auf ein sinnvolles Maß zu senken, gute Fette sowie hochwertige Proteine zu steigern und Kohlenhydrate intelligent einzusetzen.

Warum gibt es keine schlechten Kohlenhydrate? Nun, salopp gesagt, weiß ein Koh-

lenhydrat nicht, ob es gut oder schlecht ist. Für sich selbst genommen sind Kohlenhydrate einfach nur Naturstoffe und organische Moleküle, die aus Sauerstoff, Wasserstoff und Kohlenstoff bestehen. Sie können unterschiedliche Strukturen aufweisen und je komplexer diese Struktur ist, desto schwieriger wird es für den Körper, die Kohlenhydrate aufzuspalten. Je komplexer Kohlenhydrate sind, desto geringer ist der Einfluss auf den Blutzuckerspiegel und damit auch auf den Insulinspiegel. Ein Kohlenhydrat wird also erst durch die industrielle Verarbeitung gut oder schlecht gemacht. Potenziell gut oder schlecht sind letztlich erst die entstandenen Lebensmittel, wenn wir eine entsprechende Einteilung unbedingt vornehmen wollen.

Kohlenhydrate werden umgangssprachlich auch als Zucker bezeichnet und damit gerne mit dem Haushaltszucker oder raffinierten Zucker gleichgesetzt. Auch in Produkttests wird oft der Haushaltszucker genutzt, um die Menge an Kohlenhydraten in einem Lebensmittel zu visualisieren. Solche Vergleiche sind jedoch fast schon als unseriös zu bezeichnen, da sie den Verbraucher in die Irre führen. Zwar bleibt am Ende der Aufspaltung der Kohlenhydrate Glukose übrig, jedoch ist es einfach sehr wichtig, wie diese Kohlenhydrate zugeführt werden und unter welchen Umständen. Es ist zum Beispiel ein bedeutender Unterschied, ob man 500 Milliliter Zuckerwasser mit 50 Gramm Einfachzucker trinkt oder 50 Gramm Kohlenhydrate in Form von komplexen Kohlenhydraten über den ganzen Tag verteilt aufnimmt und dazu auch noch fettreich isst. Im ersten Fall wird der Blutzuckerspiegel innerhalb kürzester Zeit ansteigen, im letzteren Fall braucht der Körper Zeit, um die komplexen Kohlenhydrate aufzuspalten, und der Vorgang wird durch eine fettreiche Ernährung noch weiter entschleunigt. Der Blutzuckerspiegel bleibt also konstant auf einem niedrigen Niveau.

Das soll nun alles kein Plädoyer für die Kohlenhydrate sein, jedoch ist es wichtig, die Dinge differenziert und sachlich zu betrachten, um einen freien Blick auf die eigene gesunde Ernährung zu erhalten.

Teste deine Empfindlichkeit gegenüber Kohlenhydraten

Viele Menschen leiden unter einer Unverträglichkeit gegenüber Kohlenhydraten und sind sich dieses Problems nicht einmal bewusst. Die Palette der möglichen Unverträglichkeiten ist allgemein sehr breit und reicht über eine Fruktose- oder Laktose-Intoleranz bis hin zur Unverträglichkeit von Weizen oder Hülsenfrüchten. Bei einer Unverträglichkeit von Kohlenhydraten fehlen dem Körper bestimmte Enzyme, um die Mehrfachzucker aufzuspalten. Im Folgenden findest du einige Testfragen, um eine mögliche Kohlenhydratintoleranz festzustellen. Wie immer sind Schnelltests nur Indizien und können selbstverständlich keine umfängliche ärztliche Untersuchung ersetzen.

	ja	nein	unsicher
Bist du müde nach dem Genuss von Kohlenhydraten?			
Neigst du zu starken Kopfschmerzen bis hin zur Migräne?			
Fühlst du dich nach dem Essen von Kohlenhydraten aufgebläht?			
Fühlt sich deine Haut manchmal fettig an, wenn du Kohlenhydrate gegessen hast?			
Hast du Flatulenzen nach dem Verzehr von Kohlenhydraten?			
Leidest du öfter unter Durchfall?			
Leidest du nach dem Verzehr von Kohlenhydraten unter Bauchschmerzen?			
Hast du regelmäßig Heißhunger?			
Bist du bereits über viele Jahre übergewichtig und konntest mit klassischen Diäten keine Erfolge erzielen?			

Solltest du drei oder mehr Fragen mit einem Ja beantworten, ist es möglich, dass bei dir eine Unverträglichkeit oder Überempfindlichkeit gegenüber Kohlenhydraten vorliegt. Eine Low-Carb-Ernährung kann dir dann nicht nur dabei helfen, dein Körpergewicht zu reduzieren, sondern auch, dein allgemeines Wohlbefinden deutlich zu steigern.

Solltest du mehr als die Hälfte der Fragen positiv beantworten, kann eine ärztliche Kontrolle sinnvoll sein.

Fette

Viele von uns wurden bereits seit der Kindheit damit konditioniert, dass Fett dick und krank macht. Auch heute ist es in den Massenmedien noch nicht angekommen, dass Fett nicht unser Feind ist, sondern unser Freund. Fette sind für den Körper neben den Kohlenhydraten eine wichtige Energiequelle und gehören im Gegensatz zu den Kohlenhydraten in Teilen zu den essenziellen Makronährstoffen. Das bedeutet, der Körper kann bestimmte Fettsäuren nicht selbstständig synthetisieren und ist von einer Zufuhr durch Nahrung abhängig.

Es wird unterschieden zwischen den gesättigten, den einfach ungesättigten und den mehrfach ungesättigten Fettsäuren. In der Regel sind in Ölen und fettreichen Lebensmitteln immer gesättigte und ungesättigte Fettsäuren vorhanden, in verschiedenen Verhältnissen und Mengen. Fettreich essen ohne die Aufnahme von gesättigten Fettsäuren wird dementsprechend nicht funktionieren. Eine besondere Form der Fette

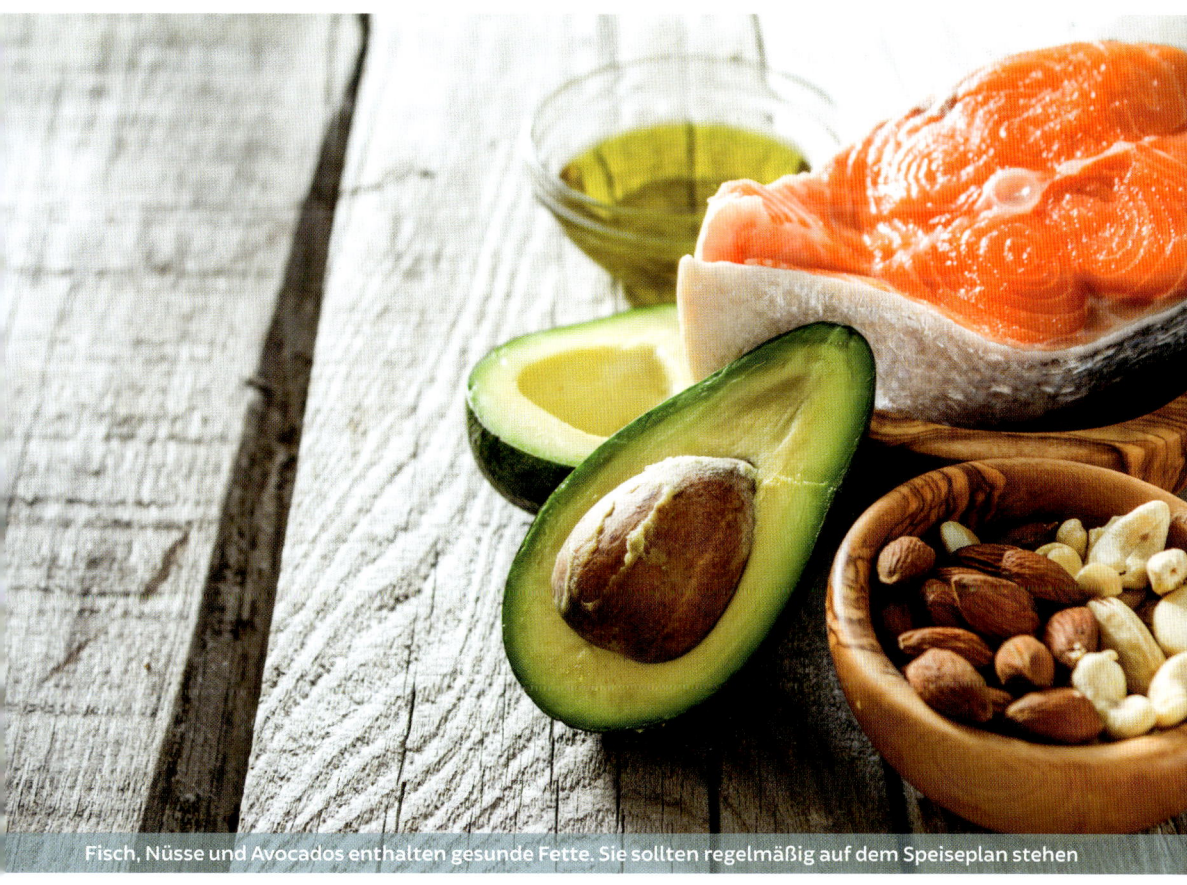

Fisch, Nüsse und Avocados enthalten gesunde Fette. Sie sollten regelmäßig auf dem Speiseplan stehen

sind die mittelkettigen Fettsäuren, auch als MCT-Fette respektive MCT-Öle bekannt. Am Ende der Kette stehen die ungesunden Trans-Fettsäuren bzw. die gehärteten Fette.

Gesättigte Fettsäuren

Über einen langen Zeitraum galten die gesättigten Fettsäuren als schlecht und sollten grundsätzlich gemieden werden. Ihnen wurden aufgrund von Kurzzeitstudien verschiedene ungesunde Eigenschaften nachgesagt. Diese Studien fanden dann ihren Weg in die Massenmedien und fortan waren die gesättigten Fettsäuren als die Hauptschuldigen für viele Krankheiten ausgemacht. Egal ob Arterienverkalkung, erhöhte Cholesterinwerte oder Herz-Kreislauf-Erkrankungen, wer zu viele gesättigte Fettsäuren aß, musste nach einstigen wissenschaftlichen Erkenntnissen damit rechnen, mit diesen Erkrankungen konfrontiert zu werden – und auch Übergewicht wurde damit in Verbindung gebracht. Für eine Low-Carb-Ernährung mit einer erhöhten Zufuhr von Fetten sind solche Aussagen und Thesen selbstverständlich kontraproduktiv und sorgen nicht nur für Bedenken, sondern auch immer wieder für negative Kritik an einer kohlenhydratarmen Ernährung, insbesondere in Kombination mit tierischen Produkten. Finden sich gesättigte Fettsäuren doch in vielen Lebensmitteln tierischen Ursprungs wieder. Jedoch enthalten auch pflanzliche Produkte, wie zum Beispiel die Kokosnuss, einen hohen Anteil an gesättigten Fettsäuren.

Mittlerweile weiß man jedoch, dass auch gesättigte Fettsäuren ein wichtiger Bestandteil in der Ernährung sind und vielfältige Aufgaben im menschlichen Körper wahrnehmen. Zudem konnten in Langzeitstudien keinerlei negative Einflüsse auf den Cholesterinspiegel nachgewiesen werden. Im Gegenteil. In einer Metaanalyse mit fast 350 000 Testpersonen, bei der der Einfluss von gesättigten Fettsäuren auf koronare Herzkrankheiten, Schlaganfälle und Herz-Kreislauf-Erkrankungen überprüft wurde, konnte belegt werden, dass gesättigte Fettsäuren nicht mit einem erhöhten Risiko für die genannten Krankheiten in Verbindung gebracht werden können.[12] Auch eine Unterteilung und Berücksichtigung von Alter und Geschlecht änderte nichts an den Ergebnissen. Tatsächlich konnten aber durch die Gabe von gesättigten Fettsäuren verschiedene positive Veränderungen beobachtet werden. Wider Erwarten erhöhte sich bei übergewichtigen Personen das auch als gutes Cholesterin bekannte HDL, der Blutdruck sank, die Blutzuckerwerte verbesserten sich und der Bauchumfang verringerte sich.

Allerdings sollte man bei aller Euphorie beachten, dass auch hier Genetik und Lebensstil eine große Rolle spielen. Tierische Lebensmittel solltest du trotz alledem mit Bedacht essen und ihnen in der allgemeinen Ernährung einen geringen Stellenwert einräumen. Wie immer gilt die Aussage von Paracelsus: »Alle Dinge sind Gift, und nichts ist ohne Gift; allein die Dosis macht's, dass ein Ding kein Gift sei.«

Ungesättigte Fettsäuren

Bei den ungesättigten Fettsäuren wird zwischen einfach ungesättigten und mehrfach ungesättigten Fettsäuren unterschieden. Die einfach ungesättigten Fettsäuren sind genau wie die gesättigten Fettsäuren für den Körper nicht essenziell und können entsprechend vom Körper selbst hergestellt werden. Diese Fettsäuren dienen dem Körper als Energiequelle und haben den besten Einfluss auf die LDL-Werte im Blut. Neben dem positiven Einfluss auf die Cholesterinwerte schützen sie vor Herz-Kreislauf-Erkrankungen. Für die einfach ungesättigten Fettsäuren gibt es aktuell keinerlei negative medizinische Indikation. Sie finden sich unter anderem in Nüssen, Avocado sowie in verschiedenen Speiseölen wie zum Beispiel Olivenöl und lassen sich vom Körper gut verwerten und in Energie umwandeln. Die einfach ungesättigten Fettsäuren sollten daher den Hauptteil der Fettzufuhr ausmachen.

Die mehrfach ungesättigten Fettsäuren sind teilweise essenziell und der Körper kann sie nicht selbst herstellen. Somit müssen diese Fettsäuren über die Nahrung zugeführt werden. Das betrifft die Linolsäure (Omega-6-Fettsäure) sowie die Linolensäure (Omega-3-Fettsäure). Zu den ungesättigten Fettsäuren gehören ebenfalls die Omega-9-Fettsäuren. Diese sind jedoch nicht essenziell und es bedarf keiner zwingenden Aufnahme über die Ernährung.

MCT-Fette

MCT ist die Abkürzung für Mittelkettige Triglyceride (MKT), engl. *medium-chain triglycerides* (MCTs). MCT-Fette haben gegenüber langkettigen Fettsäuren den Vorteil einer schnelleren Verarbeitung. Diese Fette werden ohne Gallensäure verstoffwechselt und direkt über das Blut zur Leber abtransportiert. Die Leber bildet aus den MCT-Fetten vorwiegend Ketonkörper, die dem Organismus als hochwertiger Energielieferant zur Verfügung stehen. Mehr über Ketonkörper erfährst du im Kapitel »Die Ketose« auf S. 67.

Beachte bei der Verwendung von MCT-Fetten, dass diese nicht hoch erhitzbar sind und erst nach der Zubereitung dem Essen zugefügt werden sollten.

Trans-Fettsäuren

Wenn es Fette gibt, die man als »schlechte« Fette bezeichnen kann, dann sind das die sogenannten Trans-Fettsäuren. Weitere Schreibweisen sind Transfettsäuren, trans-Fettsäuren, trans-Fette oder auch Transfette, in Kurzform TFS. Die Bedeutung der Trans-Fettsäuren in unserer Ernährung und in unseren Lebensmitteln ist ein noch relativ junges Thema. Im Jahr 2004 wurde erstmals ein Gutachten darüber vom wissenschaftlichen Gremium für die diätischen Produkte, Ernährung und Allergien (NDA) der europäischen Behörde für Lebensmittelsicherheit veröffentlicht und zwei Jahre später im Januar 2006 vom Bundesinstitut für Risikobewertung (BfR) bewertet.[13] Hauptsächlich finden sich Trans-Fettsäuren in industriell hergestellten Lebensmitteln. Sie entstehen bei der Herstellung von Speisefetten wie zum Beispiel Margarine, durch die Härtung von flüssigen Ölen und dem dabei durchlaufenen chemischen Prozess. In fast allen industriell hergestellten Produkten, die Pflanzenfette verwenden, können Trans-Fettsäuren vorkommen. Dabei ist es egal, ob man auf streichzarten Brotaufstrich zurückgreift, die leckere Schokocreme nutzt oder die fertigen Backwaren aus der Tiefkühltruhe isst. Auch die Deutsche Gesellschaft für Ernährung warnt vor einem Vorkommen von Transfetten in fast allen Fertiggerichten. Für eine gesunde Ernährung spricht also alles dafür, entsprechende Produkte zu meiden und die jeweiligen Lebensmittel im besten Fall selbst herzustellen. Um Trans-Fettsäuren zu entdecken, reicht ein Blick auf die Liste der Inhaltsstoffe. Die Bezeichnungen können dabei vielfältig sein. Solltest du auf die Begriffe Trans Fatty Acids (TFA), Pflanzenfett, z. T. gehärtet oder gehärtete Fette treffen, ist es ratsam, das Produkt nicht zu nutzen.

Neben der industriellen Herstellung können Trans-Fettsäuren auch durch Bakterien entstehen. Die Fettsäuren entwickeln sich durch bakterielle Stoffwechselprozesse im Pansen bei Wiederkäuern und treten dann in den jeweiligen Milchprodukten oder auch im Fleisch auf.[14]

Proteine

Genau wie Fette respektive Fettsäuren gehören Proteine (Eiweiße) zu den essenziellen Makronährstoffen. Proteine, welche wiederum aus verschiedenen Aminosäuren bestehen, dienen dem Körper in erster Linie nicht zur Energiegewinnung, sondern hauptsächlich als Bausteine, und werden benötigt, um unterschiedliche lebenswichtige Prozesse in Gang zu setzen. Jedoch unterscheiden sich Proteine in ihrer Beschaffenheit und in ihrer Aufgabe. Jedes Protein ist als Bausubstanz für verschiedene Funktionen im Körper tätig. Hämoglobin ist beispielsweise ein Transportprotein für Sauerstoff sowie Fette im Körper und für die rote Farbe des Blutes verantwortlich. Für die Entstehung von Muskelfasern sind Strukturproteine zuständig, sie geben den Körperzellen ihre Beschaffenheit. Aber auch zum Schutz des Körpers sind Proteine vonnöten. Gegen Krankheitserreger gibt es Schutzproteine, allgemein bekannter als Antikörper. Für die Blutgerinnung ist das Protein Fibrinogen wichtig. Dieses Protein legt sich wie ein Schutzfilm über die Wunde und sorgt dafür, dass Wunden sich schließen. Proteine sorgen dafür, dass der Körper Zellen reparieren und bilden kann. Zusammenfassend lässt sich festhalten, dass Proteine wesentlich sind für viele verschiedene Funktionen. Das unterscheidet diesen Makronährstoff deutlich von den Kohlenhydraten. Der Körper ist ohne die externe Zuführung von Kohlenhydraten überlebensfähig, ohne die Aufnahme von Eiweiß jedoch nicht.

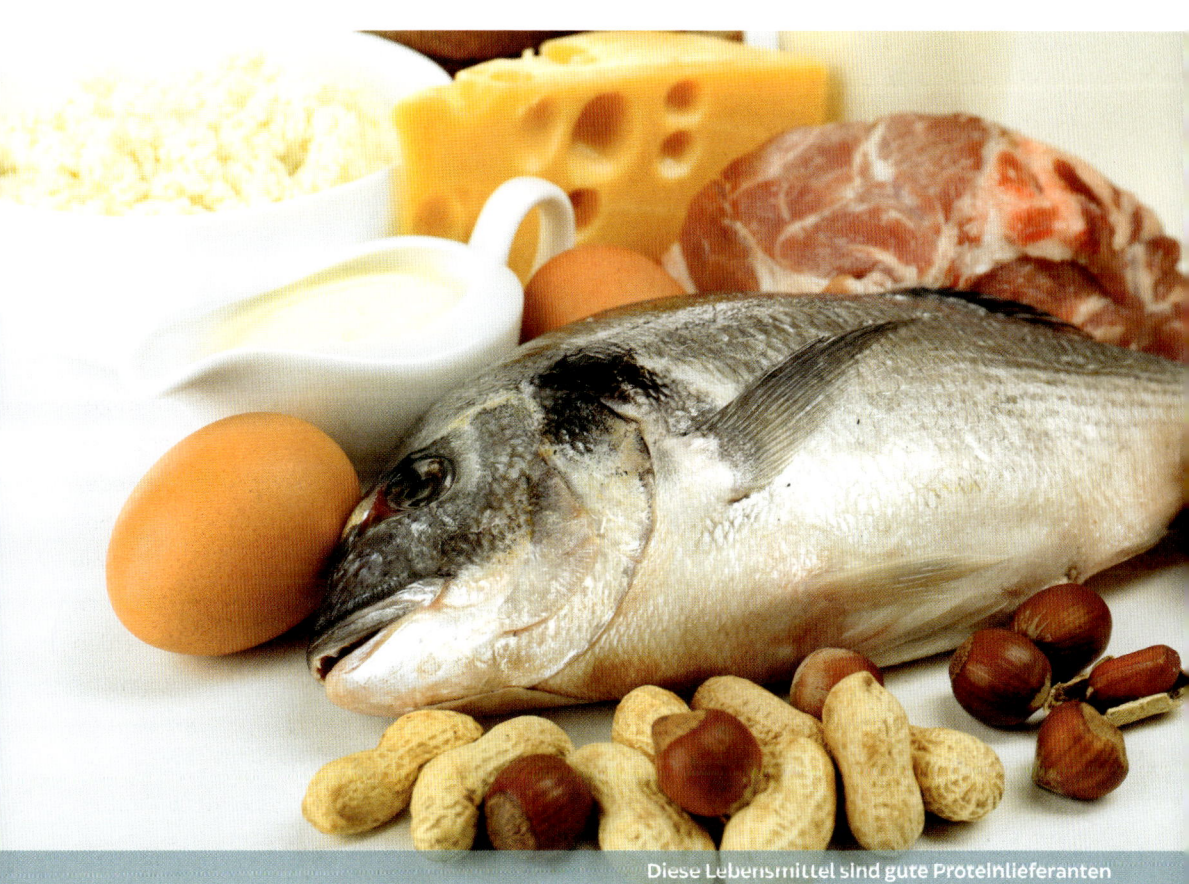

Diese Lebensmittel sind gute Proteinlieferanten

Tierisches oder pflanzliches Eiweiß?

Im Zusammenhang mit Eiweiß stellt sich unweigerlich auch die Frage nach der bestmöglichen Quelle. Das Problem an dieser Stelle ist, dass sich die biologischen Wertigkeiten von Eiweiß bzw. eiweißhaltigen Lebensmittel deutlich voneinander unterscheiden. Bei der Zuführung von Eiweiß ist es erforderlich, Proteine zu nutzen, die den körpereigenen Proteinen vom Aufbau her ähneln. Je größer die Ähnlichkeit der aufgenommenen Proteine, desto besser kann der Körper sie verwerten.

Die gegenwärtig höchste bekannte biologische Wertigkeit hat das Molkenprotein mit einer biologischen Wertigkeit von 110. Dabei dient das Hühnerei mit einem Wert von 100 als Referenz. Das Ei wurde nicht willkürlich als Referenzwert gewählt. Zum Zeitpunkt der Festlegung waren einfach keine anderen Lebensmittel bekannt, die eine größere biologische Wertigkeit als das Ei aufwiesen.

Zwar ist die höchste biologische Wertigkeit das Molkenprotein, jedoch kann durch Kombination einzelner Lebensmittel die biologische Wertigkeit deutlich erhöht werden. Zum Beispiel steigt die Proteinqualität bei der Lebensmittelkombination 65 Prozent Kartoffel und 35 Prozent Ei auf 136. Es gilt also nicht zu fragen, ob man tierisches oder pflanzliches Eiweiß bevorzugen sollte, sondern wie die einzelnen Eiweißquellen am sinnvollsten zu kombinieren sind.

Proteine für die Muskulatur

Egal, ob du eine Low-Carb-Diät durchführen möchtest oder eine andere Diät, eine eiweißreiche Ernährung ist grundsätzlich wichtig. Insbesondere während einer Reduktionsphase bauen die meisten Menschen Muskelmasse ab und freuen sich über einen Gewichtsverlust. Dieser Gewichtsverlust ist jedoch trügerisch, da meist nur Wasser und Muskelmasse verschwinden. Die unerwünschten Fettzellen sind oftmals noch da, und wenn die Diät vorbei ist, entsteht der bekannte Jo-Jo-Effekt. Häufig sogar mit einer stärkeren Gewichtszunahme als vor der Diät. Es ist also wichtig, eiweißhaltige Lebensmittel während einer Reduktionsdiät zu sich zu nehmen, um den Erhalt der Muskulatur zu sichern.

Pflanzliche Proteine

Vegetarier oder Veganer können ihren Proteinbedarf lediglich aus pflanzlichen Quellen decken. Wichtig ist es da, hochwertige pflanzliche Eiweißquellen zu nutzen. Viele Menschen verwenden dabei sehr gerne Soja. Jedoch kommt auch Soja immer mehr in Verruf aufgrund vielfältiger negativer Berichte und den Äußerungen von Allergikern. Über Sinn und Unsinn von Soja wollen wir uns hier nicht weiter äußern. Für Glaubenskriege in diesem Bereich sind andere zuständig. Wenn du aber Soja aus persönlichen Gründen als Eiweißquelle ausschließen willst oder musst, kannst du auf pflanzliche eiweißhaltige Lebensmittel wie zum Beispiel Hanfprotein, Leinsamen, Hanfsamen, Pinienkerne und so weiter zurückgreifen.

Worauf du allerdings achten solltest, ist, dass viele Lebensmittel aus pflanzlichen Proteinen sehr kohlenhydrathaltig sind. Hier musst du also abwägen zwischen einer Low-Carb-Diät und der Zufuhr von pflanzlichen Proteinen.

Allgemein lassen sich Low-Carb-Diäten als Vegetarier oder Veganer schwieriger durchführen, da man schon auf einen Makronährstoff größtenteils verzichtet. Siehe zu diesem Thema auch die »Tipps für Vegetarier« auf S. 82.

Tierische Proteine

Je nach Quelle, medizinischer Meinung oder persönlicher Einstellung werden tierische Lebensmittel kritisch hinterfragt. Oftmals wird angemerkt, dass tierisches Eiweiß Krankheiten wie zum Beispiel Gicht oder Osteoporose begünstigt. Wir essen sehr gerne Fleisch, achten aber darauf, dass es nicht aus der Massentierhaltung kommt. Lieber etwas weniger Fleisch, dafür jedoch hochwertig.

Tierische eiweißhaltige Lebensmittel sind unter anderem: Eier, Geflügel, Rindfleisch, Milchprodukte, Fisch und Meeresfrüchte. Die Auswahlmöglichkeit bei tierischen Proteinquellen ist in einer Low-Carb-Ernährung deutlich höher als im Falle von pflanzlichen Proteinen. Doch besteht sowohl bei den pflanzlichen als auch bei den tierischen eiweißhaltigen Lebensmitteln ein ausreichendes Angebot, um den Tagesbedarf an Proteinen zu decken.

Proteine am Abend

In verschiedenen Ernährungstheorien wird geraten, am Abend keine Kohlenhydrate mehr zu essen und auf eiweißhaltige Lebensmittel zurückzugreifen. Auch zu diesem Thema gibt es unterschiedliche Studien mit verschiedenen Belegen. Generell lässt sich festhalten, dass ein Verzicht auf Kohlenhydrate am Abend bei den meisten Menschen tatsächlich einen positiven Effekt auf den Gewichtsverlust hat. Jedoch gilt es zwischen der Korrelation (Zusammenhang) und der Kausalität (tatsächliche Auswirkung) zu unterscheiden. Zum größten Teil liegt die Gewichtsreduktion nämlich nicht daran, dass am Abend keine Kohlenhydrate mehr gegessen werden, sondern dass sich schlicht das Essverhalten verändert. Statt der Tafel Schokolade, der Tüte Chips oder den Weingummis werden nun vermehrt Lebensmittel mit einer geringeren Energiedichte, höherem Sättigungseffekt und einer geringeren Auswirkung auf den Blutzuckerspiegel verzehrt. Die meisten Menschen lernen wieder, sich vernünftig und gesund zu ernähren. Sie nutzen frische Lebensmittel, essen Gemüse, lassen die Finger von Süßigkeiten und meiden Fertigprodukte. So wird letztlich aufgrund einer gesünderen Ernährungsweise einfach weniger Energie aufgenommen. Und das hat natürlich einen direkten Einfluss auf das Gewicht. Der (teilweise) Wegfall der Kohlenhydrate wirkt hier zwar auch mit, im Gesamtbild betrachtet jedoch nur minimal.

Solltest du mal keine Zeit oder keine Lust zum Kochen haben, kannst du deinen Proteinbedarf auch durch Proteinshakes decken. Hier ist zu empfehlen, einen hochwertigen Proteinkomplex zu nutzen. Wir können nur dringend davon abraten, Proteindrinks aus dem Supermarkt oder der Drogerie zu kaufen, da diese oftmals minderwertige Proteinzusammensetzungen oder gar vermehrt Zucker enthalten. Bei Proteinshakes solltest du erfahrungsgemäß am besten auf Angebote aus der Fitnessbranche zurückgreifen.

Essenzielle Mikronährstoffe

Nicht wenige Reduktionsdiäten, wie zum Beispiel Monodiäten, beachten meist nur die Anzahl der aufgenommenen Kilokalorien. Andere ziehen im besten Fall noch die Makronährstoffe hinzu. Zu einer gesunden und ausgewogenen Ernährung gehört jedoch noch viel mehr. Denn neben den Makronährstoffen, die hauptsächlich als Energieträger oder als Bausteine dienen, benötigt der Körper noch Mikronährstoffe. Zu diesen zählen unter anderem Spurenelemente, Mineralstoffe und Vitamine. Diese Mikronährstoffe fordert der Körper auch ein, sie müssen zwingend mit der Nahrung zugeführt werden, da eine körpereigene Herstellung nicht möglich ist.

Zu vergleichen sind diese beiden Bereiche mit einem Eisberg. Während die Makronährstoffe die sichtbare Eisbergspitze sind und vielerlei Beachtung finden, liegen die Mikronährstoffe unsichtbar unter dem Wasser und werden ignoriert, bis es zu spät ist. Es gibt 47 verschiedene essenzielle Nährstoffe, und alle im Blick zu haben, ist im normalen Alltag im Grunde auch nicht möglich. Umso wichtiger ist es, sich allgemein ausgewogen zu ernähren und auf die kleinen Signale zu achten, die einem der Körper liefert. Wird der Körper über einen längeren Zeitraum nicht ausreichend mit Mikronährstoffen versorgt, kann es nicht nur zu Mangelerscheinungen kommen, sondern auch zu Problemen mit dem Metabolismus (Stoffwechsel). Eine unzureichende Versorgung kann also nicht nur zu gesundheitlichen Problemen führen, sondern auch den Abnehmerfolg behindern.

Schauen wir uns jene Mikronährstoffe einmal näher an, bei denen ein Mangel am häufigsten auftritt. Bitte beachte, dass es sich im Folgenden nur um einen Überblick handelt und die Mikronährstoffe nicht bis ins kleinste Detail beleuchtet werden können. Tiefer gehende Informationen bietet dir entsprechende Fachliteratur.

Magnesium

Der tägliche Bedarf an Magnesium unterscheidet sich je nach körperlicher Tätigkeit, Alter und Geschlecht. Im Mittel benötigen Erwachsene etwa 350 Milligramm am Tag. Aufgrund des hohen Anteils an Muskelmasse und Knochenmasse ist der Bedarf bei Männern etwas höher als bei Frauen. Schwangere, Menschen mit einer stärkeren körperlichen Anstrengung, ältere Menschen und chronisch Kranke können einen deutlich höheren Bedarf aufweisen. Diese Gruppen sind auch des Öfteren von einem Mangel betroffen. Einen wichtigen Stellenwert kann Magnesium bei Diabetes einnehmen, da es sowohl die Insulinresistenz vermindert als auch die Produktion von Insulin in der Bauchspeicheldrüse steigern kann.

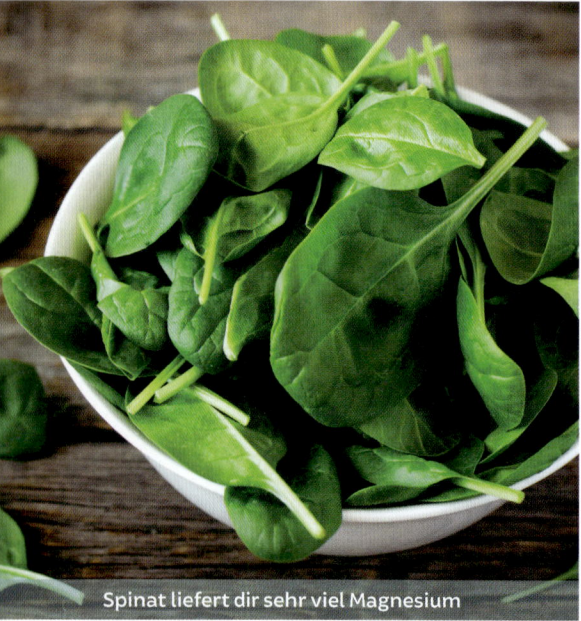
Spinat liefert dir sehr viel Magnesium

Allgemein kann das Mineral auch zur Vorbeugung einer Diabeteserkrankung eingenommen werden. Es wirkt sich zudem auf den Energiestoffwechsel aus und dient der körpereigenen Produktion von Proteinen. Somit hat Magnesium einen direkten Einfluss auf den Aufbau von Zellen und damit von Muskulatur und Knochen.

Insgesamt werden weit über 300 verschiedene Funktionen im Körper durch Magnesium gesteuert, was die Notwendigkeit von einer ausreichenden Zufuhr noch einmal unterstreicht. Ein Mangel kann sich durch verschiedene Anzeichen äußern:

→ krampfartige Anfälle in der Muskulatur,
→ leichte bis starke Kopfschmerzen,
→ wiederkehrende unkontrollierbare Muskelzuckungen,
→ Schlaflosigkeit, Unruhe und nervöses Verhalten,
→ ein Anstieg des Stressgefühls,
→ ein ständiges Kältegefühl in den Extremitäten,
→ allgemeines Unwohlsein und ständige Müdigkeit.

In schlimmen Fällen können zudem Probleme mit dem Herzkreislaufsystem und Stimmungsschwankungen bis hin zu starken Depressionen auftreten.

Eine Überdosierung von Magnesium ist unter normalen Umständen nicht möglich, jedoch nicht ausgeschlossen. Dazu müsste entweder eine Schädigung der Nieren vorliegen oder eine Überversorgung durch eine Infusion direkt in den Blutkreislauf herbeigeführt werden. Eine Überdosierung von Magnesium kann zu Lähmungen und Koma führen.

Kalzium

Kalzium ist der Mineralstoff, der im menschlichen Körper am häufigsten vorkommt. Der Hauptteil ist in den Knochen und in den Zähnen vorhanden. Der Organismus benötigt Kalzium hauptsächlich zur Bildung, Neumineralisierung und Stärkung von Knochen und Zähnen. Zudem hat es einen direkten Einfluss auf die Funktion der Muskulatur und der Nervenbahnen. Der tägliche Bedarf bei einem erwachsenen Menschen liegt im Mittel bei 1000 Milligramm. Wie bei dem Mikronährstoff Magnesium kann auch der Kalziumbedarf bei Kindern, Heranwachsenden, Schwangeren oder Stillenden erhöht sein. Sollte der Körper zu wenig Kalzium über die Nahrung erhalten, so löst er selbstständig benötigtes Kalzium aus den Knochen heraus und verwendet es für andere Aufgaben wie zum Beispiel die Blutgerinnung.

Sowohl ein zu hoher als auch ein zu niedriger Kalziumwert kann negative Auswirkungen auf die Gesundheit haben. Wird dem Körper zu viel Kalzium zugeführt, hemmt das die Aufnahmefähigkeit von Magnesium, Eisen und Zink. Zudem können hohe Dosen

an Kalzium, insbesondere durch den Genuss von zusätzlichen Nahrungsergänzungsmitteln, die Bildung von Nierensteinen fördern und die Nierenfunktion einschränken. Auch Bluthochdruck, Herzrhythmusstörungen und Probleme mit dem Verdauungsapparat können auftreten. Bei einem leichten Überschuss an Kalzium gibt es jedoch in der Regel keinerlei Komplikationen.

Bei einem Mangel kann es zu Problemen mit der Motorik kommen, bis hin zu Verkrampfungen der Muskulatur sowie der Extremitäten. Ferner können die Wahrnehmungsorgane dadurch negativ beeinflusst werden.

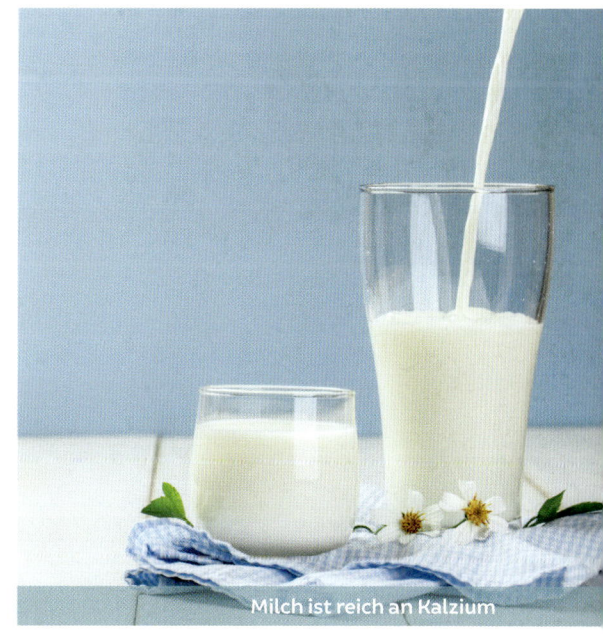
Milch ist reich an Kalzium

Eisen

Eisen gehört zu den Spurenelementen und kommt als solches am häufigsten im menschlichen Körper vor. Der größte Anteil an Eisen befindet sich im Blutfarbstoff Hämoglobin. Weltweit ist der Eisenmangel am weitesten verbreitet, und das unabhängig von Wohlstand, Kultur oder Essgewohnheiten. Geschätzt sind etwa 20 bis 25 Prozent der Menschen davon betroffen. Insbesondere Kinder im Wachstumsalter und Frauen mit starken Monatsblutungen leiden des Öfteren darunter.

Sollte zu wenig Eisen über die Nahrung aufgenommen werden, wird die Bildung von Hämoglobin im Körper eingeschränkt. Die Folge ist die sogenannte Anämie, auch als Blutarmut bekannt. Weitere Mangelerscheinungen können unter anderem sein:

→ Müdigkeit,
→ Haarausfall,
→ Kurzatmigkeit,
→ Schlafstörungen,
→ Konzentrationsschwäche,
→ Kopfschmerzen.

Eine eisenreiche Ernährung gewährleistet eine ausreichende Versorgung mit Eisen und beugt somit einem Mangel vor. Eine gute Quelle, um den Eisenbedarf zu decken, ist Fleisch. Insbesondere die Leber enthält einen großen Anteil an Eisen. Wer wenig oder gar kein Fleisch isst, kann seinen Bedarf selbstverständlich auch durch eine vegetarische Kost decken. Hierbei sind gerade roher Spinat, Kürbiskerne und Soja zu empfehlen.

Vitamin C unterstützt die Aufnahme von Eisen bei vegetarischer Kost.

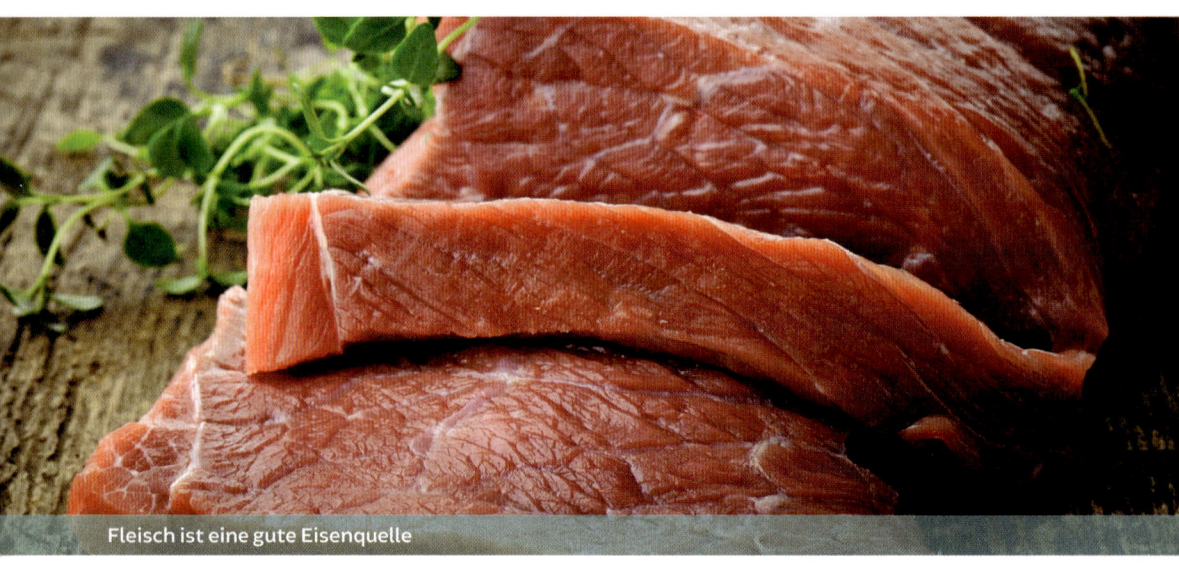

Fleisch ist eine gute Eisenquelle

Kalium

Unter normalen Umständen und in einer gesunden sowie ausgewogenen Ernährung kann ein Kaliummangel in der Regel nicht vorkommen. Häufig entsteht er jedoch durch eine Erkrankung des Magen-Darm-Trakts, bei einem starken Flüssigkeitsverlust oder bei Mangel- bzw. Fehlernährung. Vom letzten Punkt sind unter anderem Menschen betroffen, die aufgrund ihres Übergewichtes regelmäßig Reduktionsdiäten durchführen und eine unausgeglichene Nährstoffzufuhr aufweisen.

Bei einem Kaliummangel werden die elektrischen Impulse an die Muskelzellen bzw. Nervenzellen nicht mehr richtig weitergeleitet. Neben Herzrhythmusstörungen können dann auch Kopfschmerzen, Muskelkrämpfe, Schlafstörungen und nervöses Verhalten auftreten.

In der klassischen Ernährung nehmen wir Kalium oftmals durch kohlenhydratreiche Lebensmittel wie Bananen, Vollkornprodukte und Kartoffeln auf. Da diese Nahrungsmittel bei der Umstellung auf eine Low-Carb-Ernährung in der Regel nicht mehr zur Verfügung stehen, ist es umso wichtiger, eine ausgewogene Low-Carb-Kost zu nutzen. Bereits 500 Gramm Gemüse am Tag decken den Kaliumbedarf.

Salzreiche Kost und eine zu geringe Flüssigkeitszufuhr wirken sich negativ auf den Kaliumhaushalt aus.

Zink

Zink ist ein Spurenelement und ein echter Alleskönner im Körper. Es wird vom Körper zwar nur in geringen Mengen benötigt, ist aber wie alle anderen Mikronährstoffe lebensnotwendig. Unser gesamter Stoffwechsel ist von einer ausreichenden Zufuhr abhängig. Das Spurenelement findet sich in einer Vielzahl von Körperzellen wieder und ist an verschiedenen biochemischen Prozessen beteiligt. Mittels Zink werden Hunderte verschiedene Enzyme im Körper aktiviert und gesteuert. Da es auch für Verdauungsprozesse sowie Energie-, Kohlenhydrat- und Fettstoffwechsel wichtig ist, sollte insbesondere bei einer Reduktionsdiät auf die Zinkzufuhr geachtet werden. Doch nicht nur, wenn die Gewichtsreduktion im Vordergrund steht, ist die Versorgung mit Zink essenziell. Wer zum Beispiel viel Sport treibt oder körperlich allgemein sehr aktiv ist, sollte die Zinkzufuhr erhöhen. Dank Zink wird nämlich nicht nur die Regeneration der Muskeln unterstützt, sondern auch ein entsprechender Muskelaufbau gefördert. Zudem stärkt es das Immunsystem und unterstützt dank der entzündungshemmenden Eigenschaften bei der körperlichen Regeneration.

Der größte Anteil an Zink im Körper befindet sich in den Knochen und in der Muskulatur. Allgemein wird der tägliche Bedarf zu einem großen Teil aus tierischen Lebensmitteln gedeckt. Zudem kann Zink aus tierischen Produkten vom Körper besser verwertet werden als aus pflanzlicher Nahrung. Insbesondere Einsteiger in die vegetarische oder vegane Kost haben aus diesem Grund des Öfteren mit einem Zinkmangel zu tun. Es ist jedoch kein Problem, seinen Bedarf über eine pflanzliche Ernährung auszugleichen. Hier gilt es einfach nur, die Ernährung entsprechend anzupassen oder mit Nahrungsergänzungsmitteln zu arbeiten.

Da Zink an vielen verschiedenen Vorgängen im Körper beteiligt ist, kann ein Mangel als Laie nur sehr schwer festgestellt werden. Zudem können einige Symptome auch durch Erkrankungen ausgelöst werden. Anzeichen für einen Zinkmangel können etwa eine schlechte Wundheilung, mangelnder Appetit, Hautprobleme oder regelmäßige Infektionen sein.

Vitamin C und Proteine unterstützen die Aufnahme von Zink im Körper und sind positive Verstärker.

Folat

Bei Folat handelt es sich um ein wasserlösliches B-Vitamin. Allgemein bekannter ist es bei künstlicher Herstellung in Nahrungsergänzungsmitteln als Folsäure oder auch als Vitamin B9. Der Mangel an Folsäure gehört in Mitteleuropa zu den am häufigsten vorkommenden Vitaminmängeln. Hauptsächlich wird Folat durch den Genuss von Vollkornprodukten, Pilzen oder grünem

Blattgemüse aufgenommen. Zu beachten ist, dass das Vitamin aufgrund der geringen Hitzebeständigkeit beim Kochen zerstört bzw. in das Kochwasser abgegeben wird. Ein Mangel entsteht entweder durch eine falsche Ernährung oder durch eine schlechte Aufnahme im Körper durch Krankheiten respektive Medikamenteneinnahme. Auch ein erhöhter Bedarf an Folsäure während

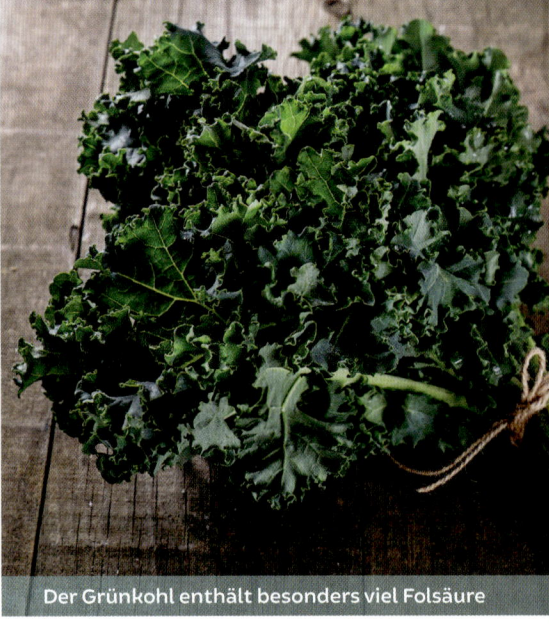

Der Grünkohl enthält besonders viel Folsäure

der Schwangerschaft oder der Stillzeit kann zu einer Unterversorgung führen. Im schlimmsten Fall kann dies Missbildungen und geistige Einschränkungen beim Fötus zur Folge haben.

Folsäure ist für die Bildung der roten Blutkörperchen notwendig und unterstützt den

Körper bei der Zellreparatur. Sollte eine ausreichende Zufuhr nicht sichergestellt sein, kann es zu Depressionen, Schlaflosigkeit, starkem Gewichtsverlust oder Blutarmut kommen. Nach aktuellem medizinischen Wissensstand hat eine Überdosierung keinerlei negative Auswirkungen. Jedoch kann ein Überschuss die Symptome eines potenziellen Vitamin-B12-Mangels überdecken.

Vitamin B12

Obwohl das wasserlösliche Vitamin B12 vom Körper in der Leber über Jahre gespeichert werden kann, leiden viele Menschen an einem Vitamin-B12-Mangel. Veganer sind hierfür laut Wissenschaftlern eine besondere Risikogruppe. Das liegt daran, dass sich der Mikronährstoff hauptsächlich gebunden an tierischen Proteinen wiederfindet und die entsprechende Bioverfügbarkeit für den Menschen demzufolge hoch ist. Um jedoch beide Seiten der Medaille zu betrachten, gilt es zu berücksichtigen, dass es sehr viele Veganer und Vegetarier gibt, die noch nie an einem Vitamin-B12-Mangel litten. Gleichzeitig gibt es sehr viele Omnivoren (Allesesser), bei denen eben genau dieser Mangel festgestellt wurde. Hauptursache dafür ist also eher eine mangelhaft dem Lebensstil angepasste Ernährung.

Vitamin B12 ist übrigens das einzige Vitamin, welches der Körper über einen längeren Zeitraum als Depot in der Leber aufsparen kann. Zwar sind alle Mikronährstoffe per Definition essenziell und damit lebensnotwendig, würde man jedoch eine Liste aufstellen mit einer Reihenfolge der Notwendigkeit, so stünde Vitamin B12 mit an der Spitze. Das Vitamin ist nicht nur für die Funktion des Nervensystems zuständig, sondern auch für die Bildung von roten Blutkörperchen sowie die Zellteilung. Zudem sorgt es für die Blutgerinnung und beeinflusst die Herstellung verschiedener Botenstoffe, die sich positiv auf die Psyche auswirken. Für den Stoffwechsel und das allgemeine Wohlbefinden ist es entsprechend unverzichtbar.

Ein Vitamin-B12-Mangel hat viele verschiedene Symptome zur Folge und kann sich je nach Ausprägung unterschiedlich auswirken. Leichte Symptome bei einem Mangel können Konzentrationsschwäche, Reizbarkeit, Stimmungsschwankungen oder Nervosität sein. Körperliche Merkmale sind Kopfschmerzen, Durchfall, Appetitlosigkeit oder Müdigkeit. Sollte die Vitamin-B12-Unterdosierung fortgeschritten sein, sind neben Schlafstörungen auch schwere Depressionen und gar Halluzinationen möglich. Auch die körperliche Gesundheit kann neben der geistigen deutlich eingeschränkt sein. Muskelkrämpfe, Ohnmachtsanfälle, Lähmungserscheinungen bis hin zum Herzinfarkt sind bei einem starken Mangel zu erwarten.

Eine Überdosierung von Vitamin B12 hat nach derzeitigen Erkenntnissen keine negative medizinische Indikation. Sollte dem Körper mehr Vitamin B12 zugeführt werden, als er benötigt, wird ein Überschuss einfach ausgeschieden.

Jod

Auch wenn sich die Jodzufuhr in Deutschland in den letzten Jahrzehnten deutlich gebessert hat, leiden immer noch etwa 30 Prozent der Bevölkerung an einem Mangel. Weltweit gehört die Unterversorgung mit Jod zu den größten Mangelerscheinungen im Bereich der Mikronährstoffe. Geschätzt ist etwa eine Milliarde Menschen davon betroffen. Prozentual unterscheidet sich der jeweilige Anteil jedoch deutlich nach Region. Der Jodmangel in Deutschland basiert unter anderem auf der geologischen Entwicklung und unserem Standort. Ein Großteil des Joddepots unserer Böden wurde durch den Abbau von Gletscherwasser ausgeschwemmt und ins Meer transportiert. Dies hat zur Folge, dass unsere Agrarböden arm an Jod sind und unsere landwirtschaftlich produzierten Lebensmittel nur geringe Mengen davon enthalten. Zwar könnte der regelmäßige Genuss von Seefisch einem Mangel entgegenwirken, da dieser als die wichtigste Quelle gilt, jedoch wird in

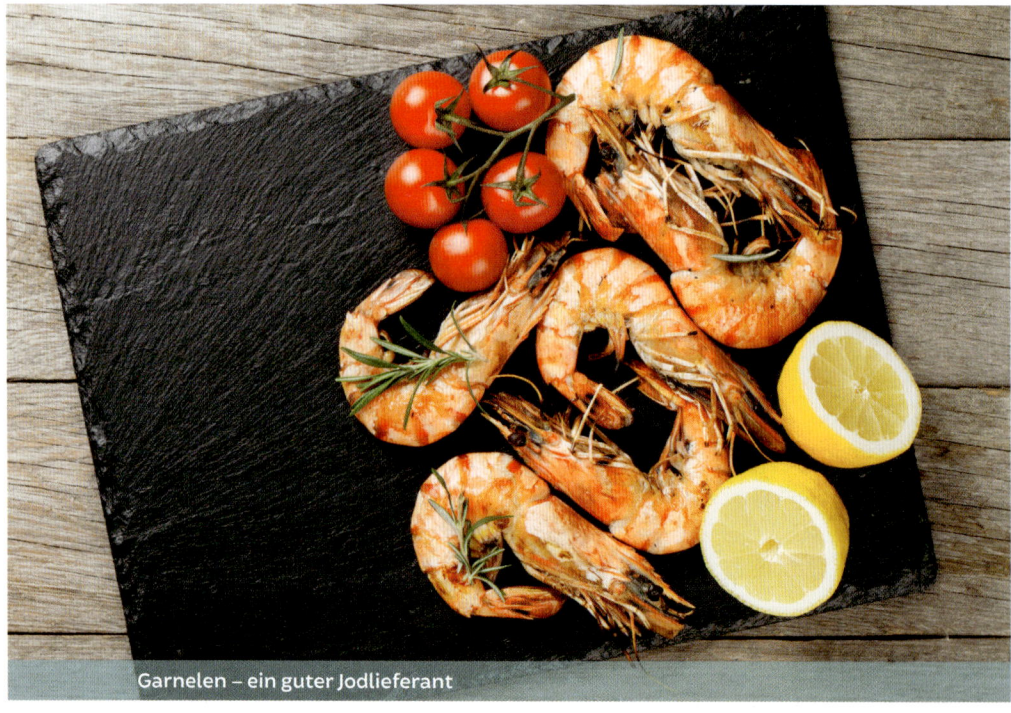

Garnelen – ein guter Jodlieferant

Deutschland deutlich zu wenig Seefisch konsumiert. Um dem Jodmangel in Deutschland vorzubeugen, hat es der Gesetzgeber erlaubt, Kochsalz und Nahrungsmittel künstlich mit Jod anzureichern. Während die Zusatzgaben von Jod in Fertigprodukten und auf Kochsalz angegeben werden müssen, entfällt diese Pflicht bei tierischen Produkten wie Fleisch oder Milch sowie bei Brotwaren. Seit dem Jahr 1995 wird auch Tierfutter in Deutschland flächendeckend mit Jod gesättigt.

Hauptsächlich ist Jod für die Bildung von Schilddrüsenhormonen verantwortlich. Sollte eine Unterversorgung stattfinden, kann dies zu einer Unterfunktion der Schilddrüse und damit einer Mangelproduktion der lebensnotwendigen Schilddrüsenhormone führen. Um einen Mangel auszugleichen, versucht die Schilddrüse, ihre Arbeit effizienter zu gestalten und das vorhandene Jod aus dem Blut zu filtern. Das hat zur Folge, dass sich die Schilddrüse krankhaft vergrößert und eine sogenannte Struma entstehen kann. Diese ist umgangssprachlich auch als Kropf bzw. Jodmangelkropf bekannt. Neben dem unerwünschten kosmetischen Erscheinungsbild kann ein Kropf auch gesundheitliche Einschränkungen wie Schluckbeschwerden oder Atemnot bedingen. Da die Schilddrüsenhormone einen direkten Einfluss auf den Stoffwechsel ausüben, können bei einer Schilddrüsenunterfunktion Übergewicht, Konzentrationsschwäche, Müdigkeit und eine verminderte geistige Leistungsfähig-

keit auftreten. Grundsätzlich sollte jedoch nicht auf reinen Verdacht hin die Jodzufuhr erhöht werden. Denn auch ein Jodüberschuss kann negative Folgen für die Gesundheit haben. Neben starken Kopfschmerzen können sich Bindehautentzündungen, Magen-Darm-Beschwerden, Hautausschläge und motorische Einschränkungen ergeben. Im schlimmsten Fall kann es sogar zu einem Kreislaufversagen kommen.

Vitamin D

Bei Vitamin D handelt es sich um eine Gruppe von fettlöslichen Vitaminen. Wenn umgangssprachlich von der Notwendigkeit einer Einnahme von Vitamin D gesprochen wird, so meint man tatsächlich Vitamin D3. Im weiteren Verlauf der Erläuterung bleiben wir aber bei dem allgemein bekannten Begriff Vitamin D. Genau genommen handelt es sich bei diesem Vitamin um ein Hormon bzw. um eine Hormonvorstufe. Nichtsdestotrotz wird es zu den essenziellen Mikronährstoffen gezählt und viele Menschen weisen einen Mangel auf. Aus diesem Grund sollte Vitamin D in dieser Aufzählung nicht fehlen.

Nicht umsonst wird Vitamin D auch als das Sonnenvitamin bezeichnet. Es wird vom Körper durch den Einfluss von Sonnenlicht respektive UV-B-Strahlung im Zusammenspiel mit dem körpereigenen Cholesterin hergestellt. Hier taucht auch schon das erste Problem in unseren Breitengraden auf. Denn insbesondere außerhalb der Sommermonate kommen wir Menschen in Deutschland mit zu wenig Sonne in Berührung. Die Wetterlage ist oft trüb, und selbst, wenn die Sonne scheint, kommen aufgrund ihres Standes zu wenige der notwendigen UV-B-Strahlen an. Doch selbst in den Sommermonaten wird von vielen Menschen zu wenig Sonne getankt, zumal regelmäßig. Zwar wird empfohlen, Sonnenstrahlen zu meiden, um die Haut nicht nachhaltig zu schädigen. Jedoch wird bei aller gebotenen Vorsicht dabei vergessen, dass es sich bei diesen Empfehlungen um eine übertriebene Dosierung von Sonnenstrahlen handelt. Es ist aber unbedingt ratsam, sich an zwei bis drei Tagen für etwa 20 bis 30 Minuten, im Idealfall mit dem ganzen Körper, in der Sonne aufzuhalten. So kann der Körper entsprechend Vitamin D produzieren und auch für einige Zeit speichern. Ungefähr 90 Prozent der Versorgung gewährleistet der Körper durch die eigenständige Vitamin-D-Bildung mittels der UV-B-Strahlung. Nur ungefähr 10 Prozent wird mittels Nahrung sichergestellt. Die richtige Ernährung spielt an dieser Stelle also ausnahmsweise nur eine untergeordnete Rolle. Jedoch gibt es weitere Faktoren, die einen Mangel an Vitamin D auslösen können. Zwar wird empfohlen, beim Sonnenbaden Sonnenschutzmittel zu nutzen, das Problem dabei ist jedoch, dass die Sonnencreme auch die UV-B-Strahlen abschwächt, welche für die Produktion des Sonnenhormons notwendig sind. Viele Dermatologen raten zu einem Sonnenschutzfaktor von mindestens 20. Bei einem Sonnenschutzfaktor 10 werden jedoch schon circa 90 Prozent der täglichen Vitamin-D-Synthese gehemmt. Hier gilt es also, ein ausgewogenes Verhältnis zwischen der Hautkrebsvorsorge mittels Sonnencreme und der notwendigen Sonnendosis für die Vitamin-D-Produktion zu finden.

Ein weiterer Faktor für eine mangelhafte Vitamin-D-Versorgung ist das Alter. Je älter wir werden, desto geringer ist die Fähigkeit der Haut, Vitamin D herzustellen. Neben dem Alter und der Nutzung von kosmetischen Produkten hat jedoch auch der Hauttyp einen Einfluss. Je dunkler der Teint, desto geringer ist die Vitamin-D-Produktion.

Ein Mangel an Vitamin D hat weitreichende gesundheitliche Folgen und macht sich durch verschiedene Symptome bemerkbar. Das liegt daran, dass Vitamin D auf das Nervensystem, die Körperzellen und auch auf das Herz-Kreislauf-System Einfluss nimmt. Gerade in den sonnenarmen Monaten erhöht sich durch einen Mangel die Infektanfälligkeit und auch das geistige Wohlbefinden nimmt ab. Nicht wenige Menschen leiden in dieser Zeit an einer Winterdepression. Die Zeitspanne beläuft sich dabei häufig auf Oktober bis März.

Weitere Symptome eines Vitamin-D-Mangels können Kreislaufprobleme, Konzentrationsschwierigkeiten, Bluthochdruck,

Rheuma, Diabetes mellitus bis hin zu Krebs sein. Viele der auftretenden Probleme entstehen erst nach längerer Zeit, sodass ein Vitamin-D-Mangel meist spät entdeckt wird. So ist Vitamin D zum Beispiel für die Steuerung der Aufnahme von Phosphor und Kalzium zuständig. Ein Mangel bedingt also indirekt die Abnahme der Knochendichte und führt bei Erwachsenen zu Osteoporose. Nachgewiesen ist auch, dass ein Vitamin-D-Mangel eine frühere Sterblichkeit zur Folge hat. Die negativen Auswirkungen einer Unterversorgung sind so vielfältig wie auch unvorhersehbar und eine zusätzliche Supplementierung von Vitamin D ist entsprechend empfehlenswert.

Vitamin E

Bei Vitamin E könnte man meinen, es handele sich um einen einzigen Nährstoff. Richtig ist jedoch, dass Vitamin E ein Allgemeinbegriff für verschiedene Stoffe mit einer analogen Wirkungsweise ist. Die Fachbegriffe sind dafür unter anderem Tocotrienole sowie Tocopherole. Für einen einfachen Überblick bleiben wir im Folgenden jedoch bei dem Oberbegriff Vitamin E.

Alle Vitalstoffe, die unter den Begriff Vitamin E fallen, sind fettlöslich und können nur in geringfügigem Maße vom Körper gespeichert werden. Eine regelmäßige Zufuhr über die Nahrung sollte also gewährleistet sein. Vitamin E ist ein Antioxidans und sogenannter Radikalenfänger. Freie Radikale sind Sauerstoffverbindungen, die unsere Körperzellen angreifen und degenerative Prozesse herbeiführen. Wirklich schützen können wir unseren Körper vor freien Radikalen nicht. Wir nehmen diese regelmäßig beim Atmen und mit unserer Nahrung auf. Je nach Lebensstil können jedoch vermehrt freie Radikale im Körper auftreten. Negative Verstärker sind unter anderem das Rauchen, ein übermäßiger Alkoholgenuss, eine erhöhte Sonnenzufuhr, qualitativ minderwertige Lebensmittel und die allgemeine Umweltverschmutzung. Auch hier wird also wieder deutlich, wie wichtig ein gesunder Lebensstil ist.

Die mittlere notwendige Dosis von Vitamin E liegt bei Erwachsenen bei etwa 15 Milligramm täglich. Je nach Alter und Geschlecht schwanken diese Zahlen geringfügig. Grundsätzlich enthalten viele Lebensmittel Vitamin E und eine ausreichende Zufuhr über die Ernährung kann daher gewährleistet werden. Jedoch kann sich durch Fehlernährung, eine eingeschränkte Fettverdauung oder genetische Defekte ein Defizit ausbilden. Bei einer Unterversorgung kann es zu Müdigkeit, schlechter Wundheilung, Konzentrationsstörungen, vorzeitiger Hautalterung oder einem Abbau der Muskulatur und Nervenzellen kommen. So kann ein Defekt des Fettstoffwechsels entstehen oder eine Störung der kognitiven Fähigkeiten. Doch auch eine Überdosierung durch die übermäßige Zufuhr von künstlichen Vitamin-E-Präparaten kann negative gesundheitliche Folgen haben. Klassische Anzeichen für eine übermäßige Zufuhr sind Kopfschmerzen, Abgeschlagenheit oder Unwohlsein bis hin zu Übelkeit. Eine Überdosierung durch eine normale Ernährung ist jedoch ausgeschlossen.

Nahrungs-ergänzungsmittel

Bezüglich der Notwendigkeit von Nahrungsergänzungsmitteln scheiden sich die Geister und auch die Gelehrten streiten regelmäßig darüber. Die Bandbreite an Meinungen reicht von völlig unnötig und gesundheitsschädlich bis hin zu sinnvoll und gesundheitsfördernd. Letztlich liegt die Wahrheit sicherlich wie immer in der Mitte und man sollte bei einer Aufnahme von Nahrungsergänzungsmitteln immer die jeweilige Situation betrachten und die damit verbundenen individuellen Bedürfnisse. Tatsache ist jedoch, dass durch eine starke Umweltbelastung, die Massentierhaltung und die Ausbeutung unserer Böden die heutigen Lebensmittel nur noch einen Bruchteil der Nährstoffe enthalten wie noch vor 100 Jahren. Eine vollumfängliche Grundversorgung mit den wichtigsten Vitalstoffen ist daher selbst mit hochwertigen Lebensmitteln nicht immer zu erreichen. Insbesondere natürlich, wenn Stress oder Erkrankungen vorliegen, die die Aufnahme von Nährstoffen minimieren. So kann eine Zufuhr von Nahrungsergänzungsmitteln tatsächlich sinnvoll werden. Jedoch sollte man bei Nahrungsergänzungsmitteln darauf achten, dass die Makro- und Mikronährstoffe aus natürlichen Quellen stammen. Zwar sind Präparate mit natürlichen Vitalstoffen oftmals deutlich teurer als ihre synthetischen Gegenstücke, jedoch ist auch die Bioverfügbarkeit der natürlichen Produkte höher und am Ende sind die auf den ersten Blick kostspieligeren Präparate dadurch günstiger. Studien belegen zum Beispiel bei Vitamin E, dass die Wirkung von künstlichen Produkten eine andere ist als bei natürlichen Produkten.[15] Zudem stehen synthetische Vitamine im Verdacht, verschiedene Krankheiten wie zum Beispiel Krebs zu begünstigen. Gerechterweise muss an dieser Stelle erwähnt werden, dass es verschiedene Studien mit unterschiedlichen Ergebnissen gibt. Die endgültige Entscheidung können wir niemandem abnehmen. Tatsache ist jedoch, dass viele Präparate künstliche Süßungsmittel wie Aspartam, Farbstoffe, unterschiedliche Zusatzstoffe sowie unnötige Verdickungsmittel enthalten. Aus unserer Sicht ist der Griff zu Nahrungsergänzungsmitteln auf natürlicher statt synthetischer Basis, so er denn notwendig ist, in einer gesunden Ernährung auf jeden Fall sinnvoller.

Tipps rund um deine Nährstoffquellen

Nachdem wir uns mit den Makro- und den Mikronährstoffen auseinandergesetzt haben, steht natürlich die Frage im Raum, wie man seinen täglichen Bedarf an den jeweiligen Nährstoffen in einer Low-Carb-Ernährung am sinnvollsten decken kann. Schweifen wir kurz ab. Aktuell hat sich bei vielen Menschen, die einem gesunden Lebensstil frönen möchten, eine Lebensmittelgruppe durchgesetzt mit dem klangvollen Namen »Superfoods«. Mittlerweile haben wir es mit einem richtigen Modewort zu tun und jeder, der etwas auf sich hält, nutzt diese Nahrungsmittel. Oftmals wird ein Superfood mit hochpreisigen, neuartigen und auch exotischen Lebensmitteln gleichgesetzt, welche angeblich eine deutlich höhere Nährstoffdichte aufweisen als andere Produkte und damit verstärkt positiv auf die Gesundheit wirken. Da es keine allgemeingültige Definition für den Begriff Superfood gibt, können Lebensmittelhersteller und Hersteller von Nahrungsergänzungsmitteln diesen jedoch nach Gutdünken nutzen und auf alle Produkte anwenden, die es positiv zu vermarkten gilt. Genau genommen ist der Begriff Superfood ein reiner Marketingbegriff, um Nahrungsmittel besonders gut verkaufen zu können. Sicher kennst du auch Chia-Samen, bist schon über die Acai-Beere gestolpert oder hast eventuell etwas von Moringa gehört. Die Liste mit klangvollen Namen von neuartigen Lebensmitteln für eine gesunde Ernährung lässt sich beliebig fortführen. Tatsache ist jedoch, dass viele davon in einer normalen Ernährung entbehrlich sind. Es gibt genug klassische und vor allem deutlich günstigere Alternativen. Leinsamen zum Beispiel stehen ihrem Gegenstück, den Chia-Samen, in der Nährstoffdichte in nichts nach oder sind diesen in Teilen sogar überlegen. Sie enthalten beispielsweise deutlich mehr der essenziellen Omega-3-Fettsäuren als Chia-Samen. Wenn wir jedoch ehrlich sind, klingen Leinsamen irgendwie langweilig, veraltet und wirken überhaupt nicht hipp. Und wer ist schon bereit, für ein Kilo Leinsamen zehn Euro und mehr auszugeben? Also wird stetig nach neuen Lebensmitteln Aus-

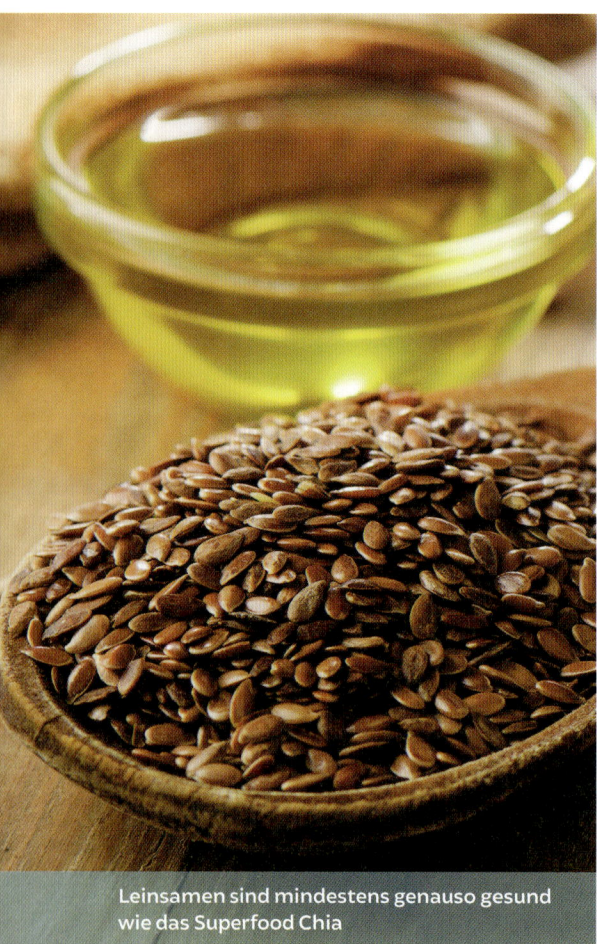

Leinsamen sind mindestens genauso gesund wie das Superfood Chia

dem Geldbeutel schon sehr zusetzen. Unter optimalen Umständen wird der tägliche Nährstoffbedarf durch die normale Ernährung gedeckt. Doch gerade bei der Umstellung auf Low-Carb kann es ab und an zu einer geringeren Zufuhr an verschiedenen Nährstoffen kommen. Das liegt daran, dass Einsteiger in die kohlenhydratarme Ernährung ihre Produktauswahl sehr stark einschränken und gleichzeitig nährstoffhaltige Lebensmittel wie Getreide, Kakao, Bananen, Kartoffeln oder Haferflocken wegfallen. Neben den so fehlenden Mikronährstoffen ist oftmals auch der essenzielle Makronährstoff Fett betroffen. Die Konditionierung gegen Fett ist so stark, dass bei Low-Carb-Einsteigern nicht nur die Kohlenhydrate reduziert werden, sondern auch weiterhin das Fett. Diese potenzielle Mangelernährung lässt sich jedoch umgehen, indem das Hauptaugenmerk bewusst auf viel Gemüse liegt und die Ernährung vermehrt Nüsse, Samen sowie hochwertige Öle umfasst. Diese kombiniert mit guten Proteinquellen wie Bio-Fleisch, Bio-Geflügel oder Bio-Eiern, runden eine gesunde Low-Carb-Ernährung ab. Auch Mineralwasser kann die Grundversorgung mit verschiedenen Mikronährstoffen in gewissen Grenzen gewährleisten.

Wusstest du, dass ein Ei alle wichtigen Makro- und Mikronährstoffe enthält bis auf Vitamin C? Generell ist das Ei dank seiner hohen Nährstoffdichte und Bioverfügbarkeit ein wichtiger Bestandteil für eine ausgewogene Ernährung.

schau gehalten, um den Kunden zu beeindrucken und ihn zum Kauf teurer Neuheiten zu bewegen. Natürlich ist das nun kein Aufruf dazu, auf diese Superfoods im Allgemeinen zu verzichten. Im Gegenteil, auch wir verwenden sehr gerne Produkte wie Chia-Samen, um die wunderbare Quelleigenschaft und das daraus entstehende Chia-Gel zu nutzen. Es geht aber ja auch darum, sein Geld sinnvoll einzusetzen – ansonsten kann eine Low-Carb-Ernährung

Die Ketose

Wenn du dich mit der Low-Carb-Ernährung beschäftigst, wirst du früher oder später über das Thema Ketose stolpern. Insbesondere bei sehr strikten Low-Carb-Formen ist dieses Phänomen ein wichtiger Bestandteil für die Gewichtsreduktion. Wie im Kapitel »Ketogene Diät« (siehe S. 18) bereits erwähnt, wird die Ketose jedoch auch zum gesundheitlichen Nutzen eingesetzt. Sie ist ein besonderer Stoffwechselzustand des Körpers und ist auch als Hungerstoffwechsel bekannt. Selten wird die Ketose auch als Fettstoffwechsel bezeichnet. An der Stelle ist es wichtig, zwischen dem Begriff des Hungerstoffwechsels in Bezug zur Ketose und dem verbreiteten Mythos, dass der Körper bei Reduktionsdiäten auf Sparflamme geht und dadurch kein Gewichtsverlust oder gar eine Gewichtszunahme zu erwarten ist, zu unterscheiden.[16] Der Stoffwechselzustand der Ketose kann durch verschiedene Maßnahmen erreicht werden. In erster Linie ist sie eine Schutzfunktion des Körpers, um bei einer längeren Hungerphase oder einer starken Einschränkung der Nahrungsaufnahme Energie für die Körperfunktionen zu erhalten. Die Energiegewinnung erfolgt nach der Stoffwechselumstellung nicht mehr bzw. nur noch in Teilen durch die Glukose, sondern vorrangig durch Ketonkörper (Kurzform: Ketone). Der Vorteil dieses Stoffwechselvorganges ist nun, dass der Körper vornehmlich auf Fettsäuren zurückgreift und auch Körperfett abbaut, um Ketone für die Energiegewinnung zu produzieren. Der Körper reagiert jedoch nicht nur bei Nahrungsentzug, wie zum Beispiel beim Fasten, mit einer Umstellung des Stoffwechsels, sondern auch bei einer Reduzierung des nicht essenziellen Makronährstoffs Kohlenhydrate. Und genau diese Gegebenheit machen sich strenge Low-Carb-Ernährungsweisen zunutze. Die Kohlenhydrate werden so lange verringert, bis eine Stoffwechselumstellung erfolgt, der Körper in Ketose ist und die Körperfettzellen angreift. Statt zu hungern und damit auch noch auf wichtige Nährstoffe zu verzichten, wird einfach ein entbehrlicher Makronährstoff reduziert und so ein evolutionärer Vorteil genutzt. Die berechtigte Frage, die du dir jetzt sicherlich stellst, ist, in welchem Umfang die Kohlenhydrate vermindert werden müssen, um den ketogenen Stoffwechsel zu erreichen. Oftmals wird hier eine Grenze zwischen 30 bis 50 Gramm Kohlenhydrate am Tag angegeben. Diese Grenze kann jedoch maximal als Richtlinie genommen werden, da die Umstellung von verschiedenen Faktoren abhängig ist. Je nach Alter, körperlicher Betätigung, Geschlecht, Hormonlevel, Ausgangsgewicht und allgemeiner Genetik können diese Werte deutlich nach unten bzw. nach oben abweichen. Es gibt Menschen, die sich bei der Aufnahme von Kohlenhydraten sehr stark einschränken müssen und die Ketose erst bei weniger als 20 Gramm Kohlenhydrate am Tag erreichen. Andere vertragen sogar 80 Gramm Kohlenhydrate täglich. Das mag zwar nicht fair erscheinen, ist aber leider nicht zu ändern. Du musst deine individuelle tägliche Kohlenhydratgrenze selbst herausfinden. Um auszumachen, ob dein Körper Ketone produziert, gibt es verschiedene Möglichkeiten und Hilfsmittel. Die einfachste und schnellste Methode sind sogenannte Ketostix. Mittels dieser kleinen Teststreifen kannst du die Konzentration von Ketonkörpern in deinem Urin messen. 50 Ketostix kosten circa 10 Euro und sind in der Apotheke oder über das Internet zu erhalten. Die Ketostix haben jedoch zwei gewichtige Nachteile. Der erste Nachteil ist, dass nur überschüssige Ketone im Urin zu finden sind. Also Ketone, die der Körper nicht zur Energiegewinnung benötigte. Diese überschüssigen Ketone werden jedoch zeitversetzt ausgeschieden. Es kann also möglich sein, dass du die Ketose bereits verlassen hast und sie immer noch angezeigt wird. Der zweite Nachteil ist, dass durch eine hohe Flüssigkeitsaufnahme die Konzentration der Ketone im Urin sehr gering ist und die Anzeige auf den Teststreifen negativ sein kann. Die Ketostix sind also im schlechtesten Fall nur ein Indiz für eine Ketose. Für eine präzisere Messung gibt es ein kleines Gerät mit dem schönen Namen GlucoMen LX Plus. Damit kannst du nicht nur deine Ketone im Blut bestimmen, sondern auch deinen Blutzuckerspiegel. Die Messung ist sehr genau und das Ergebnis steht innerhalb von wenigen Sekunden zur Verfügung. In einigen Foren tummelt sich die Mär, dass man tiefer in die Ketose kommen sollte, um so einen stärkeren Fettabbau zu gewährleisten. Diese Aussage ist jedoch wissenschaftlich nicht gestützt und auch wir konnten nie einen Vorteil bei einer höheren Konzentration von Ketonen feststellen. Die Ketose ist wie eine Schwangerschaft. Entweder ist man schwanger oder nicht. Ein bisschen schwanger geht nicht. Übrigens – du brauchst nicht mehrmals am Tag eine Ketonmessung durchführen. Die meisten Menschen treten innerhalb von wenigen Tagen in die Ketose ein. Selten dauert die Umstellung bis zu 14 Tage. Es reicht also eine Messung täglich oder sogar seltener. Die Ketose kann ein positiver Verstärker bei der Gewichtsabnahme sein. Sie ist aber nicht notwendig, um mit Low-Carb sehr gute Erfolge zu erzielen.

Die Low-Carb-Grippe

Unser Körper ist ein Gewohnheitstier. Dinge, an die er sich gewöhnt hat, gibt er nur sehr ungern wieder her und sorgt auch gerne mal mit negativen Symptomen dafür, dass sie ihm wieder zugeführt werden. Die meisten Menschen verzehren täglich über 50 Prozent ihrer Kalorien in Form von einfachen und komplexen Kohlenhydraten. Entsprechend gefüllt sind dann natürlich die Glukosevorräte im Körper. Da dein Körper es gewohnt war, seine Energie hauptsächlich aus Glukose zu gewinnen, wird er zuerst die Glukosespeicher für die Energiegewinnung leeren. Wenn diese Speicher sich bei deiner Umstellung entleeren, insbesondere auf eine strenge Low-Carb-Ernährung mit dem Ziel der Ketose, wird sich dein Körper bei dir mit verschiedenen grippeähnlichen Anzeichen bedanken. Diese Symptome sind auch als Low-Carb-Grippe, Keto-Grippe oder Atkins-Grippe bekannt. Anzeichen dafür können unter anderem sein:

→ Gliederschmerzen
→ Kopfschmerzen
→ Abgespanntheit
→ Schnupfen
→ Husten
→ Übellaunigkeit

Am häufigsten treten in der Umstellungsphase vorübergehend Kopfschmerzen in Kombination mit einer verringerten geistigen und körperlichen Leistungsfähigkeit auf. Das Gemeine ist, dass nicht jeder Mensch an der Low-Carb-Grippe leidet oder in unterschiedlichen leichten bis schweren Ausprägungen. Die Dauer der Grippe beträgt je nach Person zwischen null Tagen und im schlechtesten Fall bis zu 14 Tagen. Die Low-Carb-Grippe ist jedoch keine Erkrankung im medizinischen Sinne und ist nichts Negatives, auch wenn die Vermutung naheliegt und einige die Low-Carb-Ernährung aus diesem Grund abbrechen. Schließlich soll doch die Umstellung ein deutlich höheres Wohlbefinden und mehr Energie mit sich bringen. Da ist ein

Unwohlsein doch wohl ein schlechtes Zeichen, oder? Mitnichten! Die Low-Carb-Grippe solltest du nicht als etwas Negatives sehen, sondern positiv betrachten. Da die Umstellung der Energiegewinnung von Kohlenhydrate auf Ketone einige Zeit benötigt, ist der Körper temporär auf Energieentzug. Er muss erst lernen, die entsprechenden Enzyme für die Fettverwertung herzustellen. Ist diese Lernphase vorbei, läuft die Maschine wieder wie geschmiert. Im Anschluss wirst du dich geistig fitter fühlen, weniger Schlaf benötigen und insgesamt deutlich leistungsfähiger sein. Es gibt eine gute Nachricht. Du kannst mögliche Symptome der Low-Carb-Grippe mit ein paar kleinen Kniffen abmildern. Während der ersten Tage der Umstellung solltest du dein Augenmerk auf fettreiche Lebensmittel legen. So sorgst du dafür, dass dein Körper die Umstellung schneller vorantreibt und die Grippezeit deutlich verkürzt ist. Hilfreich sind Nahrungsmittel wie Avocado, fetter Seefisch oder Nüsse. Ein weiteres Problem kann ein möglicher Flüssigkeitsverlust in Kombination mit einem Mineralienmangel sein. Da Kohlenhydrate je Gramm Kohlenhydrate bis zu 3 Gramm Wasser und damit auch Mineralstoffe in deinem Körper binden können, dehydriert und entmineralisiert dein Körper bis zu einem gewissen Grad. In diesem Fall gilt ausnahmsweise die Regel »Viel hilft viel«. Während der Stoffwechselumstellung ist es ratsam, regelmäßig stilles Mineralwasser zu trinken, um den Flüssigkeits- und Mineralstoffverlust auszugleichen. Solltest du dich in dieser Zeit abgeschlagen und müde fühlen, solltest du dich der möglichen Schläfrigkeit nicht hingeben. Dein Körper versucht, Energie in Form von Glukose zu sparen. Bewege dich regelmäßig an der frischen Luft und mache ein paar ausgedehnte Spaziergänge. Du brauchst kein Marathontraining durchzuführen oder großartig ins Schwitzen kommen. Leichte Bewegung reicht vollkommen. Wenn du mehr willst oder schaffst, ist das natürlich zu begrüßen und wäre ein weiterer positiver Verstärker auf deinem Weg zum Wunschgewicht.

Zuckeralternativen

In der Low-Carb-Ernährung ist es ratsam, von den üblichen Süßungsmitteln Abstand zu nehmen. Dazu gehören neben dem typischen Haushaltszucker auch Honig, Sirup und Dicksäfte. Gerade in der Umstellungszeit ist es sinnvoll, auf jegliches Süßungsmittel zu verzichten, auch auf entsprechende Zuckeralternativen. Wer überhaupt nicht auf Süße verzichten möchte, dem stehen allerdings vielfältige Zuckeralternativen zur Verfügung. Diese Süßstoffe sind entweder synthetische oder organische Verbindungen. Insbesondere in den letzten Jahren sind Süßstoffe verstärkt in Verruf geraten. Zwar werden sie vor einer Markteinführung auf eine gesundheitliche Unverträglichkeit getestet, jedoch fehlen oftmals Langzeitstudien. So stehen einige Süßstoffe im Verdacht, krebserregend zu sein. Einen abschließenden wissenschaftlichen Beleg hierfür gibt es jedoch nicht und die jeweiligen Testergebnisse verschiedener Studien unterscheiden sich in ihrem Endergebnis.

Der Vorteil von Süßstoffen liegt für viele darin, dass sie vom Körper nicht verwertet werden können, keinerlei Nährwerte aufweisen und somit praktisch kalorienfrei sind. Neben synthetischen Süßstoffalternativen, wie zum Beispiel Aspartam, gibt es eine Reihe von natürlichen Zuckeraustauschstoffen, die jeweils ihre Vorteile und Nachteile haben. Zu den bekanntesten und mittlerweile auch beliebtesten Zuckerersatzstoffen in der Low-Carb-Gemeinschaft gehören unter anderem Stevia, Erythrit und Xylit.

Stevia

Der Süßstoff Stevia (*Stevia rebaudiana*) oder auch Süßkraut war lange Zeit nur etwas für Eingeweihte. Die Pflanze aus Südamerika, welche bereits von den Ureinwohnern zum Süßen und als Heilpflanze verwendet wurde, war bis zum Jahr 2011 im europäischen Raum und damit auch in Deutschland als

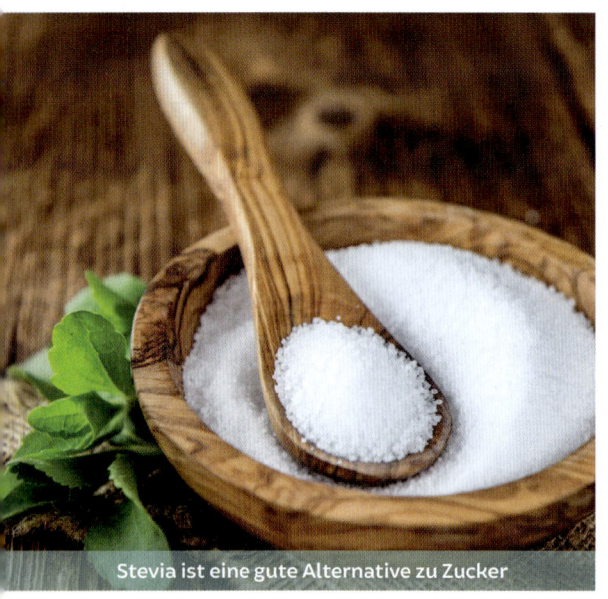
Stevia ist eine gute Alternative zu Zucker

keinen Einfluss auf den Blutzuckerspiegel. Zudem werden Stevia weitere gesundheitliche Vorteile bescheinigt. Dazu gehören unter anderem der Schutz vor Zahnkaries, eine positive Auswirkung auf den Blutdruck sowie eine Regulierung des Blutzuckerspiegels. Obwohl Stevia nach aktuellem Stand der Forschung keinen negativen Einfluss auf die Gesundheit hat, legte die europäische Behörde für Lebensmittelsicherheit (EFSA) einen Höchstwert für den täglichen Verzehr fest. Dieser liegt aktuell bei einer Tagesdosis von circa 4 Milligramm je Kilogramm Körpergewicht.

Beim Kauf von Stevia solltest du darauf achten, dass das Produkt nicht mit anderen Zusatzstoffen gestreckt wurde. Eine sehr beliebte Methode ist es, Stevia mit Traubenzucker zu mischen. Unserer Ansicht nach sind solche Produkte eine klare Mogelpackung und täuschen den Verbraucher. Wenn du Stevia für deine Low-Carb-Ernährung kaufst, musst du unbedingt auf die Zutatenliste schauen, ob es sich wirklich um ein kohlenhydratarmes Produkt handelt. Ein weiterer wichtiger Hinweis ist, dass Stevia nicht für jeden Menschen geschmacksneutral ist. Neben einem lakritzartigen Geschmack wird auch davon berichtet, dass Stevia einen bitteren Nachgeschmack hat. Diese Bitterstoffe werden jedoch nicht von jedem Menschen wahrgenommen. Studien an der Technischen Universität München haben belegt, dass dies durch genetische Unterschiede zustande kommt. Grundsätzlich kannst du jedoch Zucker in jedem

Lebensmittel nicht zugelassen. Um dieses Verbot zu umgehen, wurde Stevia unter anderem als Badesalz oder Naturkosmetikum in Drogerien und Reformhäusern verkauft. Das Problem war jedoch, dass es für die Hersteller keinerlei Gründe gab, sich an gesetzliche Vorschriften für Lebensmittel zu halten, da Stevia in dieser Form ein kosmetisches Produkt war.

Seit 2011 ist Stevia allerdings im europäischen Raum als Süßungsmittel bzw. Lebensmittelzusatzstoff unter der Kennziffer E 960 zugelassen.

Aus den Blättern der Pflanze werden Steviolglykoside extrahiert und entsprechend weiterverarbeitet. Das daraus gewonnene Produkt ist etwa 300-mal süßer als Haushaltszucker, hat jedoch keine Kalorien und

Rezept durch Stevia ersetzen. Es gilt nur darauf zu achten, dass Stevia eine geringere Masse als Zucker aufweist und du dann entsprechend die restlichen Zutaten anpassen musst.

Erythrit

Falls du bereits ein wenig durch die Rezepte im Buch geblättert hast, wirst du schon festgestellt haben, dass wir den Zuckeraustauschstoff Erythrit (Erythritol) nutzen. Erythrit ist ein Zuckeralkohol, dessen angegebene Kohlenhydrate vom Körper nicht verwertet werden und die somit in einer Low-Carb-Ernährung nicht zu Buche schlagen. Zudem weist es keine Kalorien auf und hat keinen Einfluss auf den Blutzuckerspiegel. Erythrit wird unter der Kennzeichnung E 968 geführt und ist gesundheitlich unbedenklich. Bei übermäßigem Verzehr können Zuckeralkohole jedoch abführend und blähend wirken.

Auch wenn Erythrit als Name sehr künstlich klingt, haben wir es hier mit einem natürlichen Süßstoff zu tun. Er ist zum Beispiel in Früchten wie Weintrauben oder Wassermelonen in geringen Mengen vorhanden. Bei der industriellen Herstellung erfolgt die Gewinnung durch Fermentation. Die Basis bildet dabei Traubenzucker, der unter anderem aus Mais gewonnen wird. Der Traubenzucker wird durch Hefepilze verstoffwechselt und so entsteht Erythrit.

Im Anschluss wird das Erythrit gereinigt, getrocknet und hat dann die gleiche Struktur wie der bekannte Haushaltszucker. Es kann dann genauso verwendet werden wie Zucker, hat jedoch in einigen Bereichen andere Eigenschaften. So kannst du Erythrit zum Beispiel zwar karamellisieren, jedoch benötigst du eine deutlich höhere Hitzeeinwirkung und die braune Färbung wird nicht erreicht. Erythrit ist nach dem Karamellisieren durchsichtig. Zudem löst es sich in kalten Speisen und Getränken etwas schlechter auf als in warmen respektive heißen Nahrungsmitteln. Wir umgehen das Problem, indem wir Erythrit vor der Verwendung in kalten Lebensmitteln mit einer Kaffeemühle fein mahlen. Der Geschmack von Erythrit ist dem Haushaltszucker sehr ähnlich. Jedoch empfinden einige Menschen Erythrit als leicht kühlend auf der Zunge und sehr wenige beklagen einen etwas metallischen Geschmack. Bei der Verwendung ist zu beachten, dass diese Zuckeralternative nur etwa 70 Prozent der Süßkraft von normalem Haushaltszucker hat. Hier gilt es die entsprechenden Mengen anzupassen. Jedoch gewöhnt man sich mit der Zeit auch an eine geringere Süße und der Unterschied zum vorherigen Zuckergenuss fällt einem gar nicht mehr auf. Erythrit ist im Handel unter verschiedenen Markennamen erhältlich. Dazu gehören unter anderem Xucker Light, Sucolin oder Sukrin. Auch hier gilt, dass Markenprodukte deutlich teurer sind als sogenannte No-Name-Produkte. Im Durchschnitt zahlst du für ein Kilo Erythrit zehn Euro. Beim Kauf von No-

Name-Produkten und einer höheren Abnahme kannst du mehrere Euro auf den Kilopreis sparen.

Xylit

Xylit (Xylitol) ist ein Zuckeraustauschstoff, der unter der Kennzeichnung E 967 geführt wird und auch unter dem alternativen Namen Birkenzucker bekannt ist. Es ist ein natürlicher Stoff und genau wie Erythrit ein Zuckeralkohol. Während jedoch Erythrit keinerlei Kalorien aufweist, hat Xylit immerhin noch 60 Prozent der Kalorien von Zucker. Zudem wird es nicht gänzlich insulinunabhängig verstoffwechselt, ist jedoch trotzdem für Diabetiker geeignet. Xylit wird im gleichen Verhältnis wie Zucker angewandt und hat damit den Vorteil, dass man nicht umrechnen muss. Wie alle Zuckeralkohole kann es bei übermäßigem Genuss blähend und abführend wirken. Solltest du dieses Süßungsmittel noch nie zu dir genommen haben, ist es ratsam, nicht mehr als 0,5 Gramm je Kilogramm Körpergewicht Xylit zu verwenden. Mit der Zeit gewöhnt sich der Körper jedoch daran und du kannst dann bei Bedarf auch mehr von dieser Zuckeralternative einsetzen.

Xylit hat neben dem positiven Einfluss bei einer Reduktionsdiät noch einen weiteren Vorteil. Der Zuckeralkohol wirkt antikariogen und wird aus diesem Grund in Zahnpflegeprodukten verwendet. Bakterien, die für Karies verantwortlich sind, können Xylit nicht verwerten und sterben ab. Du kannst diesen Ersatzstoff also nicht nur zum Süßen benutzen, sondern auch als Mundspülung und dir sogar damit die Zähne putzen. Wenn du Xylit rein als Mundspülung anwenden möchtest, ist es ratsam, dies nach dem Zähneputzen zu tun, um die schützende Wirkung nicht zu zerstören.

Hundebesitzer sollten beim Kauf von Xylit jedoch darauf achten, dass ihre Lieblinge niemals etwas davon fressen. Während der menschliche Körper es gut verwerten kann, kann Xylit für Hunde bereits in kleinen Mengen tödlich sein. Der menschliche Organismus kennt Xylit als eigenes Zwischenprodukt durch den Abbau von Kohlenhydraten, bei Hunden führt der Genuss von Xylit jedoch zu einem massiven Abfall des Blutzuckerspiegels und zudem im schlimmsten Fall zu einem Leberversagen. Neben Hunden sind auch Kaninchen, Rinder und Ziegen davon betroffen. Für Katzen ist Xylit allerdings vollkommen unbedenklich und besitzt die gleichen positiven Eigenschaften auf die Zahnpflege wie bei Menschen. Mit Xylit aufbereitetes Trinkwasser konnte Plaque und Zahnstein bei Katzen deutlich senken.

Synthetische Süßungsmittel

Aktuell sind in der Europäischen Union acht verschiedene synthetische Süßungsmittel (Süßstoffe) zugelassen. Dazu gehören Acesulfam (E 950), Aspartam (E 951), Aspartam-Acesulfam-Salz (E 962), Cyclamat (E 953), Neohesperidin (E 959), Neotam (E 961), Saccharin (E 954) und Sucralose (E 955). Zum Thema synthetische Süßungsmittel gibt es mittlerweile mehr Meinungen und Abhandlungen als Sterne am Himmel. Von vollkommen unbedenklich bis absolut sicher krebserregend und tödlich ist alles vertreten. Bleiben wir sachlich bei den Fakten, sind alle genannten Süßungsmittel als gesundheitlich unbedenklich eingestuft und können so theoretisch ohne Probleme in einer Low-Carb-Ernährung genutzt werden. Jedoch hat jede Medaille ihre zwei Seiten. Erstens wissen wir nicht wirklich etwas über die Langzeitfolgen für unsere Gesundheit und erst recht nichts über den Einfluss auf die Umwelt. Denn alles, was wir aufnehmen, fließt durch unsere körperlichen Ausscheidungen unweigerlich in den natürlichen Kreislauf zurück. Letztlich bleibt uns also nichts anderes übrig, als eine persönliche Entscheidung zu treffen. Wir nutzen zum Kochen, Backen und Süßen keine synthetischen Süßungsmittel, sondern Erythrit und Xylit. Jedoch müssen wir ehrlicherweise zugeben, dass auch wir nicht gänzlich ohne Süßstoffe auskommen aufgrund des sehr seltenen Genusses eines bekannten braunen Erfrischungsgetränkes mit Kohlensäure und ohne Zucker. So hat eben jeder seine kleinen Leichen im Keller versteckt und auch wir leben nicht zu 100 Prozent clean.

Zusammenfassend lässt sich jedoch festhalten, dass es sinnvoll ist, die Aufnahme von synthetischen Süßstoffen so gut es geht zu minimieren, wenn möglich sogar ganz auszuschließen.

Heißhunger und was du dagegen machen kannst

Du kennst die Situation vielleicht auch. Du hast gerade gegessen und fühlst dich im Grunde gesättigt. Doch der Appetit nach mehr lässt dich nicht los. Zwar spürst du im Magen ein Sättigungsgefühl, doch irgendetwas in deinem Kopf fordert noch mehr Nahrung. Im besten Fall kannst du das Gefühl unterdrücken und darauf hoffen, bis zur nächsten Mahlzeit durchzuhalten. Im schlechtesten Fall mündet dieser kleine Teufel im Gehirn in Heißhunger und Fressattacken sind die Folge. All das sorgt dann natürlich für Frust anstatt Lust nach einer Ernährungsumstellung. Oftmals lassen sich genau diese Heißhungerattacken auf einen Mangel an Nährstoffen zurückführen. Mikronährstoffe sollten in deiner Ernährung mindestens den gleichen Stellenwert einnehmen wie dein Blick auf die Makronährstoffe. Gemüse ist reich an Nährstoffen und hilft sehr gut dabei, den Bedarf an Mineralien und Mikronährstoffen deines Körpers zu decken. Es ist außerdem relativ kalorienarm, sodass du davon ohne schlechtes Gewissen relativ viel essen kannst. Bei Heißhunger ist außerdem eine wirksame Maßnahme, etwas zu trinken. Denn auch wenn das ungewöhnlich klingen mag, Hunger kann tatsächlich ein Ausdruck von Flüssigkeitsmangel sein. Der Körper gewinnt seine Flüssigkeit nicht nur aus direkt getrunkenem Wasser, sondern auch aus der aufgenommenen Nahrung. Wenn du also nicht genug trinkst, dann bleibt deinem Körper noch die Möglichkeit, mit Hunger zu reagieren. Wenn dich eine Heißhungerattacke auf Kohlenhydratreiches und Süßes überfällt und kein Wasser hilft, dann iss Gemüse und Salat mit 2 Esslöffeln gutem Öl, um deinen Magen weiter zu füllen. Iss langsam und genieße dein Essen. Es dauert im Mittel ungefähr 20 Minuten, bis ein Sättigungsgefühl eintritt, unabhängig davon, wie groß die Mahlzeit war oder wie schnell du gegessen hast. Lenke dich nach dem Essen gegebenenfalls ab, bis diese Zeit vergangen ist und du ein Sättigungsgefühl verspürst. Gehe beispielsweise spazieren. Ein Spaziergang hat dazu noch den Vorteil, dass er entspannt und zusätzliche Bewegung bringt.

Vorratskammer für die Low-Carb-Küche

Es gibt zahlreiche Lebensmittel für deine Low-Carb-Ernährung, die du gut auf Vorrat kaufen kannst. Im Folgenden haben wir eine Liste mit Lebensmitteln zusammengestellt, die du immer in deiner Küche parat haben solltest.

Im Gefrierfach

Beerenfrüchte
Blaubeeren (Heidelbeeren)
Brombeeren
Erdbeeren
Himbeeren

Gemüse
Blumenkohl
Brokkoli
Rosenkohl
Rotkohl
Spinat

Fisch
Seelachs (oder Fisch nach
   Wahl, z. B. Rotbarsch)

Im Kühlschrank

Eier
Eier halten sich lange im Kühlschrank und sind eine unentbehrliche Grundlage für die Low-Carb-Ernährung.

Fleisch und Wurst
Auflage aus Geflügel
   (z. B. Putenbrust)
Bacon
Kabanossi
Katenschinken
Kochschinken
Truthahnsalami

Milcherzeugnisse
Butter
Camembert
Crème fraîche
Emmentaler, Gouda,
   Cheddar
Feta
Frischkäse, Ricotta
Griechischer Joghurt
Parmesan
Quark
Schlagsahne
Schmand
Vollmilch

Sonstiges
Meerrettich
Senf
Sojasauce
Worcestersauce

In der Vorratskammer

Fisch
Thunfisch in Dosen

Gemüse
Gemüsezwiebeln
Grüne Bohnen (Glas)
Knoblauch
Rote Zwiebeln
Schalotten
Zwiebeln

Kräuter und Gewürze
Basilikum
Cayennepfeffer
Chiliflocken
Currypulver
Estragon
Koriander
Kreuzkümmel

Lorbeerblätter
Majoran
Muskatnuss
Oregano
Paprikapulver edelsüß und
    rosenscharf
Petersilie
Pfeffer
Rosmarin
Salz
Thymian
Vanille, gemahlen
Vanilleschoten
Zimt

Nüsse und Samen
Chia-Samen
Flohsamenschalen
Haselnüsse
Kokosmehl
Kokosmilch
Kokosraspel
Kürbiskerne
Leinsamen

Mandeln, gemahlen
Mandeln, gestiftet/gehackt
Paranüsse
Pinienkerne
Sesam
Sonnenblumenkerne
Walnüsse

Öle und Fette
Kokosöl
Olivenöl

Sonstiges
Backpulver
Butter-Vanille-Aroma
Gelatine
Gemüsebrühe
Rumaroma
Schokolade (90 % Kakao-
    anteil)

Süßungsmittel
Erythrit
Xylit (Birkenzucker)

Kleine Low-Carb-Zutaten-FAQ

Eine Low-Carb-Ernährung bedeutet, Kohlenhydrate zu reduzieren. Um dieses möglich zu machen, sollten bestimme Lebensmittel sinnvollerweise eingeschränkt und andere gar ganz ausgeschlossen werden. Für diese Lebensmittel musst du dann eventuell adäquaten Ersatz finden. Viele Low-Carb-Begeisterte sind in diesem Sinne aber recht erfinderisch und die Community hat im Laufe der Zeit gute Alternativen gefunden. Hier die drei wichtigsten Fragen zu Low-Carb-Ersatz für nicht geeignete Zutaten.

Wie backe ich ohne Mehl?

Wir verwenden zum Low-Carb-Backen als Alternativen zu den herkömmlichen Mehlen gemahlene Mandeln, Mandelmehl, Kokosmehl und Hanfmehl. Zum Binden des Teiges eignen sich neben Eiern sehr gut Flohsamenschalen und Chia-Samen.

Welche Beilagen verwende ich anstatt Kartoffeln, Nudeln, Reis und Co.?

Um die stärkehaltigen Beilagen zu kompensieren, wird verstärkt auf kohlenhydratarmes Gemüse gesetzt. Bereite anstatt Kartoffeln, Nudeln, Reis und Co. einfach viel Gemüse zu, zum Beispiel Auberginen, Blumenkohl, Brokkoli, Chinakohl, Fenchel, Grüne Bohnen, Spargel, Kohlrabi, Möhren, Paprikaschoten (rot, orange, gelb, grün), Porree (Lauch), Rosenkohl, Rotkohl, Sellerie, Spinat, Tomaten, Wirsing oder Zucchini. Aus Zucchini lassen sich beispielsweise mithilfe eines Spiralschneiders auch Zucchini-Spaghetti, sogenannte Zudeln, herstellen. Wie Zudeln als Nudelersatz sehr beliebt sind, wird Blumenkohl gerne zu »Reis« verarbeitet.

Was ist mit Hülsenfrüchten?

Hülsenfrüchte sind sehr gesund, liefern viele Nährstoffe und Proteine. Leider haben sie in der Regel relativ viele Kohlenhydrate. Je nach Form der Low-Carb-Ernährung werden Hülsenfrüchte daher nur sparsam beziehungsweise gar nicht eingesetzt. Das 28-Tage-Programm beinhaltet bis auf eine Ausnahme, das Möhren-Chili-con-Carne auf S. 166, keine Hülsenfrüchte.

Da Hülsenfrüchte in einer Low-Carb-Ernährung als Proteinquellen meist wegfallen, wird vermehrt auf Fleisch, Fisch, Eier und Milchprodukte gesetzt. Auch in den Rezepten in diesem Buch wird der Anteil an Proteinen oft aus diesen Quellen gedeckt.

Wenn du nicht gerne Fleisch isst, kannst du auch auf viele gute vegetarische Produkte zurückgreifen, die der Handel anbietet. Lies dazu die »Tipps für Vegetarier« auf S. 82.

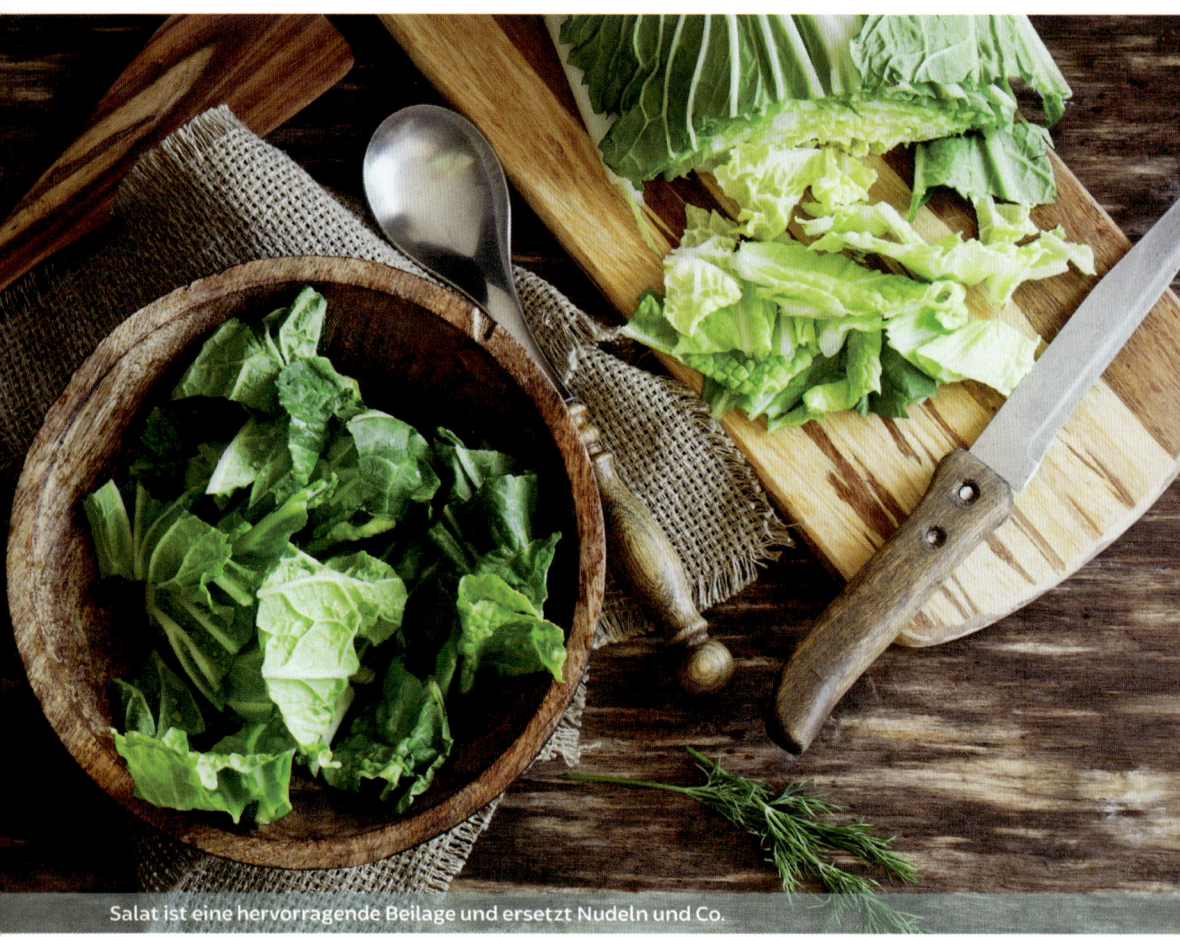

Salat ist eine hervorragende Beilage und ersetzt Nudeln und Co.

Wichtige Hinweise zu den Rezepten

In den Rezepten für das 28-Tage-Programm habe ich hauptsächlich Zutaten verwendet, die in der Regel in jedem Supermarkt erhältlich sind. Spezielle Low-Carb-Produkte wie beispielsweise Flohsamenschalen kannst du problemlos im Internet bestellen und vorrätig halten. Mir ist aufgefallen, dass in anderen Kochbüchern, egal ob Low-Carb oder klassisches Kochen, oft Zutaten zum Einsatz kommen, die nicht immer so einfach zu bekommen sind. Mir war es aber wichtig, dass dir das Einkaufen für die Rezepte leichtfällt.

Außerdem habe ich die Rezepte vorwiegend mit Zutaten zubereitet, die das ganze Jahr über erhältlich sind, damit du das Programm jederzeit starten kannst. Alternativen zu saisonalen Zutaten werden in den betreffenden Rezepten genannt.

Jeder Geschmack ist anders und nicht jeder mag jedes Rezept. Deshalb habe ich das Programm für dich so flexibel wie möglich gestaltet: Mittagessen und Abendessen lassen sich problemlos tauschen. Die Tage lassen sich bei Bedarf ebenfalls wechseln. Du kannst einzelne Rezepte innerhalb der entsprechenden Kategorie, beispielsweise einen Snack gegen einen anderen, tauschen.

Zudem habe ich darauf geachtet, dass Zutaten verbraucht werden bzw. die Reste von Zutaten am nächsten Tag verwendet werden können. Beispielsweise folgen zwei Rezepte mit jeweils einer halben Avocado oder einer halben Kugel Mozzarella relativ dicht aufeinander, sodass letztlich die ganze Einheit aufgebraucht wird.

Gemüse hat bei viel Volumen relativ wenig Kalorien, deshalb musst du nicht peinlich genau auf die Menge achten, sondern kannst dein Gemüse ruhigen Gewissens aufessen.

Ich biete in den Rezepten häufig die Wahl zwischen Tiefkühlprodukten und frischer Ware. Tiefkühlprodukte (TK) sind erheblich besser als ihr Ruf, da Gemüse und Obst direkt nach der Ernte frisch eingefroren werden, sodass Vitamine und Nährstoffe sehr gut erhalten bleiben. Die Werte für TK-Produkte können aufgrund dessen häufig sogar besser sein als die von frischem Obst und Gemüse. Ein weiterer großer Vorteil: Durch TK-Produkte steht dir das ganze Jahr über eine breite Palette an Obst- und Gemüsesorten zur Verfügung.

Wichtiger Hinweis zu den Backrezepten: Ein Backofen ist nicht wie der andere. Je nach Marke oder Alter können wesentliche Temperaturunterschiede von bis zu 20 °C oder mehr auftreten. Kontrolliere deshalb grundsätzlich des Öfteren dein Backgut während des Backens, um zu sehen, ob es nicht zu dunkel wird. Eventuell könnte andererseits auch zu wenig Temperatur vorhanden sein und dein Backgut nicht richtig garen. Passe gegebenenfalls die Temperatur und/oder die Backzeit entsprechend an.

Tipps für Berufstätige

Viele der Rezepte aus dem 28-Tage-Programm lassen sich problemlos vorbereiten. Beispielsweise schmecken die meisten Muffins auch kalt sehr gut und können prima im Kühlschrank aufbewahrt werden. Aufläufe oder Pfannengerichte lassen sich ebenfalls gut im Voraus zubereiten. Anschließend einfach in Frischhaltedosen ab-

füllen und am nächsten Tag mit zur Arbeit nehmen.

Wenn du außergewöhnlich wenig Zeit zum Kochen hast, dann wäre es bei einigen Rezepten möglich, Mittag- und Abendessen in einem Schritt zu kochen. Suche dir dazu ein Rezept von Mittag und Abend aus und bereite einfach die doppelte Menge davon zu. Teile die Mahlzeit dann auf Mittag und Abend auf und lasse dafür das zweite Rezept wegfallen. Die Rezepte für Mittag- und Abendessen haben die vergleichbare Menge an Kalorien, sodass du bei dieser Vorgehensweise in deiner Tagesbilanz bleibst.

Tipps für Vegetarier

Eine kohlenhydratarme Ernährung geht in der Regel mit einem Konsum von Fleisch und tierischen Produkten einher. Das sollte jedoch Befürworter der vegetarischen Kost nicht davon abhalten, sich dem Low-Carb-Lebensstil zu widmen. Fleisch, Fisch und Milchprodukte wie beispielsweise Quark liefern in der Low-Carb-Ernährung wertvolle Proteine. Vegetarier greifen hingegen gerne auf Hülsenfrüchte als Proteinquelle zurück. Jedoch haben viele Hülsenfrüchte auch eine größere Menge an Kohlenhydraten und werden daher in der Low-Carb-Ernährung weitestgehend vermieden. Wenn du als Ovo-Lakto-Vegetarier das 28-Tage-Programm durchführen möchtest, dann gibt es einige Lebensmittel, die sich als Ersatz für Fisch und Fleisch gut eignen. Im Folgenden habe ich einige Möglichkeiten aufgelistet. Einfach Fleisch oder Fisch in den Rezepten durch eine Alternative deiner Wahl ersetzen.

Tofu

Tofu ist der klassische Fleischersatz. Er wird aus der Sojabohne hergestellt und ist bereits seit Jahrhunderten im asiatischen Raum bekannt. In den meisten Supermärkten gehören Tofuprodukte schon lange zum Sortiment.

Tempeh

Tempeh wird wie Tofu aus Sojabohnen gewonnen und ist als Fleischersatz vielseitig verwendbar.

Sojagranulat

Sojagranulat, auch Sojafleisch genannt, ist eine vegetarische Alternative für Hackfleisch. Es eignet sich besonders gut für Hackbällchen, Burger, Bolognesesauce, Chili und vergleichbare Rezepte.

Seitan (Weizenprotein)

Die Konsistenz von Seitan ähnelt der von Fleisch, es lässt sich gut würzen und zubereiten. Seitan kann sehr einfach selbst aus Weizenmehl hergestellt werden. Das Weizenmehl wird dazu mit Wasser zu einem Teig geknetet. Nach einer kurzen Ruhezeit wird der Teig unter Wasser ausgewaschen. Dadurch wird ein Großteil der Stärke entfernt und übrig bleibt das Weizenprotein. Der Seitan wird nun in einer würzigen Marinade gekocht. Fertige Seitanprodukte sind im Biomarkt, im Reformhaus und in gut sortierten Supermärkten erhältlich.

Lupineneiweiß

Die Lupine kann problemlos in Deutschland angebaut werden und das Eiweiß ist besonders hochwertig. Das Lupineneiweiß enthält alle essenziellen Aminosäuren. Lupinenprodukte in Form von Schnitzel, Gyros und Würstchen gibt es mittlerweile in einigen Biomärkten, Reformhäusern und Supermärkten.

Grünkern

Grünkern wird aus halb reifen Körnern des Dinkels hergestellt und hat relativ viele Kohlenhydrate. Der reine Grünkern ist also für eine Low-Carb-Ernährung weniger geeignet. Jedoch sind in Reformhäusern, Bio-

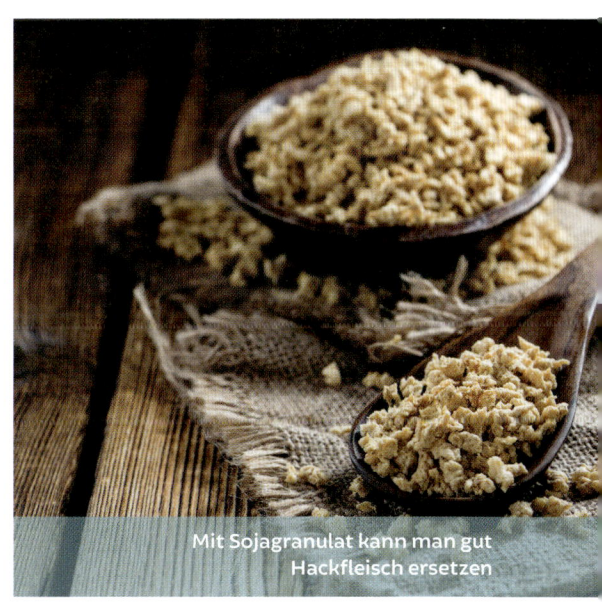

Mit Sojagranulat kann man gut Hackfleisch ersetzen

und Supermärkten Grünkernprodukte in Form von Buletten und Bratlingen zu finden, die wenig Kohlenhydrate enthalten. Hier solltest du immer einen Blick auf die Nährwerte werfen, Produkte mit nicht mehr als 10 bis 12 Gramm Kohlenhydrate auf 100 Gramm kannst du gut als fleischlose Alternative nutzen.

Stöbere einmal ganz in Ruhe in Bioläden, Reformhäusern und Supermärkten nach alternativen Produkten für Fleisch und Fisch. Es kommen immer wieder neue vegetarische und vegane Produkte auf den Markt, all diese Lebensmittel zu beschreiben würde den Rahmen dieses Buches sprengen. Fang einfach an und beschäftige dich mit dem, was du isst. Es macht großen Spaß, selbst all die vielfältigen Köstlichkeiten zu entdecken.

Der Ernährungsplan im 28-Tage-Programm ist auf einen durchschnittlichen Bedarf von 1500–1700 Kilokalorien ausgerichtet, um eine Basis zu haben. Da jeder Mensch jedoch einen individuellen Bedarf hat, habe ich dir auf **www.lowcarbtoolbox. com** unter dem Menüpunkt »Schlank mit Low-Carb« einen Rechner bereitgestellt, mit dem du die Zutaten für diesen Ernährungsplan auf deinen individuellen Bedarf ausrechnen, herunterladen und ausdrucken kannst.

Auf diese Weise erhältst du eine Flexibilität, die dir andere Bücher und vorgefertigte Standardernährungspläne so nicht bieten, und kannst deinen Abnehmerfolg fortlaufend optimieren.

Das 28-Tage-Programm

»Gib einem Mann einen Fisch und du ernährst ihn für einen Tag.
Lehre einen Mann zu fischen und du ernährst ihn für sein Leben.«

Konfuzius (551–479 v. Chr.), chinesischer Philosoph

Du wirst dich vielleicht fragen, was die oben zitierte Weisheit des Philosophen Konfuzius nun im Allgemeinen mit der Low-Carb-Ernährung und im Besonderen mit dem Abnehmen zu tun haben soll. Ja sicher, Fisch ist definitiv Low-Carb und außerdem sehr gesund, aber es geht hier in erster Linie nicht um den Fisch oder um das Essen. Beim 28-Tage-Programm geht es darum, dich dabei zu unterstützen, unabhängig zu werden von Vorgaben und Plänen, die du von außen erhältst. Der Sinn besteht darin, dich dahin zu führen, deine eigenen Wege zu finden und zu gehen. Dich nicht mehr an anderen orientieren zu müssen, sondern deine Ernährung selbst gestalten zu können und zu wissen, was dir guttut. Dein Ziel ist es, nach den 28 Tagen ein verändertes Mindset, eine andere Denkweise zu erreichen. Du sollst alte störende Verhaltensmuster ablegen und neue förderliche Gewohnheiten entwickeln.

Das Prinzip

Wenn Menschen abnehmen wollen, dann denken sie als Erstes daran, dass sie am Essen sparen müssen. Je weniger sie essen, umso mehr purzeln die Pfunde – rein in der Theorie. Grundsätzlich ist das richtig, aber ganz so simpel ist es dann doch nicht. Es spielen noch andere Faktoren eine wichtige Rolle beim Abnehmen. Welche das sind und wie alles genau zusammenhängt, erfährst du im Laufe dieses Kapitels.

Auch viele Diäten setzen auf die drastische Einschränkung der Nahrungszufuhr, um die Menschen zum Abnehmen zu bringen. Diese Diäten sind schwer durchzuhalten, da der Verzicht im Vordergrund steht. Verzicht macht aber unzufrieden und frustriert. Im 28-Tage-Programm folgen wir einem anderen Prinzip. Anstatt ausschließlich den Fokus auf die Nahrungsaufnahme zu konzentrieren und nur das Essen drastisch zu reduzieren, nehmen wir zwei weitere wichtige Säulen hinzu. Es genügt vollkommen die tägliche Energiezufuhr sinnvoll und moderat einzuschränken, sodass du nicht das Gefühl hast, auf etwas verzichten zu müssen. Neben der Ernährung als erster Säule wird dein Abnehmerfolg durch die weiteren beiden Säulen Bewegung und mentale Haltung befördert.

Die drei Säulen

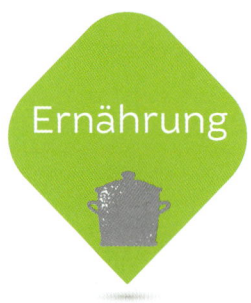
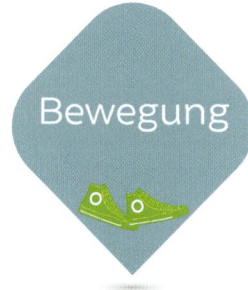
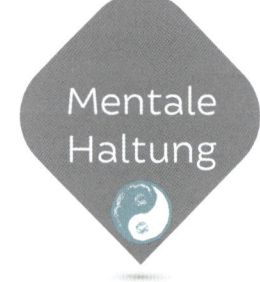

Ernährung

Essenziell für deinen Abnehmerfolg ist zunächst eine sinnvolle Ernährung. Der 28-Tage-Plan sieht ein moderates Maß von 1500 bis 1700 Kilokalorien an täglicher Energiezufuhr vor. Diese Grenze habe ich auf Grundlage des durchschnittlichen Energiebedarfs pro Tag von Personen mit einer körperlich leichten beruflichen Tätigkeit ermittelt. Folgende Tabelle gibt dir einen Überblick über den durchschnittlichen täglichen Energieverbrauch nach Alter und Geschlecht.

Alter	männlich	weiblich
15 bis unter 19 Jahre	3000 kcal	2300 kcal
19 bis unter 25 Jahre	2400 kcal	2200 kcal
25 bis unter 51 Jahre	2300 kcal	2100 kcal
51 bis unter 65 Jahre	2200 kcal	2000 kcal
über 65 Jahre	2100 kcal	1900 kcal

Quelle: D-A-CH Referenzwerte für die Nährstoffzufuhr, 1. Ausgabe 2015

In der Berechnung sind Personen von 19 bis 65 Jahre berücksichtig. Daraus ergibt sich ein durchschnittlicher Wert von 2200 Kilokalorien täglich. Bei einer Kalorienreduzierung von 500 bis 700 Kilokalorien täglich ist eine durchschnittliche Abnahme von 500 bis 700 Gramm in der Woche anzunehmen. Diese Grenze von 1500 bis 1700 Kilokalorien pro Tag sollte keinesfalls unterschritten werden, um sicherzustellen, dass genügend Nahrung aufgenommen wird, damit dein Körper alle wichtigen Nährstoffe in ausreichender Menge erhält. Viele Menschen sind versucht, die Schraube des Nahrungsverzichtes immer weiter anzuziehen, um ihre Gewichtsabnahme zu forcieren. Wie bereits angemerkt, führt dieser Verzicht in der Regel zu hoher Frustration, und die Diät wird infolgedessen oft schnell abgebrochen. Sinnvoll ist stattdessen eine Reduktionsdiät, die genügend Nahrung bietet, um satt zu werden und zufrieden zu sein. Ein stetiger Gewichtsverlust in einem gesunden Maße über längere Zeit führt viel eher zum Ziel als die sogenannten Crash-Diäten. Zudem haben Personen mit zunehmendem Übergewicht einen höheren Energieverbrauch, sodass die Gewichtsabnahme für diese Personen merklich höher ausfallen kann. Es ist beispielsweise nicht ungewöhnlich, dass eine übergewichtige Person von 120 Kilogramm in einer Woche 5 Kilo oder mehr an Gewicht verliert. Jedoch sollte eine Person nahe ihrem Idealgewicht, die vielleicht nur 2 bis 3 Kilogramm zu viel auf den Hüften hat, einen vergleichbar großen Gewichtsverlust in so kurzer Zeit nicht anstreben. Um das Schmelzen deiner Fettdepots weiter zu unterstützen, solltest du also nicht noch weiter deine Nahrung reduzieren, sondern deine Bewegung erhöhen. Damit kommen wir zur zweiten Säule des 28-Tage-Programms.

Bewegung

Bewegung ist eine weitere Triebfeder für deinen Gewichtsverlust. Die Bewegung dient dazu, deine Muskulatur nicht nur zu erhalten, sondern aufzubauen, deinen Kreislauf zu kräftigen und deinen natürlichen Energieverbrauch zu erhöhen. Wenn deine Energiezufuhr geringer ist als dein Energieverbrauch, dann ist dein Körper gezwungen, das Defizit auszugleichen. Zum einen macht er das, indem er einen Teil der fehlenden Energie aus seinen Fettdepots gewinnt. Genau das ist natürlich gewollt und es wäre wunderbar, wenn der Körper alle seine Fettvorräte verbrauchen würde, um die fehlende Energie auszugleichen. Leider tut der Körper uns diesen Gefallen aber nicht. Denn er ergreift gleich mehrere Maßnahmen, um die weniger zugeführte Nahrung und dadurch den Mangel an Brennstoffen zu kompensieren. Der Stoffwechsel ist ein sehr komplexer Mechanismus, und um den Stoffwechsel ganz genau zu erklären, müssten wir weit ausholen. Wir werden im Folgenden aber nicht zu sehr ins Detail gehen, denn es ist an dieser Stelle nur wichtig, dass du das Grundprinzip kennenlernst und weißt, warum Bewegung so wichtig ist.

Eine sehr unerwünschte Maßnahme des Körpers bei einer Reduktionsdiät ist der Abbau von Muskelproteinen. Der Körper verbraucht Muskelproteine, um neben seinem Depotfett auch daraus Energie zu gewinnen. Aus Sicht des Körpers ist der weitere Grund für die Reduzierung der Muskelmasse allerdings noch entscheidender. Muskeln verbrauchen Energie, auch im Ruhezustand sind die Energiekosten für die Muskulatur im Vergleich zu anderen Körpergeweben relativ hoch. Wenn nun über die Nahrung längere Zeit weniger Energie gewonnen werden kann, als der Körper benötigt, so ist dieser bestrebt, den Energieverbrauch zu senken, und zwar durch die Reduzierung der Muskelmasse. Nur durch ausreichend Bewegung kannst du diesem Muskelabbau entgegenwirken und deinen Körper dazu anregen, die vorhandene Muskulatur zu erhalten. Für die Bewegung wird die vorhandene Muskulatur gebraucht, dein Körper kann dadurch also erheblich weniger Muskelproteine abbauen, als wenn du dich nicht bewegst und ihm nicht genutzte Muskulatur anbietest. Dein Organismus muss also bei genügend Bewegung stattdessen vermehrt auf sein Depotfett zurückgreifen. Durch genügend Bewegung hast du also gleich drei Vorteile, die dich deinem Abnehmziel näherbringen:

1. Erhalt der Muskulatur, die weiterhin auch im Ruhezustand Energie verbraucht.

2. Vermehrter Abbau von Depotfett anstatt Muskelproteinen.

3. Zusätzlicher Energieverbrauch durch die Bewegung.

Im 28-Tage-Programm sind durchgehend jeden 2. Tag jeweils 30 Minuten Bewegung eingeplant. Für deine Trainingsübungen brauchst du nur sportlich bequeme Kleidung, geeignetes festes Schuhwerk und eine Bodenmatte.

Mentale Haltung

Ein oft außer Acht gelassener, aber sehr entscheidender Faktor für den Erfolg ist die mentale Haltung, die dritte Säule. Zu viele Reduktionsdiäten konzentrieren sich rein auf ein Kaloriendefizit über eine bestimmte Zeit. Auch Abnehmwillige lenken ihren Blick zu häufig nur auf die Anzahl an Kalorien, lassen die Bewegung gerne weg und kommen selten auf die Idee, auch ihren Geist zu stärken. Um dich mental zu fördern, gibt es im 28-Tage-Programm die passenden kleinen Aufgaben. Diese mentalen Übungen führst du in der Regel im Wechsel mit deiner Bewegung durch. Es gibt drei kurze Aufgaben, die du täglich angehen solltest, bzw. Verhaltensweisen, auf die du achten solltest, diese findest du in Tag 3 zusammengefasst. Insgesamt gibt es 14 Übungstage für deine mentale Stärke.

Tag 1

Schreibe einen Brief an dich

Dein 28-Tage-Programm beginnt damit, dass du dir einen Brief schreibst. Schreibe so wie an einen guten Freund oder eine gute Freundin. Notiere genau, was du dir wünschst und was deine Ziele sind. Erzähle dir ausführlich deine Gedanken. Wenn du deinen Brief fertig verfasst hast, dann stecke ihn in einen Briefumschlag und verwahre ihn bis zum Ende der 28 Tage gut an einem sicheren Ort. Du musst diesen Brief niemandem zeigen, er ist privat und ganz persönlich nur für dich allein gedacht.

Rezepte

F	Frühstück	Zimt-Oopsies	Seite 119
M	Mittag	Champignon-Tomaten-Käse-Topf	Seite 150
A	Abend	Tomaten-Pilz-Pfanne mit Mozzarella	Seite 186
S	Snack	Zucchini-Aprikosen-Törtchen	Seite 214

Tag 2

Lerne, Bewegung zu genießen

Dies ist dein erster Trainingstag. Starte mit einem leichten Training. Ziehe dir bequeme Kleidung an und Schuhe, in denen du gut laufen kannst. Kleide dich vor allem dem Wetter entsprechend. Suche dir eine angenehm zu gehende Strecke aus, vorteilhaft sind Waldwege und Feldwege. Gehe dort eine halbe Stunde stramm spazieren. Du solltest nicht einfach nur schlendern, sondern die Anstrengung spüren. Gehe so schnell, dass dir warm wird und dein Kreislauf merklich in Schwung kommt. Horche in dich hinein und nimm bewusst wahr, wie dein Körper arbeitet. Spüre deine kraftvollen Schritte vorwärts und genieße die Bewegung in der freien Natur.

Rezepte

F	Frühstück	Zucchinimuffins mit Walnüssen	Seite 120
M	Mittag	Hühnertopf auf Frühlingsart	Seite 151
A	Abend	Gefüllte Paprika mit Ziegenkäse	Seite 184
S	Snack	Avocadospalten im Baconmantel mit Kokos-Knoblauch-Dip	Seite 215

Tag 3

Visualisiere deine Ziele

Wie viel willst du abnehmen? Wie willst du am Ende deines Weges aussehen? Male dir vor deinem geistigen Auge ganz genau aus, was du anziehen wirst, wenn du deine Wunschfigur erreicht hast. Blättere in Zeitschriften und suche dir ein Bild heraus, das deinem Ziel entspricht. Hänge dieses Bild an eine Stelle in deiner Wohnung, an der du oft vorbeigehst und es betrachten kannst. Stelle dir vor, dass du bald genauso aussehen wirst. Wenn du ein Bild von dir aus früheren Zeiten besitzt mit einer Figur, mit der du zufrieden warst und die du wieder erreichen willst, dann kannst du auch dieses Bild nutzen. Hänge dein gewähltes Bild gut sichtbar auf. So hast du dein Ziel stets vor Augen. Freue dich auf den Moment, an dem du diese tolle Form erreicht hast.

Nimm dir jeden Tag bewusst 5 Minuten Zeit. Schalte alles Störende aus – den Fernseher, Musik und andere ablenkende Dinge. Dämpfe das Licht und schaffe dir eine angenehme und ruhige Atmosphäre. Schließe die Augen und konzentriere dich nun ganz auf deine Vision von deiner idealen Figur. Betrachte das innere Bild deines zukünftigen Ichs und male dir deine liebsten Situationen möglichst lebendig aus. Zum Beispiel, wie du ein neues Kleid anziehst, frisch und gut gelaunt bei der Arbeit erscheinst und von deinen Arbeitskollegen bewundernde Blicke und zahlreiche Komplimente erntest. Fühle dabei dein Glück und den Stolz über dein erreichtes Ziel.

Formuliere positiv

Achte bewusst auf deine Gedanken und Aussagen. Welche Gedanken schleichen sich in deinen Kopf, nachdem du zum Beispiel deine Ziele visualisiert hast? Ertappst du dich vielleicht manchmal dabei, dass du dir sagst: »Das hat ja sowieso keinen Sinn« oder »Das schaffe ich nicht«? Solche negativen Sätze trüben deine Stimmung und rauben dir deine Motivation. Wer sich selbst immer wieder auf diese Weise ausbremst und sich kleinmacht, rückt sein Ziel immer weiter in die Ferne. Lasse es nicht zu, dass du dir selbst Steine in den Weg legst. Achte auf deine Gedanken und deine Worte. Streiche konsequent negative Worte in Bezug auf dein Ziel. Eine positive und hoffnungsvolle Einstellung ist äußerst wichtig für deinen Erfolg. Denke an die Visualisierung deiner Ziele und motiviere dich mit angenehmen, positiven Gedanken täglich von Neuem.

Führe ein kleines Tagebuch.

Lege dir ein kleines Tagebuch an, in dem du täglich mindestens ein positives Gefühl oder ein positives Ereignis festhältst. Notiere dir kurz, was dich an diesem Tag motiviert hat. Du musst nicht viel schreiben, aber du darfst natürlich. Wichtig ist, in ein paar Worten festzu-halten, was dich auf deinem Weg bestärkt.

Rezepte

(F)	Frühstück	Blaubeerpfannkuchen	Seite 121
(M)	Mittag	Blumenkohlcurry mit Möhren	Seite 152
(A)	Abend	Cremige Zucchinisuppe mit Knoblauch und Kabanossi	Seite 185
(S)	Snack	Spinat-Ricotta-Töpfchen	Seite 216

Tag 4

Erhöhe dein Tempo

An deinem ersten Trainingstag bist du eine halbe Stunde gegangen, nun solltest du dein Tempo etwas steigern. Kleide dich sportlich und ziehe zum Laufen geeignete Schuhe an. Gehe wieder deine gewählte Strecke ab, lege nur diesmal zwei kurze Joggingeinheiten ein. Die ersten 10 Minuten gehen, 2 Minuten leichtes Joggen, 5 Minuten gehen, 2 Minuten leichtes Joggen und den Rest der Zeit wieder gehen.

Wie hat sich das Joggen angefühlt? Warst du schnell außer Atem oder fällt dir der leichte Trab nicht schwer?

Rezepte

(F)	Frühstück	Zucchini-Frühstücks-Minis	Seite 122
(M)	Mittag	Hähnchenbrust mit Chili und Bambussprossen	Seite 153
(A)	Abend	Tomaten-Pilz-Pfanne mit Mozzarella	Seite 186
(S)	Snack	Haselnusswaffeln	Seite 217

Tag 5

Räume deine Küche auf

Natürlich gehe ich davon aus, dass deine Küche im Grunde aufgeräumt und sauber ist. Es geht bei dieser Aufgabe auch nicht um das Putzen, sondern darum, alles, was nicht gut für dich ist, rigoros zu entsorgen. Dazu gehören Fertigprodukte, stark verarbeitete Lebensmittel und Lebensmittel mit viel Zucker. Entferne konsequent alles Schlechte aus deiner Küche. Lege einen kleinen Vorrat von tollen Lebensmitteln für deine Low-Carb-Ernährung an. Lies dazu auf Seite 77 nach, was alles in die Vorratskammer einer Low-Carb-Küche passt.

Rezepte

(F) Frühstück	Mozzarella-Pancake mit Bacon und Orangenscheiben		Seite 123
(M) Mittag	Rosenkohlauflauf		Seite 154
(A) Abend	Zucchini-Möhren-Röstis mit Frischkäse und Lachs		Seite 187
(S) Snack	Quark-Vanille-Küchlein mit Brombeeren		Seite 218

Tag 6

Teste deine Grenzen aus

Das dritte Mal an der frischen Luft! Je nachdem, wie schwer oder leicht dir die Joggingeinheiten beim letzten Mal gefallen sind, versuchst du dich nun entsprechend zu steigern. Die ersten 10 Minuten gehen, um warm zu werden. Falle anschließend wieder für 2 Minuten in ein leichtes Joggingtempo. Versuche am Ende der 2 Minuten noch ein klein wenig weiterzulaufen. Wie viel schaffst du? Gehe nun 5 Minuten, um dich etwas zu erholen, und wiederhole den Versuch. Schaffst du mehr als 2 Minuten? Halte deine Erfolge und Gedanken in deinem Tagebuch fest.

Rezepte

(F) Frühstück	Möhrenmuffins mit Haselnüssen		Seite 124
(M) Mittag	Hackfleisch-Spinat-Pfanne		Seite 155
(A) Abend	Bunte Gemüsespaghetti mit Tomaten-Thunfisch-Sauce		Seite 188
(S) Snack	Kokospralinen		Seite 219

Tag 7

Recherchiere deine Trainingsübungen

Bewegung ist wichtig und zum 28-Tage-Programm gehört Bewegung einfach dazu. Ich gebe dir die Übungen vor, die du während des Programmes absolvieren kannst. Deine Aufgabe zum Training wird sein, dich genau zu informieren, wie die betreffenden Übungen ausgeführt werden. Auch hier ist das Internet eine Goldgrube. Recherchiere ausgiebig im Netz, lies Artikel und schaue dir Videos an.

Wichtig dabei ist: Beschäftige dich wirklich mit den Übungen! Nutze nicht nur eine Quelle, sondern lies und höre mehrere Meinungen und schau mehrere Videos zu einer Übung an. Wo lauern Fehler bei der Ausführung? Was bewirkt jede einzelne Übung genau? Informiere dich eingehend über Übungen zum funktionalen Aufwärmen und über leichte Dehnübungen, um das Training abzuschließen. Recherchiere als Nächstes die Körpergewichtsübungen für das Training für Einsteiger und im Weiteren die Trainingsübungen für Fortgeschrittene mit Langhantel und Gewichten.

Grundlagen: Funktionales Aufwärmen vor jedem Training

Im Liegen Beine heben und über den Kopf strecken zur Rückenaktivierung,

Knieheben, Hampelmann

Recherchiere noch weitere Aufwärmübungen

Leichte Dehnübungen nach dem Training

Stehende Rumpfbeuge nach vorn, seitliches Rumpfbeugen, Po dehnen im

Liegen

Recherchiere noch weitere Dehnübungen

Für Einsteiger: Körpergewichtsübungen (engl. Bodyweight)

Ausrüstung: Bodenmatte

- Liegestütze
- Supermann
- Unterarmstütz
- Seitliches Hüftheben
- Ausfallschritte
- Kniebeugen
- Dips
- Burpees

Für Fortgeschrittene: Grundübungen mit Langhantel

Ausrüstung: Langhantelset, Hantelbank, Bodenmatte, Klimmzugstange

- **Kniebeugen**
- **Ausfallschritte**
- **Kreuzheben**
- **Rudern vorgebeugt**
- **Klimmzüge**
- **Liegestütz**
- **Langhantelcurls**
- **Überzüge mit Langhantel**
- **Militarypress**

Rezepte

(F)	Frühstück	Mandelporridge mit Zimt und Beeren		Seite 125
(M)	Mittag	Spinatgefüllte Hähnchenbrust mit Tomaten		Seite 156
(A)	Abend	Aubergine überbacken mit Katenschinken und Käse		Seite 189
(S)	Snack	Pizzasuppe		Seite 220

Tag 8

Trainingsübungen

Deine gestrige Aufgabe war es, Übungen genau zu recherchieren. Es ist sinnvoll, sich nicht nur zum Thema Ernährung weiterzubilden, sondern auch im Bereich Fitness und Training aktiv zu lernen. Dadurch kannst du später dein Bewegungsprogramm immer besser selbst gestalten. An diesem ersten Trainingstag geht es darum, die Übungen langsam nachzuvollziehen und gut einzustudieren. Das ist wichtig, damit du später die Übungen korrekt und in einem guten Tempo absolvieren kannst.

Konzentriere dich in erster Linie auf die korrekte Ausführung der Übungen! Wie viele Wiederholungen du schaffst oder wie schnell du die Übungen ausführst, ist bei diesem ersten Training zweitrangig.

Deine Trainingszeit beträgt 30 Minuten:

5 Minuten funktionales Aufwärmen: im Liegen Beine heben und über den Kopf strecken zur Rückenaktivierung, Knieheben, Hampelmann

- 1 Minute Burpees
- 2 Minuten Pause
- 1 Minute Liegestütze
- 2 Minuten Pause
- 1 Minute Supermann
- 1 Minute Pause
- 1 Minute Unterarmstütz
- 1 Minute Pause
- 1 Minute Seitliches Hüftheben (30 Sekunden je Seite)
- 2 Minuten Pause
- 1 Minute Kniebeugen
- 2 Minuten Pause
- 1 Minuten Ausfallschritte
- 2 Minuten Pause
- 1 Minute Dips

5 Minuten Dehnungsübungen als Trainingsabschluss: Stehende Rumpf- beuge nach vorn, seitliches Rumpfbeugen, Po dehnen im Liegen

Rezepte

(F)	Frühstück	Schlemmerzunge	Seite 126
(M)	Mittag	Avocado-Zudeln mit Tomaten und Schinkenschnitzelstreifen	Seite 157
(A)	Abend	Möhren-Sahne-Suppe mit feiner Senfnote	Seite 190
(S)	Snack	Bunter Salat mit Camembert und Thunfisch	Seite 221

Tag 9

Lerne, ausreichend zu trinken

Trinken ist wichtig. Wasser ist das Lebenselixier schlechthin. Zu viele Menschen trinken täglich nicht genug oder leider genau das Falsche. Eine häufige Ausrede für mangelhaften Flüssigkeitskonsum ist: »Wasser schmeckt mir nicht«.

Probiere aus, was dir schmeckt. Finde ein Getränk abseits von Cola, Kaffee und Fruchtsäften, das du gerne und ausreichend zu dir nehmen kannst. Wasser ist zum Trinken immer die erste Wahl. Wenn dir das Wassertrinken allerdings schwerfällt, wie wäre es mit Tee? Kräutertees sind eine gute Alternative zum klaren Wasser. Besuche einen Teeladen und probiere verschiedene Teesorten aus. Lass dich beraten und finde die für dich besten Teesorten für reichlich Abwechslung und gesunden Trinkgenuss.

Tipp: Wenn es dir Freude macht und dich zum Trinken motiviert, dann kaufe dir ein schönes Teeservice und zelebriere das Teetrinken.

Rezepte

(F)	Frühstück	Herzhafte Frühstücksschnecken	Seite 127
(M)	Mittag	Paprika-Zwiebel-Sahne-Hähnchen	Seite 158
(A)	Abend	Kohlrabipfanne mit Schinkenstreifen und Tomaten	Seite 191
(S)	Snack	Panna Cotta mit Beeren	Seite 222

Tag 10

Training

Am ersten Trainingstag mit Übungen hast du die korrekte Ausführung geübt. Heute intensivierst du das Training etwas, indem du in der angegebenen Zeit so viele Wiederholungen der jeweiligen Übung absolvierst, wie du schaffst. Das erhöhte Tempo gilt nicht für Aufwärmübungen und Dehnung, sondern ausschließlich für das 20-minütige Training.

Wichtig: An erster Stelle steht immer die korrekte Ausführung der Übungen, erst dann kommt die Geschwindigkeit!

Deine Trainingszeit beträgt 30 Minuten:

5 Minuten funktionales Aufwärmen, so wie du es geübt hast. Wiederhole die Übungen zu jedem Training.

Runde 1

1 Minute Burpees, 1 Minute Liegestütze, 1 Minute Kniebeugen
2 Minuten Pause

Runde 2

1 Minute Burpees, 1 Minute Liegestütze, 1 Minute Kniebeugen
2 Minuten Pause

Runde 3

1 Minute Burpees, 1 Minute Liegestütze, 1 Minute Kniebeugen
2 Minuten Pause

Runde 4

1 Minute Supermann, 1 Minute Unterarmstütz, 1 Minute Seitliches Hüftheben (30 Sekunden je Seite)
2 Minuten Pause

5 Minuten Dehnungsübungen als Trainingsabschluss, so wie du es geübt hast. Wiederhole die Übungen zu jedem Training.

Rezepte

F	Frühstück	Spinat-Happen mit Tomate	Seite 128
M	Mittag	Low-Carb-Käse-Tacos	Seite 159
A	Abend	Seelachsnuggets auf gebratener Paprika mit Tomaten-Meerrettich-Dip	Seite 192
S	Snack	Luftige Avocado-Orangen-Mousse	Seite 223

Tag 11

Lerne, dich zu entspannen

Nicht nur Bewegung ist förderlich für deine Gesundheit und dein Wohlbefinden. Auch der andere Pol, die Entspannung, ist gleichermaßen wichtig und sollte beachtet werden. Es gibt unzählige Entspannungstechniken, angefangen bei autogenem Training bis zum Yoga. In dieser Aufgabe sollst du eine Entspannungstechnik finden, die dir liegt und mit der du dich wohlfühlst. Auch hier ist das Internet die primäre Anlaufstelle für deine ersten Recherchen. Welche Entspannungstechniken und Übungen gibt es? Suche nach Erfahrungswerten anderer Menschen, probiere aus und übe.

Nimm dir ab jetzt täglich mindestens 10 Minuten Zeit für deine bewusste Entspannung.

Rezepte

(F) Frühstück	Avocado-Toast mit Spiegelei und Blitzketchup		Seite 129
(M) Mittag	Grüne-Bohnen-Pfanne mit Rindfleischstreifen und Tomaten		Seite 160
(A) Abend	Mozzarella-Hackbällchen mit Tomaten-Paprika-Sauce		Seite 193
(S) Snack	Süßer Quarkauflauf mit Blaubeeren		Seite 224

Tag 12

Training

Die heutigen Übungen variieren gegenüber deinem letzten Training. Absolviere auch diesmal wieder so viele Wiederholungen in der angegebenen Zeit, wie du kannst.

Wichtig: An erster Stelle steht immer die korrekte Ausführung der Übungen, erst dann kommt die Geschwindigkeit!

5 Minuten funktionales Aufwärmen

Runde 1

- **1 Minute Burpees, 1 Minute Dips, 1 Minute Ausfallschritte**
- **2 Minuten Pause**

- 1 Minute Burpees, 1 Minute Dips, 1 Minute Ausfallschritte
- 2 Minuten Pause

Runde 3

- 1 Minute Burpees, 1 Minute Dips, 1 Minute Ausfallschritte
- 2 Minuten Pause

Runde 4

- 1 Minute Supermann, 1 Minute Unterarmstütz, 1 Minute Seitliches
  Hüftheben (30 Sekunden je Seite)
- 2 Minuten Pause

5 Minuten Dehnungsübungen als Trainingsabschluss

Rezepte

(F) Frühstück	Brokkoli-Puffer mit griechischem Joghurt		Seite 130
(M) Mittag	Kohlrabitopf mit Hackbällchen und Möhren		Seite 161
(A) Abend	Zucchinischiffchen mit Mozzarella		Seite 194
(S) Snack	Erdbeer-Ricotta-Creme mit Chia		Seite 225

Tag 13

Bewusst einkaufen

Wir hetzen oft von der Arbeit zum Einkaufen, werfen schnell einige Produkte in den Ein-
kaufswagen und überlegen uns nicht gerade selten erst beim Einkauf, was wir essen wollen.
Der Griff zur Tiefkühlpizza erscheint dann einfach und ist schnell getan. Nimm dir für diese
Aufgabe ausreichend Zeit und gehe einmal ganz bewusst in den Supermarkt, in den Bioladen
oder auf den Bauernmarkt. Nimm das Gemüse in die Hand, schaue es dir genau an, rieche
daran und fühle die unterschiedlichen Strukturen. Sieh dir alles an, lies die Nährwertangaben und erforsche, was in einem Produkt versteckt sein kann. Beschäftige dich mit den
Dingen und finde heraus, was im Supermarkt noch ursprünglich ist und was bereits stark
verarbeitet wurde.

Tipp: Wenn du die Gelegenheit hast, auf einen Bauernmarkt zu gehen, dann kannst du mit den Bauern und Händlern ins Gespräch kommen. Auf diese Weise erfährst du sehr viel aus erster Hand über die angebotenen Lebensmittel.

Rezepte

(F)	Frühstück	Müsli–Muffins mit Blaubeeren	Seite 131
(M)	Mittag	Pute in Senfsauce mit Blumenkohlreis	Seite 162
(A)	Abend	Scharfe Tomatensuppe mit Seelachs	Seite 195
(S)	Snack	Gefüllte Auberginenschnitzel mit scharfer Tomatensauce	Seite 226

Tag 14

Training

Absolviere so viele Wiederholungen in der angegebenen Zeit, wie du kannst.

Wichtig: An erster Stelle steht immer die korrekte Ausführung der Übungen, erst dann kommt die Geschwindigkeit!

5 Minuten funktionales Aufwärmen

Runde 1

- **1 Minute Burpees, 1 Minute Liegestütze, 1 Minute Kniebeugen**
- **2 Minuten Pause**

Runde 2

- **1 Minute Burpees, 1 Minute Liegestütze, 1 Minute Kniebeugen**
- **2 Minuten Pause**

Runde 3

- **1 Minute Burpees, 1 Minute Liegestütze, 1 Minute Kniebeugen**
- **2 Minuten Pause**

Runde 4

- 1 Minute Supermann, 1 Minute Unterarmstütz, 1 Minute Seitliches
  Hüftheben (30 Sekunden je Seite)
- 2 Minuten Pause

5 Minuten Dehnungsübungen als Trainingsabschluss

Rezepte

(F)	Frühstück	Frühstücks-Mini-Auflauf	Seite 132
(M)	Mittag	Porree-Hack-Gratin	Seite 163
(A)	Abend	Zucchini-Schinken-Geschnetzeltes mit Feta	Seite 196
(S)	Snack	Blumenkohl-Cheddar-Schnitte	Seite 227

Tag 15

Lebensmittelrecherche Gemüse

Diese Aufgabe dient dazu, dich näher mit dem zu beschäftigen, was du isst. Begonnen hast du bereits mit dem bewussten Einkaufen. Nun geht es daran, dein Wissen zu erweitern und zu vertiefen. Das Internet leistet dir bei dieser Aufgabe gute Dienste. Alles lässt sich im Internet erfahren, du musst kein Geld für Recherche ausgeben oder in eine Bibliothek gehen. Forsche nach, welche Gemüsesorten es gibt. Zu welcher Jahreszeit werden die verschiedenen Gemüse geerntet, welche sind in deiner Region erhältlich und wann kannst du sie am besten kaufen? Welche Besonderheiten haben die einzelnen Sorten und welche Nährstoffe liefern sie? Halte deine Erkenntnisse handschriftlich fest. Vermeide einfaches digitales Kopieren in eine Datei, die anschließend verschwinden kann. Durch das Aufschreiben merkst du dir das neue Wissen besser.

Tipp: Wenn du Freude am Basteln hast, dann schreibe und gestalte dein eigenes kleines Gemüsebuch.

Rezepte

(F)	Frühstück	1 Scheibe Brot mit Knusperkruste und 20 g Haselnuss-Schoko-Creme	Seite 133/134
(M)	Mittag	Zimtrotkohl mit karamellisierten Orangen und saftigem Steak	Seite 164
(A)	Abend	Bunte Gemüsefächer mit Geflügel	Seite 197
(S)	Snack	Saftige Schoko-Kokos-Brownies	Seite 228

Tag 16

Training

Absolviere so viele Wiederholungen in der angegebenen Zeit, wie du kannst.

Wichtig: An erster Stelle steht immer die korrekte Ausführung der Übungen, erst dann kommt die Geschwindigkeit!

5 Minuten funktionales Aufwärmen

Runde 1

- **1 Minute Burpees, 1 Minute Dips, 1 Minute Ausfallschritte**
- **2 Minuten Pause**

Runde 2

- **1 Minute Burpees, 1 Minute Dips, 1 Minute Ausfallschritte**
- **2 Minuten Pause**

Runde 3

- **1 Minute Burpees, 1 Minute Dips, 1 Minute Ausfallschritte**
- **2 Minuten Pause**

Runde 4

- **1 Minute Supermann, 1 Minute Unterarmstütz, 1 Minute Seitliches Hüftheben (30 Sekunden je Seite)**
- **2 Minuten Pause**

5 Minuten Dehnungsübungen als Trainingsabschluss

Rezepte

(F)	Frühstück	Frühstückssalat mit Röstbrot	Seite 135
(M)	Mittag	Knusprige Hähnchenschenkel mit Aubergine und Brokkoli	Seite 165
(A)	Abend	Champignon-Puten-Pfanne	Seite 198
(S)	Snack	Blumenkohl-Mozzarella-Bällchen	Seite 229

Tag 17

Lebensmittelrecherche Gewürze

Diese Aufgabe ist vergleichbar mit der Lebensmittelrecherche Gemüse, diesmal nur mit Gewürzen. Welche Gewürze gibt es? Welche Wirkung können sie haben? Welche Gewürze passen gut zusammen und zu welchen Gerichten? Auch hier kannst du ein kleines Gewürzbuch gestalten, wenn es dir Spaß macht.

Rezepte

(F)	Frühstück	Herzhafte Oopsies	Seite 136
(M)	Mittag	Möhren-Chili-con-Carne	Seite 166
(A)	Abend	Gebackener Brokkoli mit Pinienkernen	Seite 199
(S)	Snack	Pizzasuppe	Seite 220

Tag 18

Training

Absolviere so viele Wiederholungen in der angegebenen Zeit, wie du kannst.

Wichtig: An erster Stelle steht immer die korrekte Ausführung der Übungen, erst dann kommt die Geschwindigkeit!

5 Minuten funktionales Aufwärmen

Runde 1

- 1 Minute Burpees, 1 Minute Liegestütze, 1 Minute Kniebeugen
- 2 Minuten Pause

Runde 2

- 1 Minute Burpees, 1 Minute Liegestütze, 1 Minute Kniebeugen
- 2 Minuten Pause

Runde 3

- 1 Minute Burpees, 1 Minute Liegestütze, 1 Minute Kniebeugen
- 2 Minuten Pause

Runde 4

- 1 Minute Supermann, 1 Minute Unterarmstütz, 1 Minute Seitliches Hüftheben (30 Sekunden je Seite)
- 2 Minuten Pause

5 Minuten Dehnungsübungen als Trainingsabschluss

Rezepte

(F) Frühstück	Limettencreme		Seite 137
(M) Mittag	Paprikapfanne mit Orangen und Pute		Seite 167
(A) Abend	Bunter Tomaten–Hüttenkäse–Kuchen		Seite 200
(S) Snack	Schinken–Käse–Muffins		Seite 231

Tag 19

Schreibe einen Aufsatz über dein früheres Ich

Wir verändern uns im Laufe der Zeit. Wir entwickeln uns weiter, nehmen andere Sichtweisen ein und legen manchmal auch Gewohnheiten ab. Halte einmal kurz inne und drehe die Zeit vor deinem inneren Auge zurück. Was war früher anders, wie hast du dich verhalten? Welche Fehler hast du gemacht und was hast du Gutes geleistet? Schreibe einen Aufsatz über dein früheres Ich. Was stört dich an diesem Ich und was gefällt dir andererseits daran? Was würdest du dir als Person von damals selbst sagen, worüber würdest du mit dir schimpfen und wofür würdest du dich loben? Dieser Aufsatz ist wie die folgenden ganz privat und nur für dich allein bestimmt. Du musst deine Berichte niemandem zeigen. Sei also vollkommen ehrlich und schreibe die Dinge so objektiv wie möglich auf.

Rezepte

(F)	Frühstück	Quarkcreme mit Erdbeeren	Seite 138
(M)	Mittag	Low-Carb-Cheese-Burger	Seite 168
(A)	Abend	Balsamico-Ofengemüse mit Hähnchen	Seite 201
(S)	Snack	Zitronen-Käsesahne-Creme	Seite 232

Tag 20

Training

Absolviere so viele Wiederholungen in der angegebenen Zeit, wie du kannst.

Wichtig: An erster Stelle steht immer die korrekte Ausführung der Übungen, erst dann kommt die Geschwindigkeit!

5 Minuten funktionales Aufwärmen

Runde 1

- **1 Minute Burpees, 1 Minute Dips, 1 Minute Ausfallschritte**
- **2 Minuten Pause**

Runde 2

- **1 Minute Burpees, 1 Minute Dips, 1 Minute Ausfallschritte**
- **2 Minuten Pause**

Runde 3

- **1 Minute Burpees, 1 Minute Dips, 1 Minute Ausfallschritte**
- **2 Minuten Pause**

- 1 Minute Supermann, 1 Minute Unterarmstütz, 1 Minute Seitliches Hüftheben (30 Sekunden je Seite)
- 2 Minuten Pause

5 Minuten Dehnungsübungen als Trainingsabschluss

Rezepte

(F) Frühstück	Herzhafte Frühstücksmuffins		Seite 139
(M) Mittag	Geschmorte Hähnchenschenkel mit Champignons und Tomaten		Seite 169
(A) Abend	Zucchini-Spaghetti nach Thai-Art mit Rindfleischstreifen		Seite 202
(S) Snack	Beerendessert mit Rumaroma		Seite 233

Tag 21

Aufsatz über dein jetziges Ich

Die Aufgabe für diesen Tag folgt demselben Prinzip wie der Aufsatz über dein früheres Ich. Diesmal ist aber dein jetziges Ich an der Reihe.

Rezepte

(F) Frühstück	1 Chia-Sonnenblumen-Brötchen mit 20 g Frischkäse		Seite 140
(M) Mittag	Schlemmerfilet Italiano		Seite 170
(A) Abend	Pute auf Frischkäse-Tomaten mit Pinienkernen		Seite 203
(S) Snack	Schokoladencreme mit Avocado		Seite 234

Tag 22

Training

Absolviere so viele Wiederholungen in der angegebenen Zeit, wie du kannst.

Wichtig: An erster Stelle steht immer die korrekte Ausführung der Übungen, erst dann kommt die Geschwindigkeit!

5 Minuten funktionales Aufwärmen

Runde 1

- 1 Minute Burpees, 1 Minute Liegestütze, 1 Minute Kniebeugen
- 2 Minuten Pause

Runde 2

- 1 Minute Burpees, 1 Minute Liegestütze, 1 Minute Kniebeugen
- 2 Minuten Pause

Runde 3

- 1 Minute Burpees, 1 Minute Liegestütze, 1 Minute Kniebeugen
- 2 Minuten Pause

Runde 4

- 1 Minute Supermann, 1 Minute Unterarmstütz, 1 Minute Seitliches Hüftheben (30 Sekunden je Seite)
- 2 Minuten Pause

5 Minuten Dehnungsübungen als Trainingsabschluss

Rezepte

F	Frühstück	Süße Vanillepfannkuchen mit Beerenjoghurt	Seite 141
M	Mittag	Scharfes Chili-Hähnchen mit Champignons und Brokkoli	Seite 171
A	Abend	Zucchinisticks	Seite 204
S	Snack	Hüttenkäsetaler	Seite 235

Tag 23

Aufsatz über dein zukünftiges Ich

In der Reihe der Aufsätze fehlt noch der Aufsatz über dein zukünftiges Ich. Wie stellst du dir dich in der Zukunft vor. Welche Fehler könntest du vielleicht noch machen, wo liegen deine Schwächen? Was sind deine Stärken und was kannst du daraus machen? Was würdest du deinem zukünftigen Ich sagen? Bewahre die drei Aufsätze über deine Ichs bis zum Ende der 28 Tage an einem sicheren Platz auf.

Rezepte

(F)	Frühstück	Spinat-Lachs-Rolle	Seite 142
(M)	Mittag	Gebratener Wirsing mit Ziegenkäse und Paranüssen	Seite 172
(A)	Abend	Keftedes mit gegrillter Paprika und Tomaten	Seite 205
(S)	Snack	Blaubeer-Ricotta-Creme	Seite 236

Tag 24

Training

Absolviere so viele Wiederholungen in der angegebenen Zeit, wie du kannst.

Wichtig: An erster Stelle steht immer die korrekte Ausführung der Übungen, erst dann kommt die Geschwindigkeit!

5 Minuten funktionales Aufwärmen

Runde 1

- **1 Minute Burpees, 1 Minute Dips, 1 Minute Ausfallschritte**
- **2 Minuten Pause**

Runde 2

- **1 Minute Burpees, 1 Minute Dips, 1 Minute Ausfallschritte**
- **2 Minuten Pause**

Runde 3

- · **1 Minute Burpees, 1 Minute Dips, 1 Minute Ausfallschritte**
- · **2 Minuten Pause**

Runde 4

- · **1 Minute Supermann, 1 Minute Unterarmstütz, 1 Minute Seitliches Hüftheben (30 Sekunden je Seite)**
- · **2 Minuten Pause**

5 Minuten Dehnungsübungen als Trainingsabschluss

Rezepte

(F)	Frühstück	Frühstücksgratin	Seite 143
(M)	Mittag	Fenchelgratin mit Putenstreifen und Gorgonzola	Seite 173
(A)	Abend	Hähnchenbrust in Champignon-Senf-Sahne mit Möhren	Seite 206
(S)	Snack	Gefüllte Spitzpaprika im Baconmantel	Seite 237

Tag 25

Stärke dein Selbstvertrauen

Was hast du bis heute erreicht? Halte einmal kurz inne und überlege, was sich verändert hat. Alles, was du erreicht hast, ist gut und wichtig. Jeder noch so kleine Fortschritt ist ein Gewinn. Notiere deine positiven Veränderungen. Lass dich dabei keinesfalls dazu verleiten, irgendetwas kleinzureden. Sage zu dir beispielsweise nicht: »Ich habe nur ein Kilo abgenommen«, sondern positiviere deine Aussage: »Das erste Kilo ist schon weg, weitere Kilos werden jetzt folgen.« Freue dich über jeden Schritt vorwärts in Richtung deines Ziels. Empfinde diese Freude und diesen Stolz, so gut es dir gelingen kann. Mache dir klar, dass du stetig vorwärtsgehst und unweigerlich an dein Ziel gelangen wirst. Lerne, dir selbst zu vertrauen.

Tag 26

Training

Absolviere so viele Wiederholungen in der angegebenen Zeit, wie du kannst.

Wichtig: An erster Stelle steht immer die korrekte Ausführung der Übungen, erst dann kommt die Geschwindigkeit!

5 Minuten funktionales Aufwärmen

Runde 1

· **1 Minute Burpees, 1 Minute Liegestütze, 1 Minute Kniebeugen**
· **2 Minuten Pause**

Runde 2

· **1 Minute Burpees, 1 Minute Liegestütze, 1 Minute Kniebeugen**
· **2 Minuten Pause**

Runde 3

· **1 Minute Burpees, 1 Minute Liegestütze, 1 Minute Kniebeugen**
· **2 Minuten Pause**

Runde 4

· **1 Minute Supermann, 1 Minute Unterarmstütz, 1 Minute Seitliches Hüftheben (30 Sekunden je Seite)**
· **2 Minuten Pause**

5 Minuten Dehnungsübungen als Trainingsabschluss

Rezepte

(F)	Frühstück	Kohlrabischnitzel mit Frischkäsefüllung	Seite 145
(M)	Mittag	Lachs mit Avocado-Zucchini-Salsa auf Feldsalat	Seite 175
(A)	Abend	Rucola-Puten-Pfanne mit Blumenkohlreis	Seite 208
(S)	Snack	Himbeer-Joghurt-Mascarpone-Creme	Seite 239

Tag 27

Selbsterkenntnis

Menschen machen manchmal Dinge, die sie eigentlich gar nicht machen wollen. Manche begehen sogar dieselben Dummheiten und Fehler immer wieder. Gehörst du vielleicht auch zu diesen Menschen? Gibt es Situationen in deinem Leben, die du schlecht bewältigen kannst, oder Dinge, die du gerne vermeiden würdest?

Nimm dir die Zeit und prüfe dich genau. Wovor hast du Angst und woran hindert dich diese Angst? Was würdest du an dir ändern wollen, hast es aber bisher noch nicht geschafft? Woran kann es liegen, dass du bestimmte Ziele noch nicht erreicht hast oder gar davor zurückschreckst? Schreibe deine Gedanken zu diesem Thema so genau wie möglich auf. Diese Aufgabe soll dir für dich persönlich Ideen liefern, wo du in Zukunft ansetzen kannst, um dein Leben zufriedener zu gestalten. Beschäftige dich mit diesen Ansätzen, entwickle weitere Ideen und Strategien, um deine Verwandlung in Angriff zu nehmen. Der erste Schritt zur Veränderung ist Selbsterkenntnis!

Rezepte

(F)	Frühstück	Chia-Pudding mit dreierlei Beeren	Seite 146
(M)	Mittag	Auberginenlasagne	Seite 176
(A)	Abend	Putenschnitzel auf gebratenem Gemüse	Seite 209
(S)	Snack	Basilikum-Blumenkohl-Salat	Seite 240

Tag 28

Training

Absolviere so viele Wiederholungen in der angegebenen Zeit, wie du kannst.

Wichtig: An erster Stelle steht immer die korrekte Ausführung der Übungen, erst dann kommt die Geschwindigkeit!

5 Minuten funktionales Aufwärmen

Runde 1

- 1 Minute Burpees, 1 Minute Dips, 1 Minute Ausfallschritte
- 2 Minuten Pause

Runde 2

- 1 Minute Burpees, 1 Minute Dips, 1 Minute Ausfallschritte
- 2 Minuten Pause

Runde 3

- 1 Minute Burpees, 1 Minute Dips, 1 Minute Ausfallschritte
- 2 Minuten Pause

Runde 4

- 1 Minute Supermann, 1 Minute Unterarmstütz, 1 Minute Seitliches Hüftheben (30 Sekunden je Seite)
- 2 Minuten Pause

5 Minuten Dehnungsübungen als Trainingsabschluss

Rezepte

(F)	Frühstück	Käse-Knoblauch-Brot	Seite 147
(M)	Mittag	Exotisches Rüben-Curry mit knuspriger Putenkeule	Seite 177
(A)	Abend	Knurrhahn-Fischsuppe mit Gemüse	Seite 210
(S)	Snack	Amaretto-Mascarpone-Creme	Seite 241

Am Ende der 28 Tage: Ziehe dein Fazit

Dein 28-Tage Programm ist nun geschafft, es ist Zeit, zurückzublicken und ein Fazit zu ziehen. Schreibe dazu einen zweiten Brief an dich, so wie du es am ersten Tag getan hast. Beschreibe in diesem Brief wieder genau, was du dir wünschst und was deine Ziele sind. Erzähle dir ausführlich deine Gedanken. Wenn du deinen Brief fertig verfasst hast, dann hole den ersten Brief hervor und vergleiche beide miteinander. Hat sich etwas verändert? Und wenn ja, was? Hast du vielleicht eine andere Einstellung gewonnen? Bist du mutiger und zuversichtlicher geworden und hast dir höhere Ziele gesteckt? Hole auch deine anderen drei Aufsätze hervor und ziehe mithilfe deiner gesamten Aufzeichnungen für dich dein persönliches Resümee. Was haben die mentalen Übungen bis jetzt bewirkt und was hat sich bis hierhin in deinem Leben verändert?

Und nach deinem Fazit – wie wirst du weitermachen und was sind deine nächsten Ziele?

Gib nie auf, entwickle dich stetig weiter und reflektiere regelmäßig dein Handeln. Du hast deine Erfolge selbst in der Hand. Wir hoffen, dass du die aus deiner Sicht maximalen Erfolge erzielst und viel Spaß auf deinem Weg hast. Wenn du dich mit uns austauschen möchtest, freuen wir uns auf deinen Besuch in unserer Community.

Jetzt bleibt uns nur noch, dir die Rezepte im Einzelnen vorzustellen. Wir wünschen dir viel Freude beim Nachkochen und Genießen.

Zum Umgang mit diesem Buch

Die Rezepte im Folgendem sind in die Kategorien »Frühstück«, »Mittag- und Abendessen« und »Snacks« gegliedert. Viele Frühstücksrezepte eignen sich z. B. auch als Snacks, daher findest du bei jedem Rezept Icons, die dir helfen, dir einen schnellen Überblick zu verschaffen. Auch vegetarische Rezepte sind gekennzeichnet.

(F) Frühstück   (S) Snack

(M) Mittag   (V) Vegetarisch

(A) Abendessen

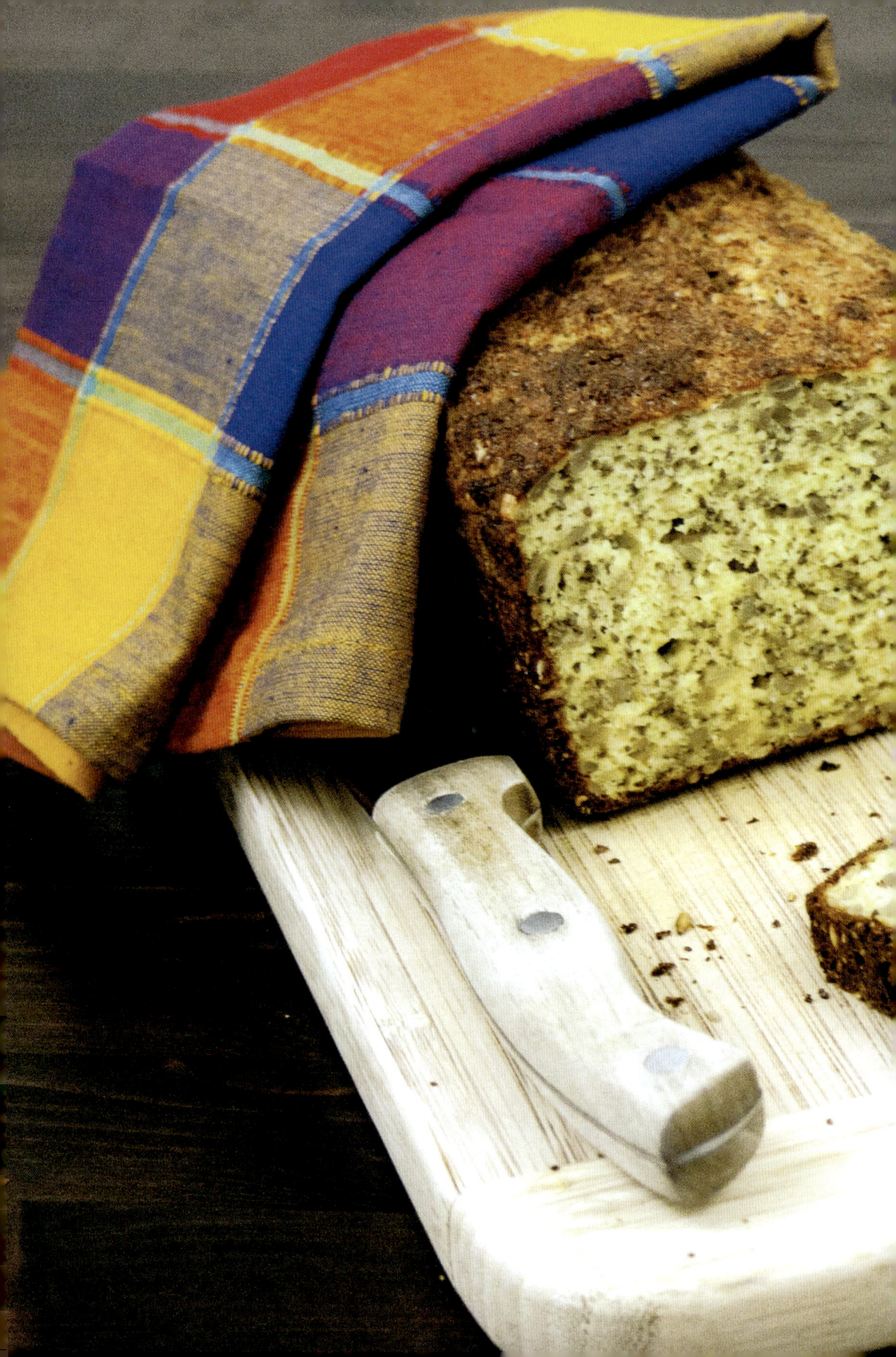

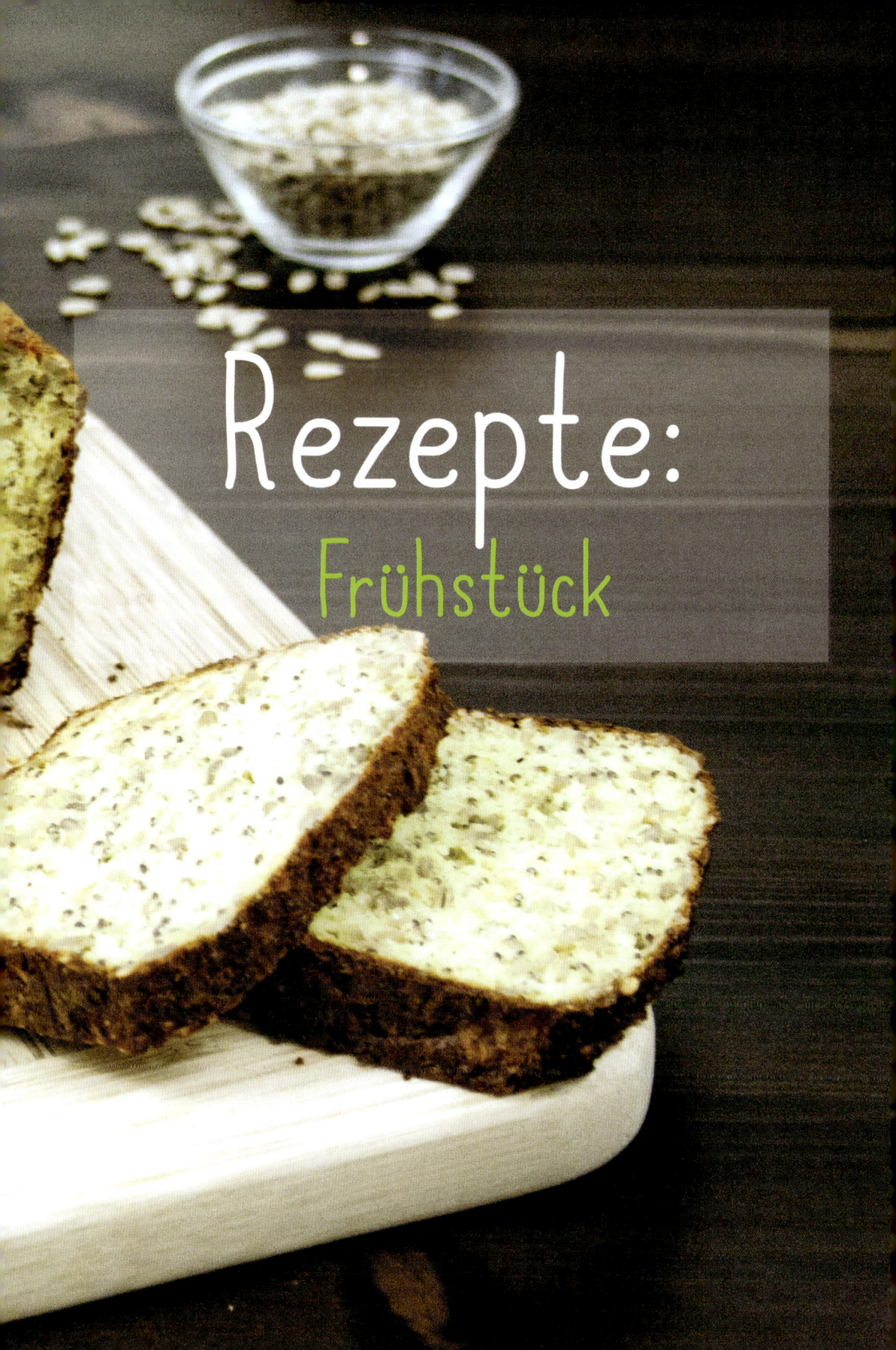

Rezepte:

Frühstück

Ghee (geklärte Butter)

Vorbereitung: 5 Minuten
Kochen: 30 Minuten

Zutaten:
1 Kilo Weidebutter

So wird's gemacht:

Die Weidebutter in einem Topf erhitzen, bis die Butter Blasen schlägt und zu schäumen beginnt.

Die Hitze konstant halten und den Schaum immer wieder abschöpfen, bis die Butter keinen Schaum mehr bildet und klar ist.

Über ein verschließbares Gefäß ein feines Sieb positionieren. Die geklärte Butter durch das Sieb in das Gefäß filtern.

Die geklärte Butter wird nach dem vollständigen Abkühlen heller, streichfest und eignet sich gut zum Braten. Sie muss nicht im Kühlschrank aufbewahrt werden.

	100 g	Portion
KH	0,0	0,0
Fett	99,0	5,0
EW	0,0	0,0
Kcal	891	45
Kjoule	3730	187

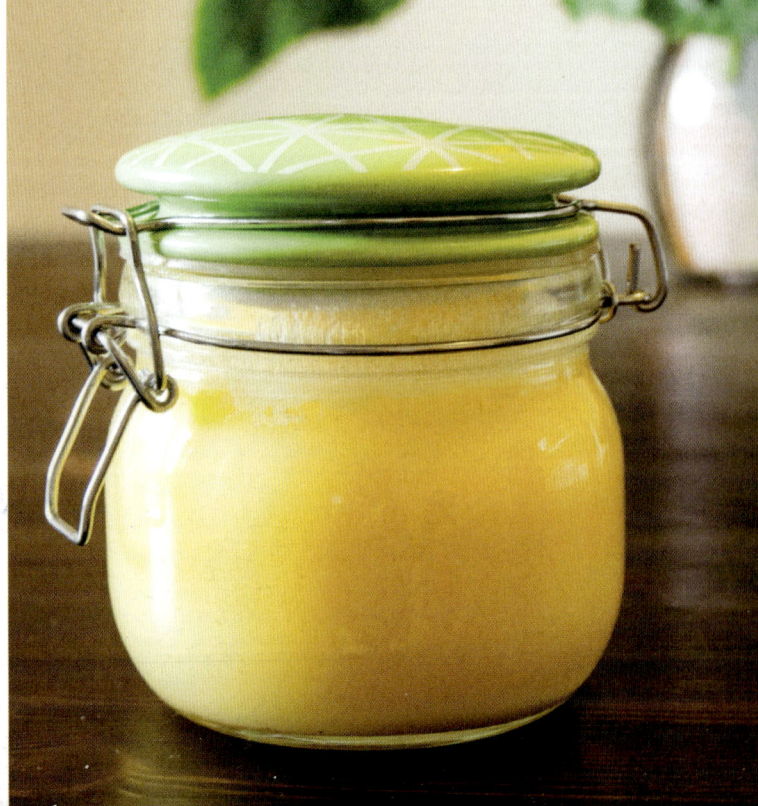

Low-Carb-Körnerbrot Ⓕ Ⓢ Ⓥ

Vorbereitung: 10 Minuten
Backen: 45 Minuten
Für 1 Brot (ca. 15 Scheiben)

Zutaten:
200 g gemahlene Mandeln
20 g Flohsamenschalen
200 g Sonnenblumenkerne
100 g Kürbiskerne
50 g geschrotete Leinsamen
1 Pck. Backpulver
4 Eier (Größe M)
200 ml Wasser
1 TL Salz

So wird's gemacht:

Den Backofen auf 160 °C Umluft oder 180 °C Ober-/ Unterhitze vorheizen.

Die Mandeln, die Flohsamenschalen, die Sonnenblumen- kerne, die Kürbiskerne und die Leinsamen in eine Schüssel geben, das Backpulver daraufsieben und die Zutaten gut miteinander vermischen.

Die Eier mit dem Wasser und dem Salz in einer großen Schüssel verrühren, Die Körner-Mandel-Mischung dazu- geben und alles zu einem Teig rühren.

Eine Brotkastenform mit Backpapier auskleiden, den Teig hineinfüllen und glatt streichen.

Das Brot in den Ofen geben, 45 Minuten backen und vor dem Anschneiden auskühlen lassen.

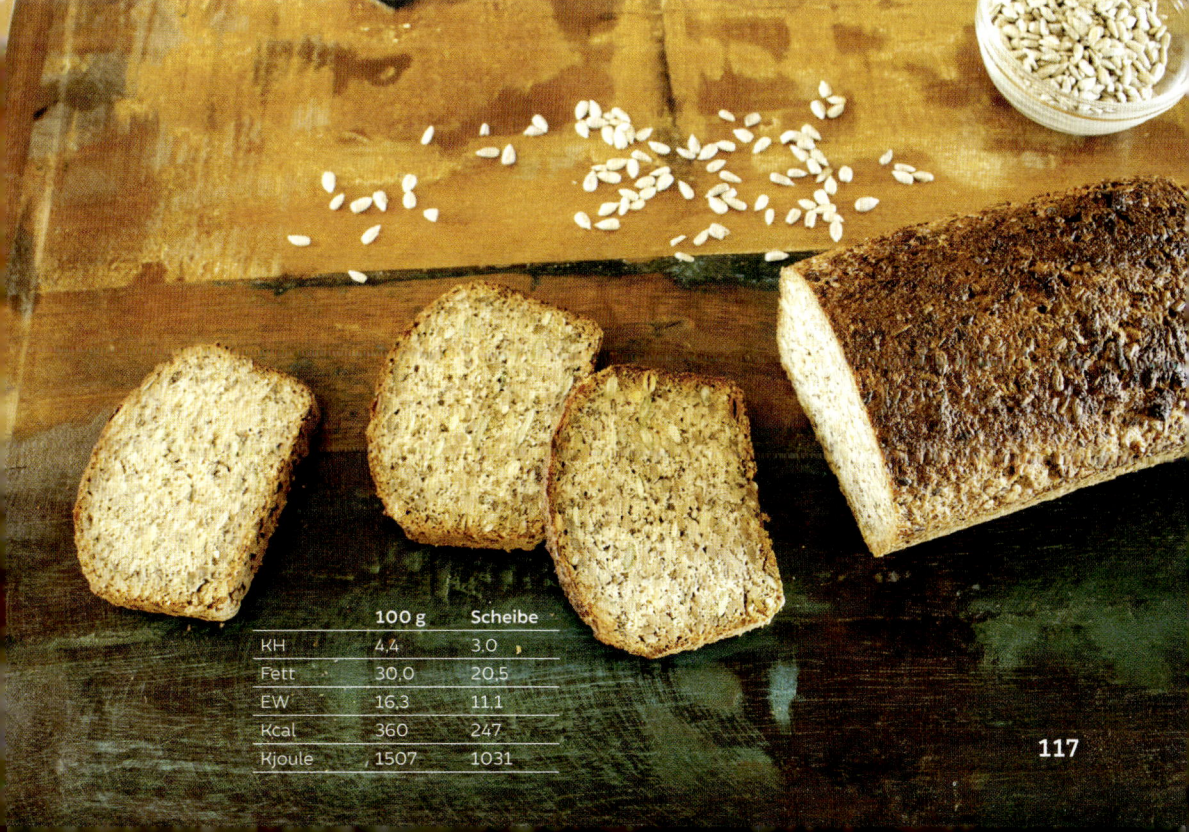

	100 g	Scheibe
KH	4,4	3,0
Fett	30,0	20,5
EW	16,3	11,1
Kcal	360	247
Kjoule	1507	1031

Sonnenblumen-Quark-Brot mit Chia Ⓕ Ⓢ Ⓥ

Vorbereitung: 10 Minuten
Backen: 50 Minuten
Für 1 Brot (ca. 22 Scheiben)

Zutaten:

3 Eier (Größe L)
500 g Quark (40 % Fett)
200 g blanchierte, gemahlene
   Mandeln
1 Pck. Backpulver
200 g Sonnenblumenkerne
50 g Chia-Samen
30 g Flohsamenschalen
1 TL Salz

So wird's gemacht:

Den Backofen auf 160 °C Umluft oder 180 °C Ober-/Unterhitze vorheizen.

Die Eier mit dem Quark in einer Schüssel verquirlen.

Die Mandeln in eine zweite Schüssel geben und das Backpulver dazu sieben. Die Sonnenblumenkerne, die Chia-Samen, die Flohsamenschalen und das Salz hinzugeben und gut untermischen.

Die trockene Zutatenmischung zur Quark-Ei-Masse geben und unterrühren, bis ein homogener Teig entsteht.

Eine Brotbackform mit Backpapier auskleiden, den Teig hineinfüllen und glatt streichen. Das Sonnenblumen-Quark-Brot in den Ofen stellen und 50 Minuten backen.

Nach dem Backen kurz abkühlen lassen, aus der Form stürzen und das Backpapier entfernen. Das Brot vor dem Anschneiden vollständig auskühlen lassen.

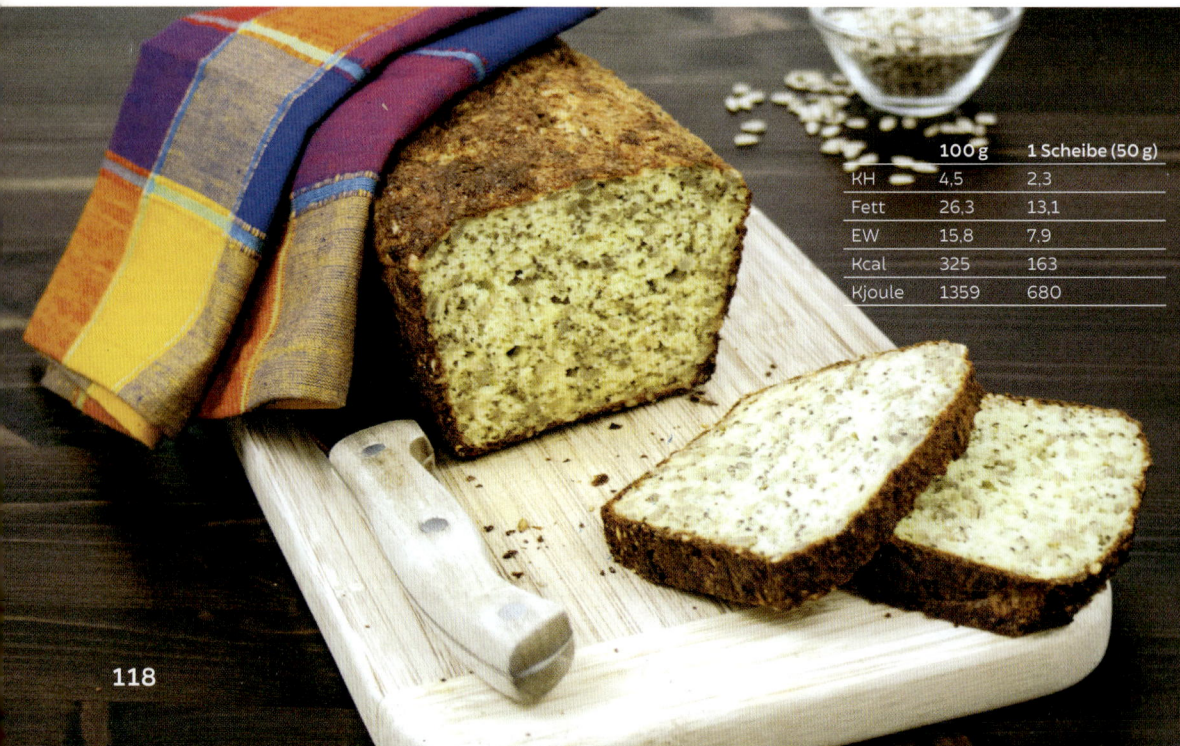

	100 g	1 Scheibe (50 g)
KH	4,5	2,3
Fett	26,3	13,1
EW	15,8	7,9
Kcal	325	163
Kjoule	1359	680

Zimt-Oopsies Ⓕ Ⓢ Ⓥ

Vorbereitung: 10 Minuten
Backen: 10 Minuten
Für 2 Portionen (4 Oopsies)

Zutaten:

3 Eier (Größe M)
100 g Frischkäse
1 TL Flohsamenschalen
2 EL Erythrit
1 TL Zimt
1 Msp. Backpulver

So wird's gemacht:

Den Backofen auf 150 °C Umluft oder 170 °C Ober-/ Unterhitze vorheizen.

Die Eier trennen und das Eiweiß in einer Schüssel steif schlagen. Das Eigelb in einer zweiten Schüssel mit dem Frischkäse, den Flohsamenschalen, dem Erythrit, dem Zimt und dem Backpulver verrühren. Den Eischnee mit dem Schneebesen unter die Masse heben.

Die Masse in 4 Portionen auf ein mit Backpapier ausgelegtes Backblech gießen und 10 Minuten im Ofen backen.

	100 g	1 Portion
KH	1,8	2,7
Fett	15,3	22,9
EW	9,3	13,9
Kcal	183	273
Kjoule	765	1139

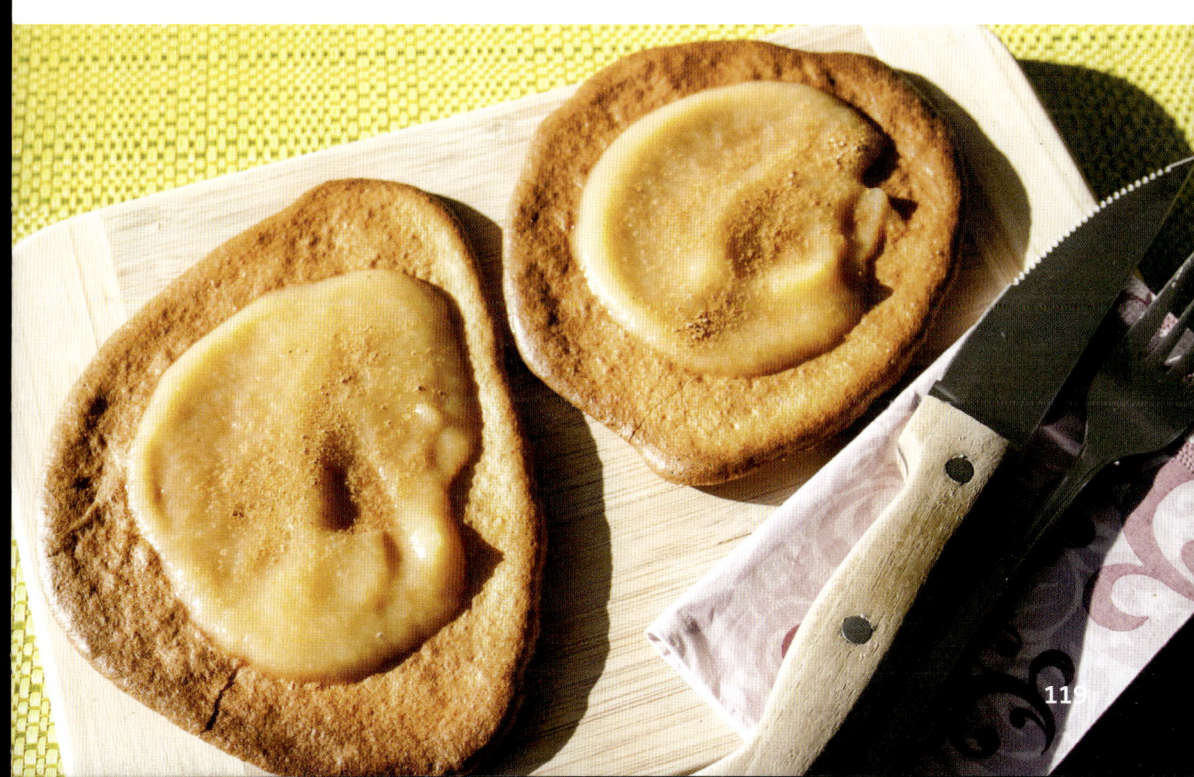

Zucchinimuffins mit Walnüssen Ⓕ Ⓢ Ⓥ

Vorbereitung: 15 Minuten
Backen: 20 Minuten
Für 2 Portionen (6 Muffins)

Zutaten:
½ Zucchini
1 Ei (Größe M)
25 g Frischkäse
Mark einer Vanilleschote
40 g gemahlene, blanchierte
*   Mandeln*
30 g Erythrit
1 TL Backpulver
20 g Walnusskerne + 6 halbe
*   Walnusskerne*
Ghee zum Einfetten

So wird's gemacht:

Den Backofen auf 140 °C Umluft oder 160 °C Ober-/ Unterhitze vorheizen.

Die Zucchini waschen, putzen und fein raspeln. Die Zucchini- raspel in ein Sieb geben und abtropfen lassen.

Das Ei mit dem Frischkäse und dem Vanillemark in einer Schüssel schaumig schlagen. Die Mandeln in eine zweite Schüssel geben, mit 20 g Erythrit und dem Backpulver vermischen. Das Mandelgemisch mit der Eimasse verrühren. Die Zucchiniraspel mit der Hand etwas ausdrücken und unter den Muffinteig rühren. Die Walnüsse hacken und ebenfalls unter den Teig mengen.

Den Muffinteig in 6 gefettete Muffinformen füllen und 20 Minuten im Ofen backen.

Die Muffins abkühlen lassen und aus den Formen lösen.

Die restlichen 10 g Erythrit in einem kleinen Topf erhitzen und schmelzen lassen.

Mit dem geschmolzenen Erythrit jeweils ½ Walnusskern auf einen Muffin kleben.

	100 g	Portion	Muffin
KH	3,6	7,0	2,3
Fett	14,3	27,8	9,3
EW	6,6	12,9	4,3
Kcal	169	328	109
Kjoule	706	1370	457

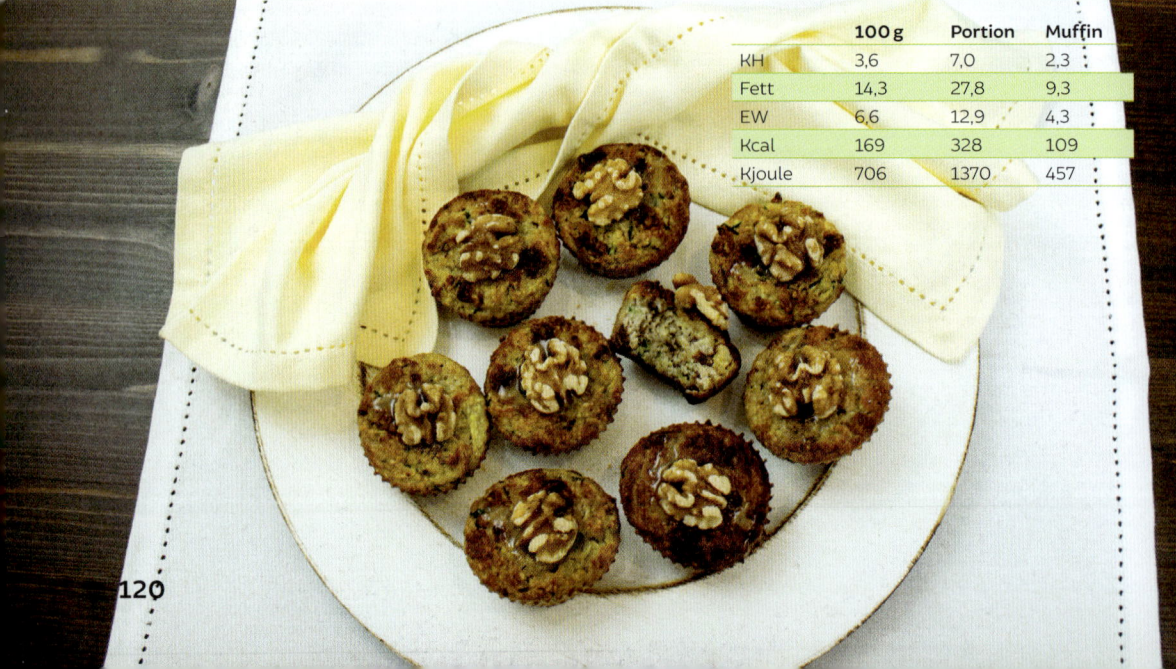

Blaubeerpfannkuchen Ⓕ Ⓢ Ⓥ

Zubereitung. 25 Minuten
Für 2 Portionen

Zutaten:
2 Eier (Größe M)
50 g Erythrit
150 g griechischer Joghurt
50 g gemahlene Mandeln
1 EL Flohsamenschalen
100 g Blaubeeren
Ghee zum Braten (siehe S. 116)

So wird's gemacht:

Die Eier mit dem Erythrit und dem Joghurt in einer Schüssel schaumig schlagen. Die gemahlenen Mandeln mit den Flohsamenschalen vermischen und unter die Eiermasse rühren. Die Blaubeeren waschen, abtropfen lassen und vorsichtig unter den Teig heben.

Etwas Ghee in einer beschichteten Pfanne auf kleiner bis mittlerer Stufe erhitzen. Aus dem Teig nacheinander jeweils von einer Seite ohne zu wenden 2 Blaubeerpfannkuchen langsam ausbacken, bis der Teig vollständig gestockt ist.

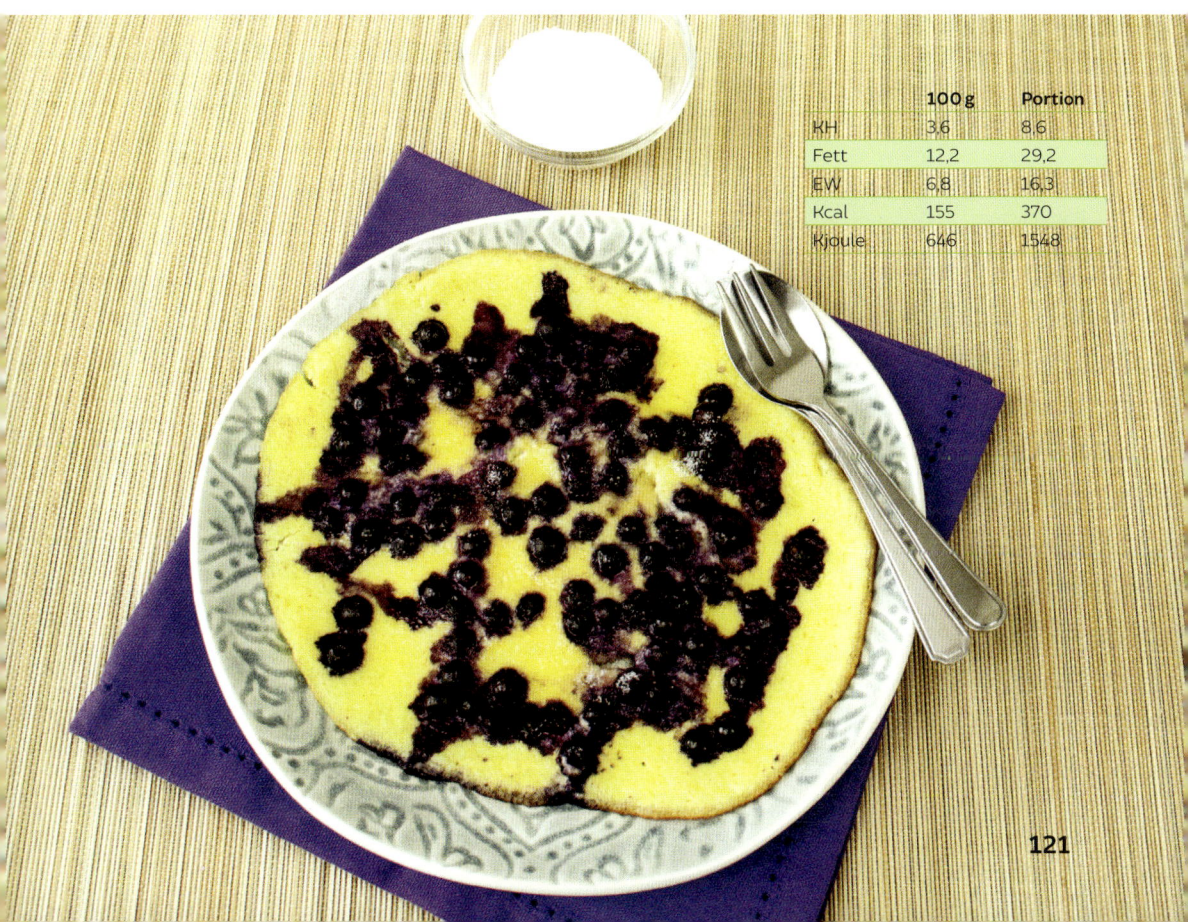

	100 g	Portion
KH	3,6	8,6
Fett	12,2	29,2
EW	6,8	16,3
Kcal	155	370
Kjoule	646	1548

Zucchini-Frühstücks-Minis Ⓕ Ⓢ

Vorbereitung: 20 Minuten
Backen: 20 Minuten
Für 2 Portionen

Zutaten:

1 große Zucchini
200 g stückige Tomaten (Dose)
50 g Cherrytomaten
¼ Paprikaschote
50 g Champignons
½ Kugel Mozzarella
30 g Salami (in Scheiben)
30 g Putenbrustaufschnitt
Oregano
Basilikum
Salz, Pfeffer
50 g geriebener Emmentaler

So wird's gemacht:

Den Backofen auf 160 °C Umluft oder 180 °C Ober-/ Unterhitze vorheizen.

Die Zucchini waschen, den Strunk entfernen und das Fruchtfleisch in ca. 1 cm dicke Scheiben schneiden. Die Scheiben auf ein mit Backpapier belegtes Blech legen und mit den stückigen Tomaten bestreichen.

Die Cherrytomaten und die Paprikaschote putzen, waschen und klein schneiden. Champignons säubern und in Scheiben schneiden. Den Mozzarella in einem Sieb abtropfen lassen und würfeln. Salami und Putenbrustaufschnitt in Stücke schneiden. Die Zucchinischeiben mit diesen Zutaten beliebig belegen und mit Oregano, Basilikum, Salz und Pfeffer nach Geschmack würzen.

Die Zucchini-Frühstücks-Minis mit Emmentaler bestreuen und im Backofen 20 Minuten backen.

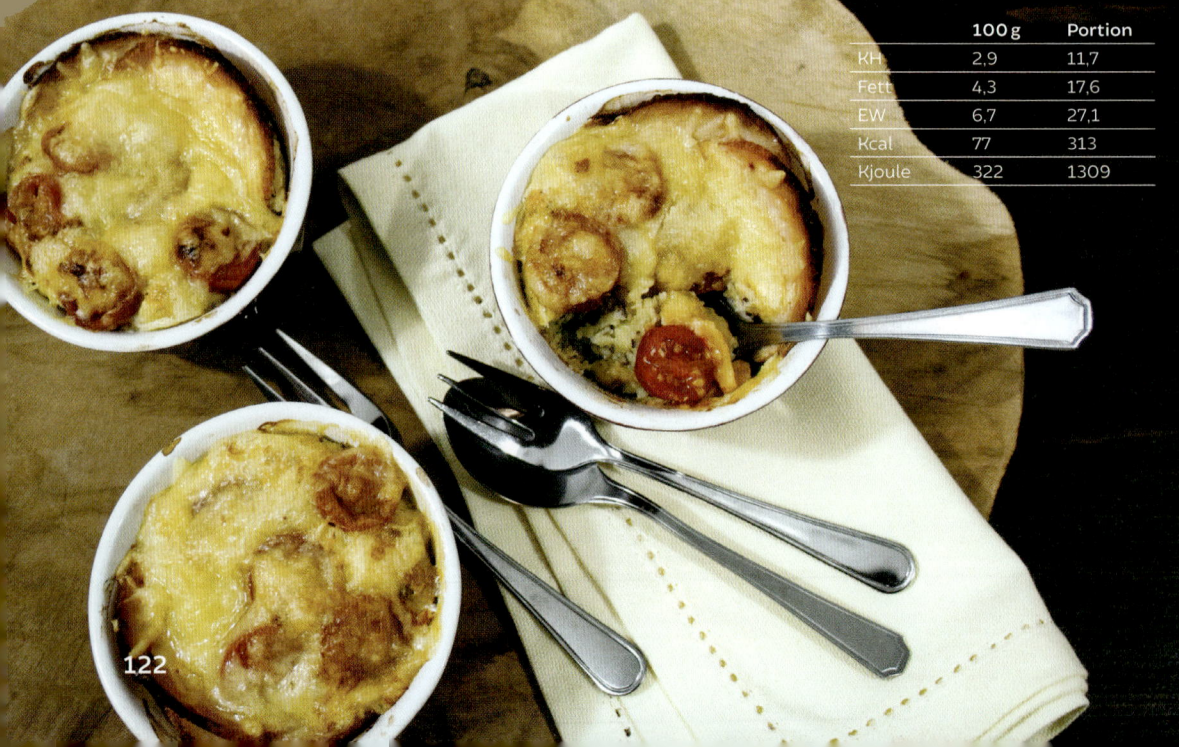

	100 g	Portion
KH	2,9	11,7
Fett	4,3	17,6
EW	6,7	27,1
Kcal	77	313
Kjoule	322	1309

Mozzarella-Pancake mit Bacon und Orangenscheiben Ⓕ Ⓢ

Zubereitung: 25 Minuten
Für 2 Portionen

Zutaten:
2 Eier (Größe M)
Salz, Pfeffer
40 g gemahlene Mandeln
1 EL Flohsamenschalen
½ Kugel Mozzarella
Ghee zum Braten (siehe S. 116)
2 Scheiben Bacon
1 Orange

So wird's gemacht:

Die Eier mit etwas Salz und Pfeffer in einer Schüssel schaumig schlagen. Die Mandeln mit den Flohsamenschalen vermischen und unter die Eier rühren.

Den Mozzarella abtropfen lassen, in kleine Würfel schneiden und in den Teig rühren.

Etwas Ghee in einer Pfanne erhitzen und darin aus dem Teig nacheinander zwei Pancakes backen.

Den Bacon in einer weiteren Pfanne knusprig braten.

Die Orange schälen und in Scheiben schneiden.

Jeweils einen Pancake mit einer Scheibe Bacon und der Hälfte der Orangenscheiben belegen und servieren.

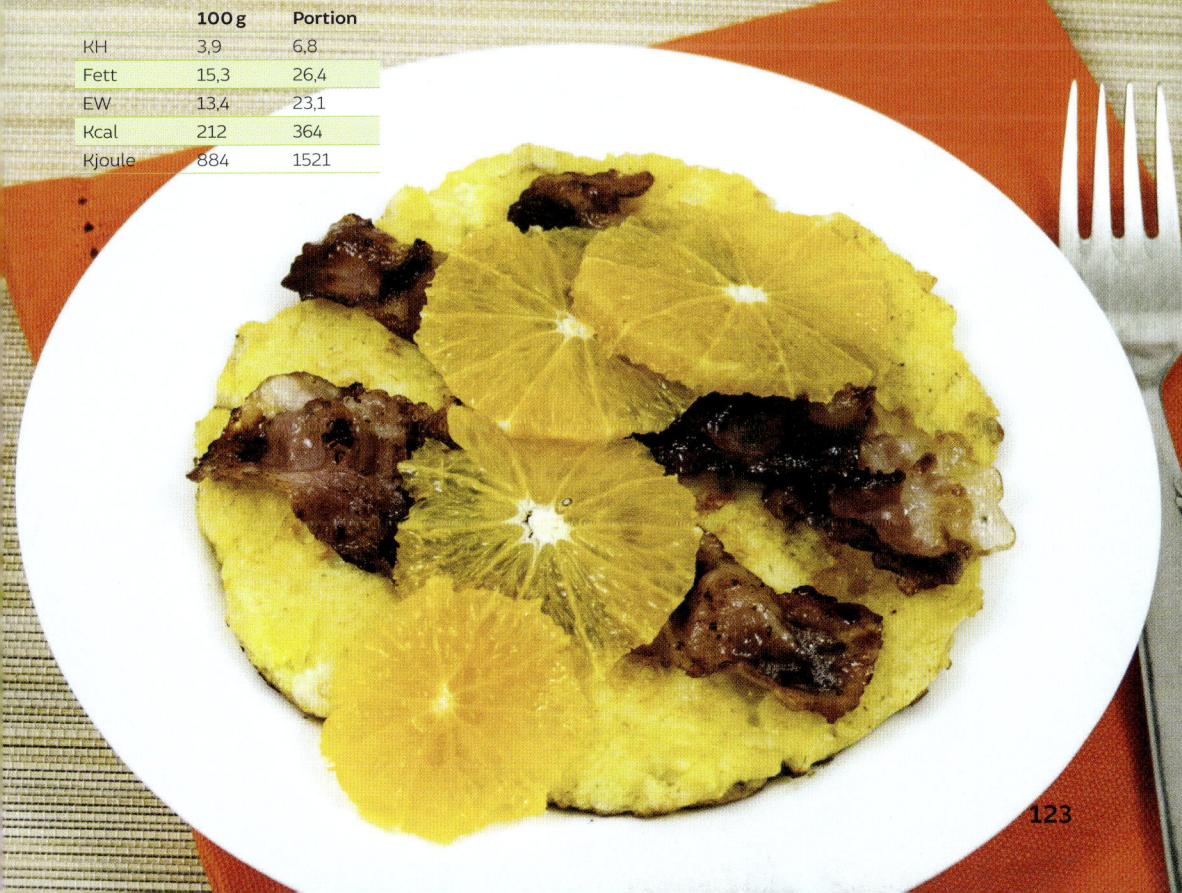

	100 g	Portion
KH	3,9	6,8
Fett	15,3	26,4
EW	13,4	23,1
Kcal	212	364
Kjoule	884	1521

Möhrenmuffins mit Haselnüssen Ⓕ Ⓢ Ⓥ

Vorbereitung: 10 Minuten
Backen: 20 Minuten
Für 2 Portionen (4 Muffins)

Zutaten:

1 Möhre
1 Ei (Größe M)
25 g Frischkäse
Mark einer ½ Vanilleschote
40 g gemahlene, blanchierte Mandeln
15 g Erythrit
1 TL Backpulver
20 g gehackte Haselnüsse
Ghee zum Einfetten
4 ganze Haselnüsse

So wird's gemacht:

Den Backofen auf 140 °C Umluft oder 160 °C Ober-/ Unterhitze vorheizen.

Die Möhre waschen, putzen und fein raspeln. Die Möhren-raspel in ein Sieb geben und abtropfen lassen.

Ca. die Hälfte vom Eiweiß vom Ei trennen, in eine Schüssel geben und zur Seite stellen. Das übrige Ei mit dem Frischkäse und dem Vanillemark in einer Schüssel schaumig schlagen. Die Mandeln mit dem Erythrit und dem Backpulver ver-mischen und in die Eimasse rühren.

Die Möhrenraspel mit der Hand etwas ausdrücken und in den Muffinteig rühren. 1 TL der gehackten Haselnüsse zurück-behalten und die restlichen Haselnüsse ebenfalls unter den Teig mengen.

Den Muffinteig in 4 gefettete Muffinformen füllen und 20 Minuten im Ofen backen.

Das Eiweiß steif schlagen und auf die noch warmen Muffins spritzen. Jeweils eine ganze Haselnuss in den Eischnee drücken, die restlichen gehackten Haselnüsse darüber-streuen und Muffins nochmals kurz in den Ofen schieben, bis der Eischnee fest ist.

Muffins aus dem Ofen nehmen, abkühlen lassen und aus den Formen lösen.

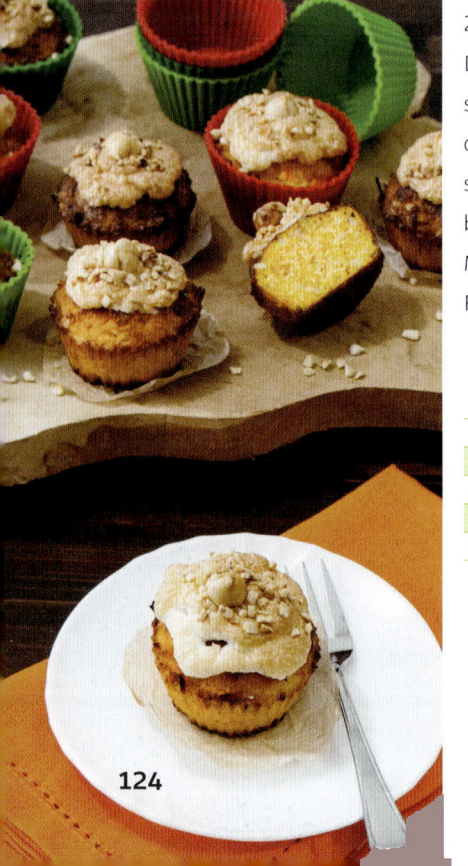

	100 g	Portion	Muffin
KH	6,0	8,2	4,1
Fett	19,6	26,5	13,2
EW	9,0	12,1	6,0
Kcal	238	321	161
Kjoule	995	1343	671

Mandelporridge mit Zimt und Beeren Ⓕ Ⓢ Ⓥ

Zubereitung: 15 Minuten
Für 2 Portionen

Zutaten:
60 g gemahlene Mandeln
20 g gehackte oder gestiftete
*   Mandeln*
2 TL Zimt
30 g Erythrit
300 ml Mandelmilch oder
*   Vollmilch*
2 TL Flohsamenschalen
100 g Beerenfrüchte nach Wahl

So wird's gemacht:

Die gemahlenen und die gehackten Mandeln, den Zimt und das Erythrit in einem Topf mit der Mandelmilch erwärmen. Unter Rühren die Masse 2 Minuten leicht köcheln lassen. Die Flohsamenschalen einrühren und den Topf vom Herd nehmen.

Die Beerenfrüchte waschen und abtropfen lassen. Ca. zwei Drittel der Beeren in das warme Porridge rühren.

Das Mandelporridge in Schalen füllen und mit den restlichen Beerenfrüchten garnieren.

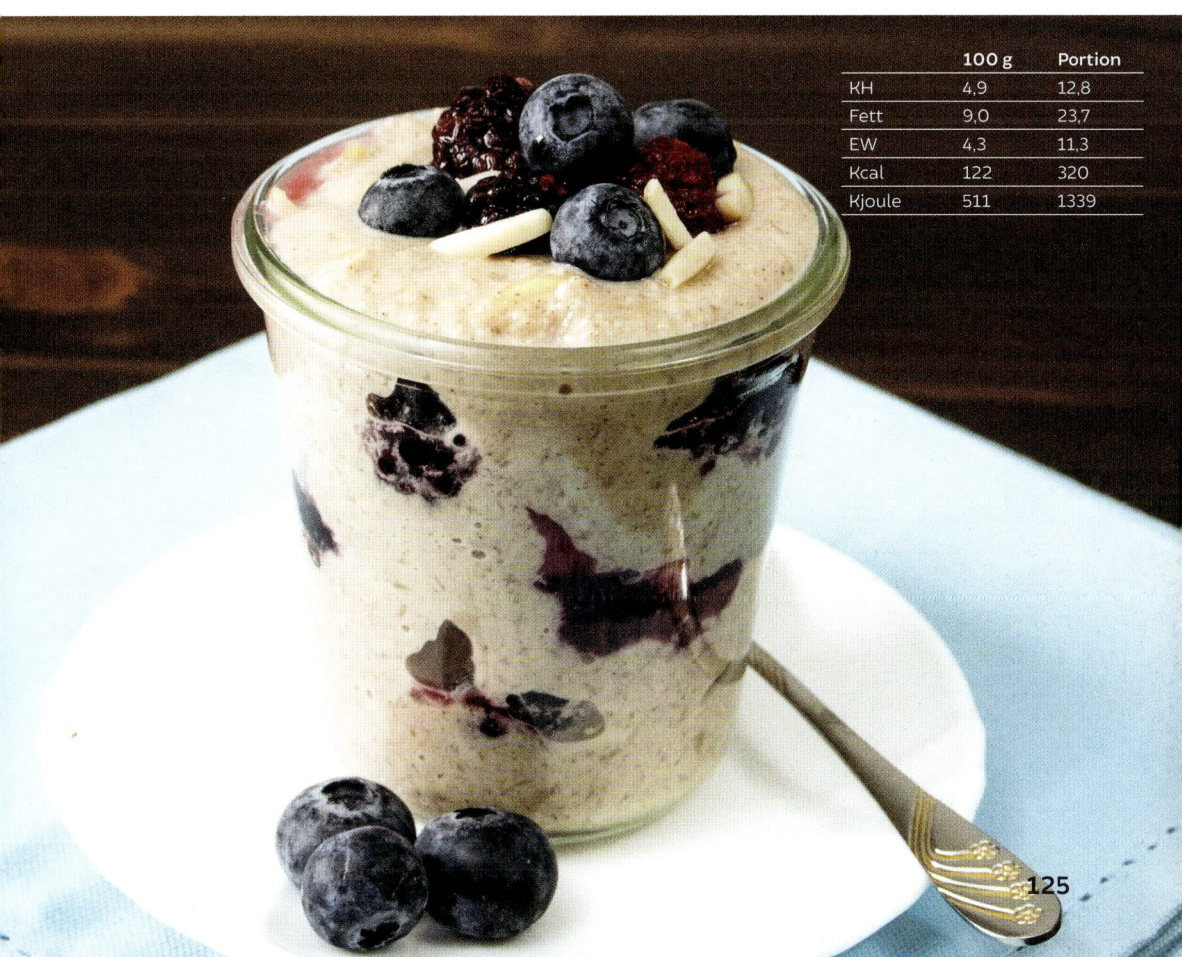

	100 g	Portion
KH	4,9	12,8
Fett	9,0	23,7
EW	4,3	11,3
Kcal	122	320
Kjoule	511	1339

Schlemmerzunge Ⓕ Ⓢ

Vorbereitung: 10 Minuten
Backen: 25 Minuten
Für 2 Portionen

Zutaten:
1 Ei (Größe M)
50 g Quark (40 % Fett)
1 Prise Salz
40 g gemahlene Mandeln
1 TL Flohsamenschalen
10 g Sesam
½ TL Backpulver
1 rote Zwiebel
50 g Schmand
1 Prise Pfeffer
20 g Katenschinken
20 g geriebener Käse
  (z. B. Gouda)

So wird's gemacht:

Den Backofen auf 140 °C Umluft oder 160 °C Ober-/ Unterhitze vorheizen.

Das Ei mit dem Quark und dem Salz in einer Schüssel ver- quirlen. Die Mandeln mit den Flohsamenschalen, dem Sesam und dem Backpulver vermischen und in die Eimasse rühren. Ein Backblech mit Backpapier auslegen und darauf mit dem Löffel aus dem Teig zwei flache Fladen verstreichen. Den Teig im Ofen 10 Minuten vorbacken.

Die rote Zwiebel abziehen und in Würfel schneiden. Den Schmand mit einer Prise Pfeffer glatt rühren und die beiden Fladen damit bestreichen. Den Katenschinken würfeln und mit der Zwiebel und dem geriebenen Käse auf den Schlem- merzungen verteilen.

Die Schlemmerzungen nochmals 15 Minuten im Ofen backen, bis der Käse geschmolzen ist.

	100 g	Portion
KH	4,7	7,8
Fett	17,8	29,8
EW	10,9	18,3
Kcal	223	374
Kjoule	934	1565

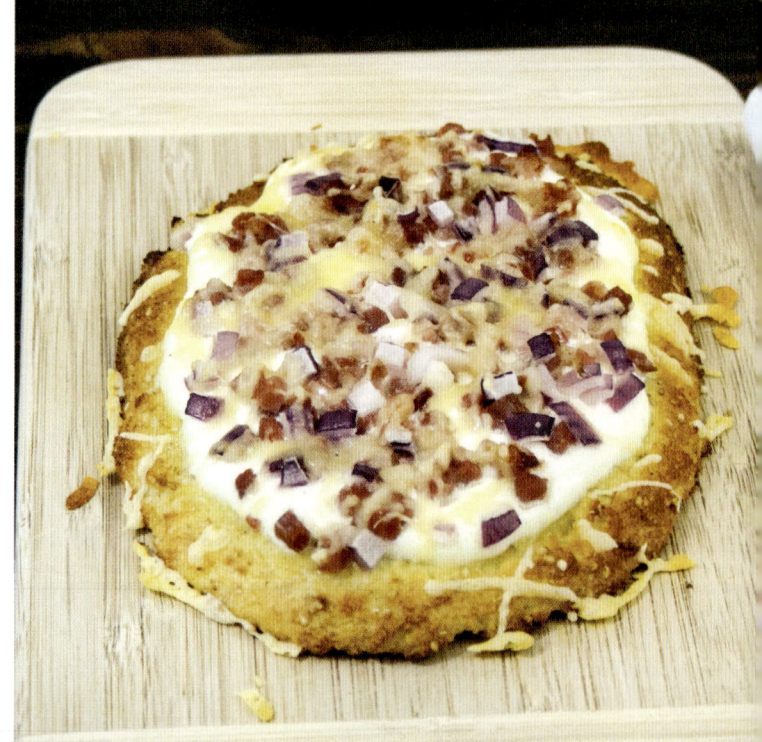

Herzhafte Frühstücksschnecken Ⓕ Ⓢ

Zubereitung: 30 Minuten
Für 2 Portionen

Zutaten:
2 Eier (Größe M)
50 g Quark (40 % Fett)
15 g blanchierte, gemahlene Mandeln
1 TL Flohsamenschalen
Ghee zum Braten (siehe S. 116)
6 kleine Tomaten (z. B. Mini-Dattel-Tomaten oder Kirschtomaten)
2 Scheiben gekochter Schinken oder Putenbrustaufschnitt
2 Scheiben Gouda oder Edamer

So wird's gemacht:

Die Eier und den Quark mit dem Handmixer in einer Schüssel cremig rühren. Die Mandeln und die Flohsamenschalen vermischen und unter die Quark-Ei-Masse rühren.

Ghee in einer Pfanne erhitzen und darin den Teig zu einem dünnen Pfannkuchen ausbacken.

Die Tomaten waschen und halbieren.

Den Pfannkuchen mit dem gekochten Schinken und dem Käse belegen und einrollen.

Die Pfannkuchenrolle in fingerdicke Scheiben schneiden und die Schnecken in die Pfanne legen. Jeweils in die Mitte einer Schnecke eine halbe Tomate drücken.

Die Schnecken von der Unterseite in der Pfanne kurz anbraten, bis der Käse etwas zerlaufen ist und die Schnecken zusammenhält.

Die herzhaften Frühstücksschnecken noch warm servieren.

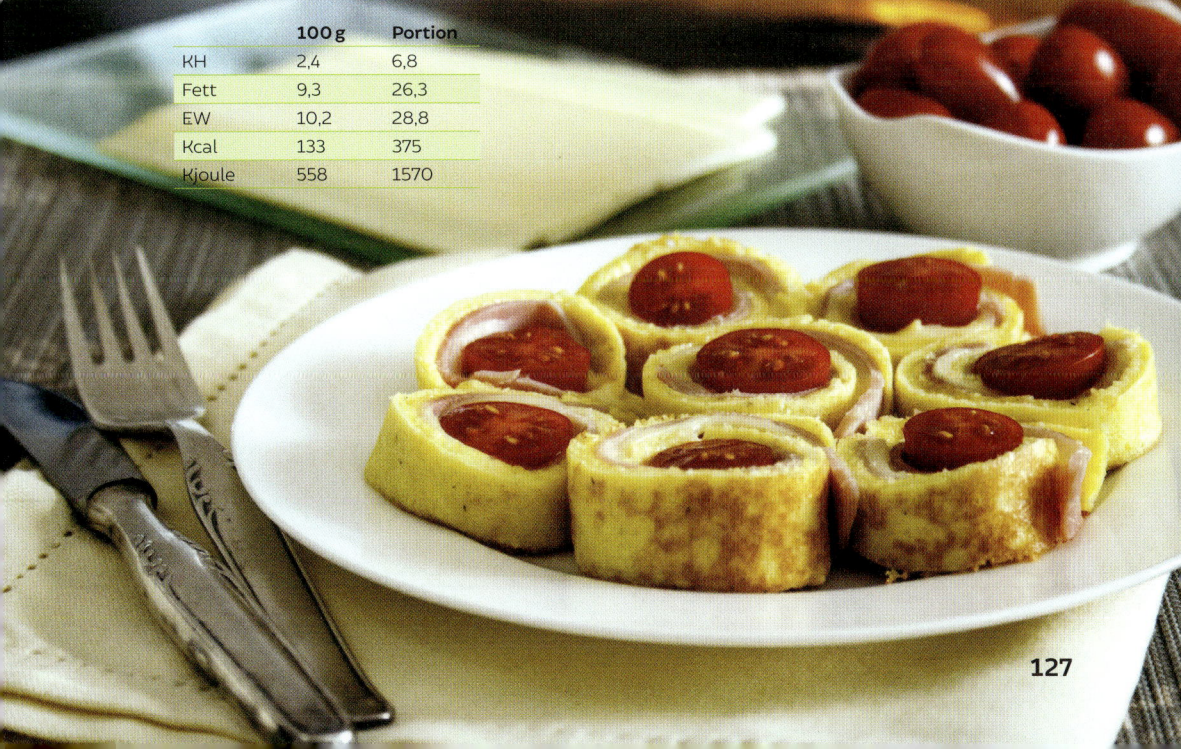

	100 g	Portion
KH	2,4	6,8
Fett	9,3	26,3
EW	10,2	28,8
Kcal	133	375
Kjoule	558	1570

Spinat-Happen mit Tomate Ⓕ Ⓢ Ⓥ

Vorbereitung: 15 Minuten
Backen: 15 Minuten
Für 2 Portionen

Zutaten:
4 Eier (Größe M)
70 g Frischkäse
Salz, Pfeffer
1 TL Paprikapulver, edelsüß
Muskatnuss
100 g TK-Blattspinat
Ghee zum Einfetten
3 Tomaten

So wird's gemacht:

Den Backofen auf 160 °C Umluft oder 180 °C Ober-/ Unterhitze vorheizen.

Die Eier mit dem Frischkäse in einer Schüssel zu einer homogenen Masse verquirlen. Die Masse nach Geschmack mit Salz, Pfeffer, Paprikapulver und Muskatnuss würzen.

Den Spinat auftauen, abtropfen lassen und mit der Hand etwas ausdrücken. Den Spinat mit der Eimasse vermischen und in kleine, gefettete, zum Backen geeignete Formen, z. B. Muffinformen, einfüllen. Dabei darauf achten, dass die Formen nur zu zwei Dritteln gefüllt werden, damit der Teig beim Backen nicht überläuft.

Die Tomaten waschen und quer in Scheiben schneiden.

Jeweils eine Tomatenscheibe auf die Ei-Spinat-Masse legen und die Spinat-Happen 15 Minuten m Ofen backen, bis das Ei gestockt ist.

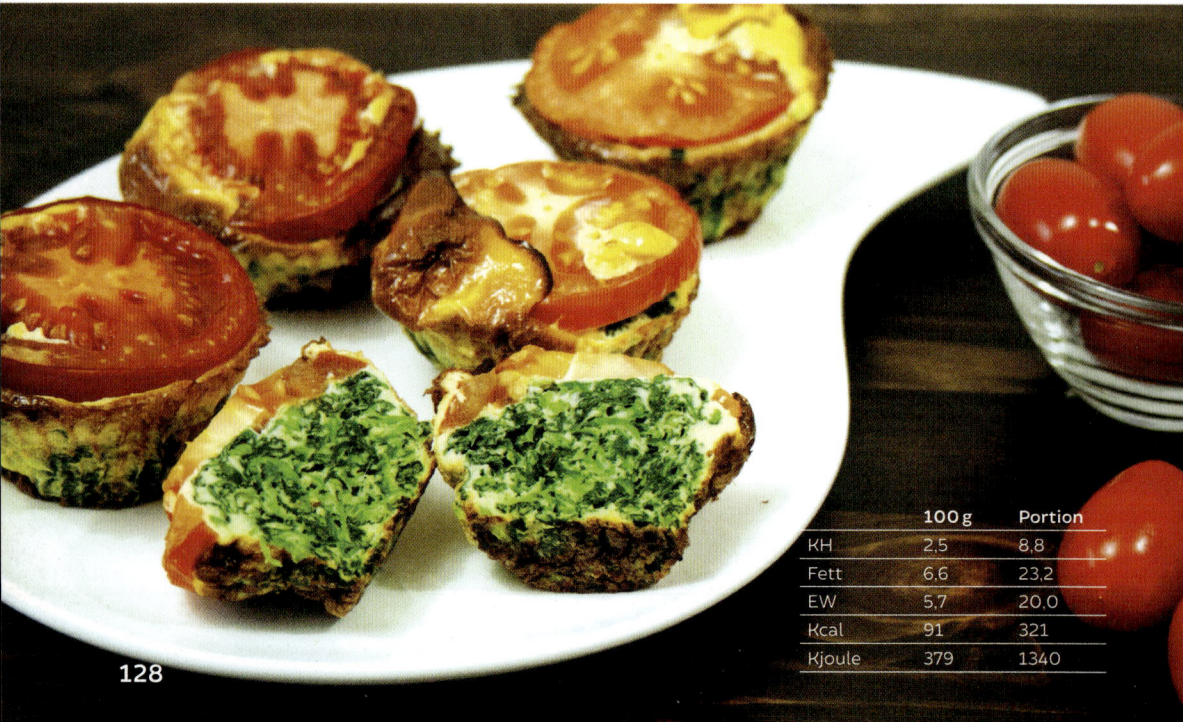

	100 g	Portion
KH	2,5	8,8
Fett	6,6	23,2
EW	5,7	20,0
Kcal	91	321
Kjoule	379	1340

Avocado-Toast mit Spiegelei und Blitzketchup Ⓕ Ⓢ Ⓥ

Zubereitung: 25 Minuten
Für 2 Portionen

Zutaten:
½ Avocado
Salz, Pfeffer
1 EL Tomatenmark
1 TL Worcestersauce
1 TL Erythrit
Wasser
2 Scheiben Sonnenblumen-
  Quark-Brot (siehe S. 118)
Ghee zum Braten (siehe S. 116)
2 Eier (Größe M)

So wird's gemacht:

Die Avocado halbieren, den Kern entfernen und das Fruchtfleisch mit einem Löffel aus einer Hälfte der Schale lösen. Das Avocadofruchtfleisch mit der Gabel zerdrücken und mit Salz und Pfeffer würzen.

Das Tomatenmark in einer Schüssel mit der Worcestersauce, dem Erythrit und Salz und Pfeffer nach Geschmack verrühren. Dabei nach und nach so viel Wasser unterrühren, bis das Ketchup die passende Konsistenz erreicht hat.

Die Scheiben Sonnenblumen-Quark-Brot im Toaster rösten. Etwas Ghee in einer Pfanne erhitzen und die Brotscheiben darin von einer Seite eine Minute braten.

Die Brotscheiben herausnehmen und die Eier in der Pfanne aufschlagen. Die Spiegeleier braten, bis sie die gewünschte Garstufe erreicht haben.

Die Brotscheiben auf der im Ghee gebratenen Seite mit dem Avocadomus bestreichen und mit dem Spiegelei belegen. Über das Spiegelei das Blitzketchup träufeln und Toast servieren.

	100 g	Portion
KH	3,7	7,3
Fett	15,8	31,2
EW	8,6	16,8
Kcal	194	383
Kjoule	812	1600

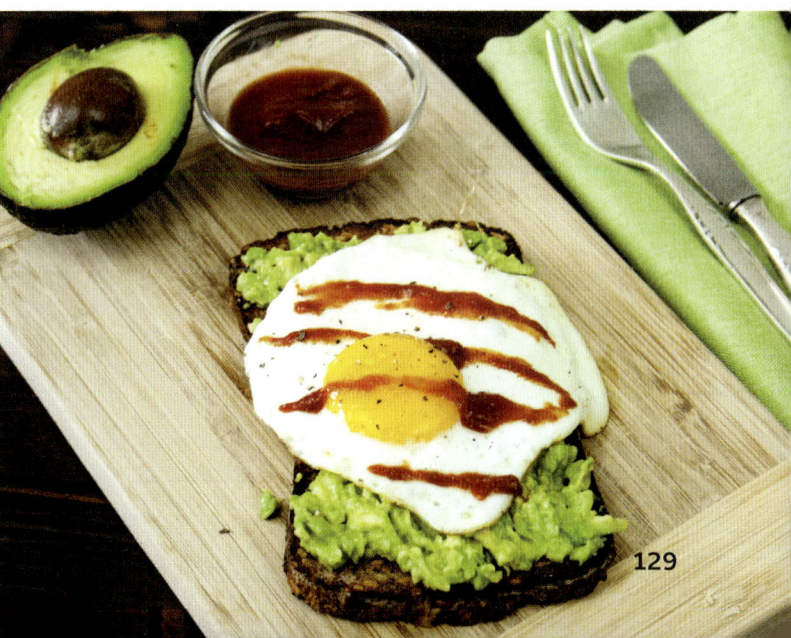

Brokkoli-Puffer mit griechischem Joghurt Ⓕ Ⓢ Ⓥ

Zubereitung: 25 Minuten
Für 2 Portionen

Zutaten:
150 g TK-Brokkoli
1 Schalotte
2 Eier (Größe M)
1 EL Flohsamenschalen
1 TL Paprikapulver, rosenscharf
1 Prise Muskatnuss
Salz, Pfeffer
Ghee zum Braten (siehe S. 116)
150 g griechischer Joghurt

So wird's gemacht:

Den Brokkoli auftauen lassen, ggf. unter heißem Wasser oder in der Mikrowelle. Die Brokkoliröschen in einem Sieb abtropfen lassen und vorsichtig mit der Hand etwas ausdrücken, um überflüssiges Wasser zu entfernen.

Den Brokkoli klein schneiden bzw. hacken. Die Schalotte abziehen und fein würfeln.

Die Eier mit dem Brokkoli, den Zwiebelwürfeln, den Flohsamenschalen, dem Paprikapulver, der Muskatnuss sowie Salz und Pfeffer in einer Schüssel zu einer homogenen Masse verrühren.

In der Pfanne etwas Ghee erwärmen und aus dem Teig zwei Brokkoli-Puffer ausbacken.

Den griechischen Joghurt glatt rühren, nach Geschmack mit Salz und Pfeffer würzen und zu den Puffern servieren.

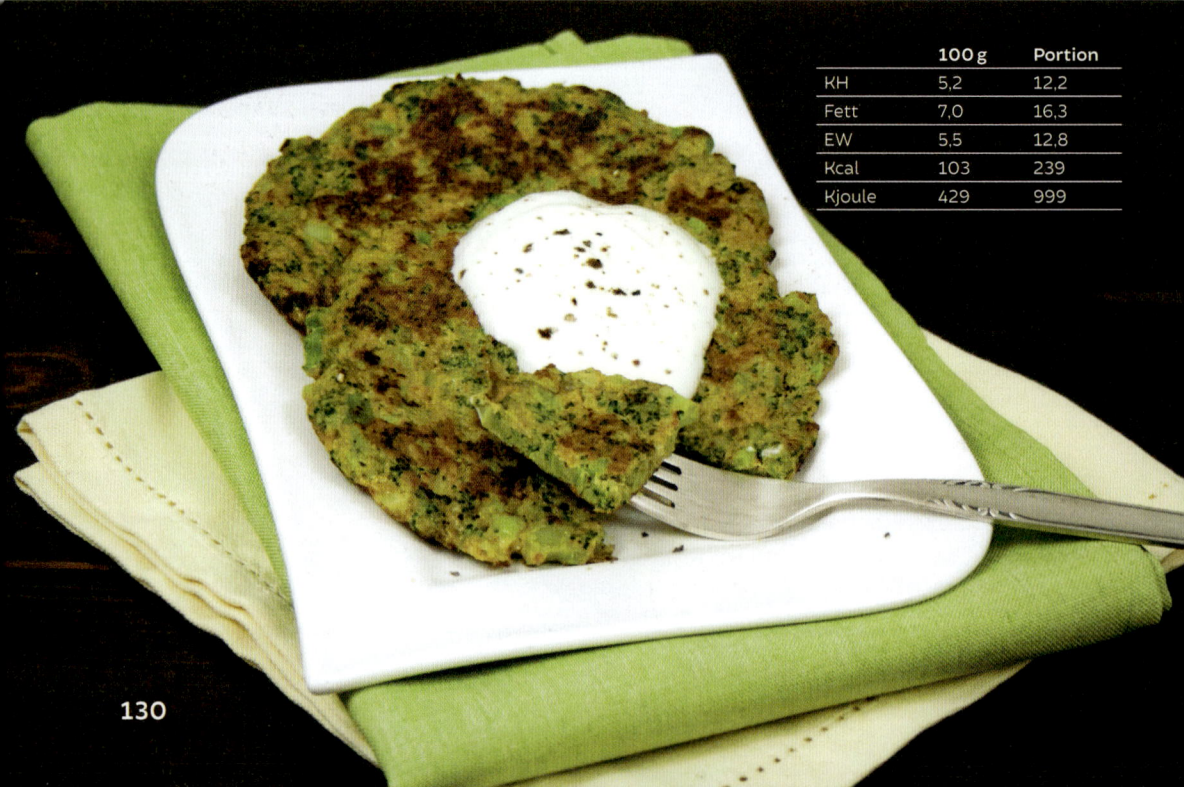

	100 g	Portion
KH	5,2	12,2
Fett	7,0	16,3
EW	5,5	12,8
Kcal	103	239
Kjoule	429	999

Müsli-Muffins
mit Blaubeeren Ⓕ Ⓢ Ⓥ

Vorbereitung: 15 Minuten
Backen: 20 Minuten
Für 2 Portionen (4 Muffins)

Zutaten:
2 Eier (Größe M)
30 g Frischkäse
20 g Erythrit
40 g gemahlene, blanchierte
  Mandeln
1 TL Backpulver
15 g gehackte Haselnüsse
15 g gehackte Walnusskerne
10 g Sonnenblumenkerne
10 g geschrotete Leinsamen
30 g TK-Blaubeeren
Ghee zum Einfetten

So wird's gemacht:

Den Backofen auf 140 °C Umluft oder 160 °C Ober-/
Unterhitze vorheizen.

Die Eier in einer Schüssel mit dem Frischkäse und dem
Erythrit cremig schlagen. Die Mandeln mit dem Backpulver
vermischen und in die Eimasse rühren.

10 g der Haselnüsse, die Walnusskerne, die Sonnenblumenkerne, den Leinsamen und 20 g der Blaubeeren in den
Muffinteig rühren.

Den Muffinteig in 4 gefettete Muffinformen füllen und mit
den restlichen Blaubeeren belegen. Mit den übrigen Hasel-
nüssen bestreuen und 20 Minuten im Ofen backen.

Die Muffins abkühlen lassen und aus den Formen lösen.

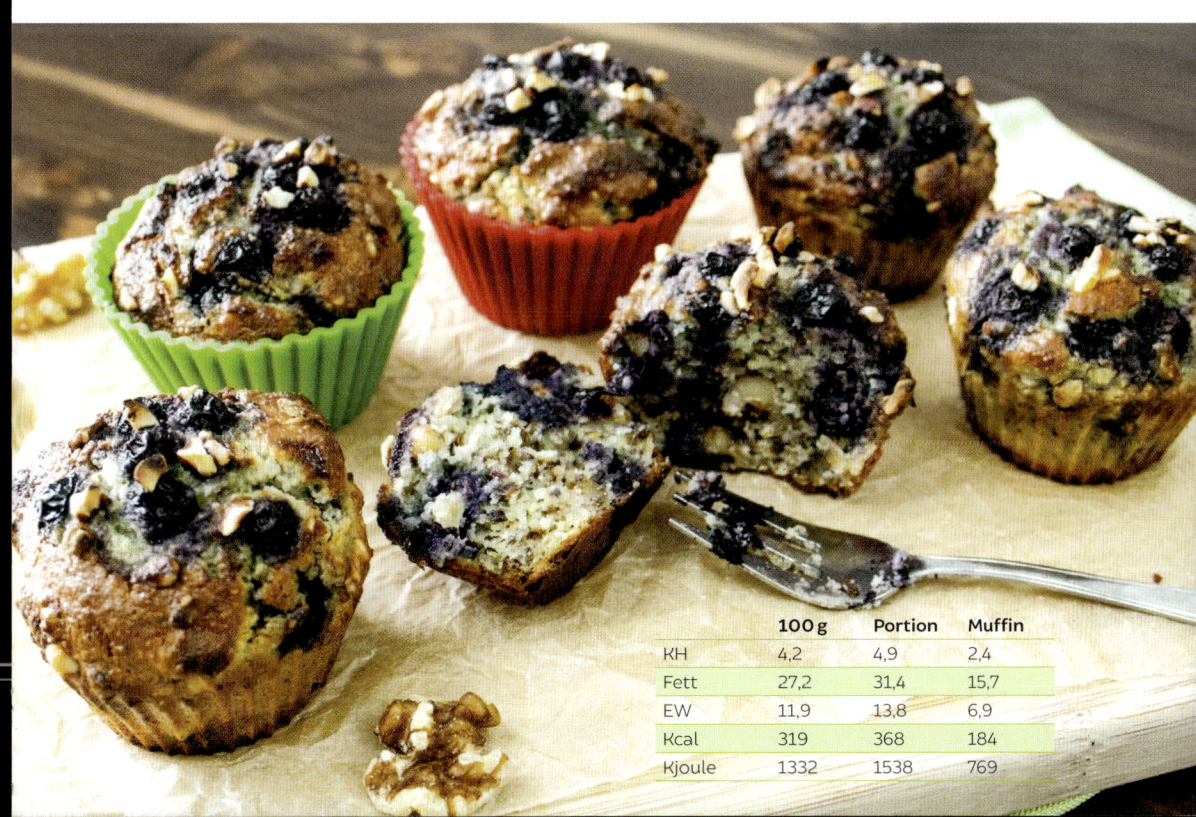

	100 g	Portion	Muffin
KH	4,2	4,9	2,4
Fett	27,2	31,4	15,7
EW	11,9	13,8	6,9
Kcal	319	368	184
Kjoule	1332	1538	769

Frühstücks-Mini-Auflauf Ⓕ Ⓢ

Vorbereitung: 10 Minuten
Backen: 15 Minuten
Für 2 Portionen

Zutaten:

1 Ei (Größe M)
50 g Quark
Salz
Pfeffer
50 g gemahlene, blanchierte
  Mandeln
10 g Leinsamen geschrotet
1 TL Backpulver
25 g Emmentaler gerieben
6 kleine Scheiben Hähnchen-
  brustaufschnitt (ca.60 g)
6 Kirschtomaten

So wird's gemacht:

Den Backofen auf 140 °C Umluft oder 160 °C Ober-/
Unterhitze vorheizen.

Das Ei mit dem Quark und Salz und Pfeffer schaumig
schlagen. Die gemahlenen Mandeln mit den geschroteten
Leinsamen und dem Backpulver vermischen. Das Mandelgemisch mit der Eimasse verquirlen. 15 g des geriebenen
Emmentalers in den Teig rühren.

Den Teig in 3 Mini-Auflaufformen füllen. Jeweils zwei Scheiben
Hähnchenbrustaufschnitt in den Teig stecken. Die Tomaten
waschen und halbieren und auf die Auflaufformen verteilen
und mit dem restlichen Emmentaler bestreuen. Die
Mini-Gratins für 20 Minuten backen.

	100 g	Portion
KH	2,7	3,4
Fett	16,4	25,9
EW	15,1	23,8
Kcal	222	351
Kjoule	928	1466

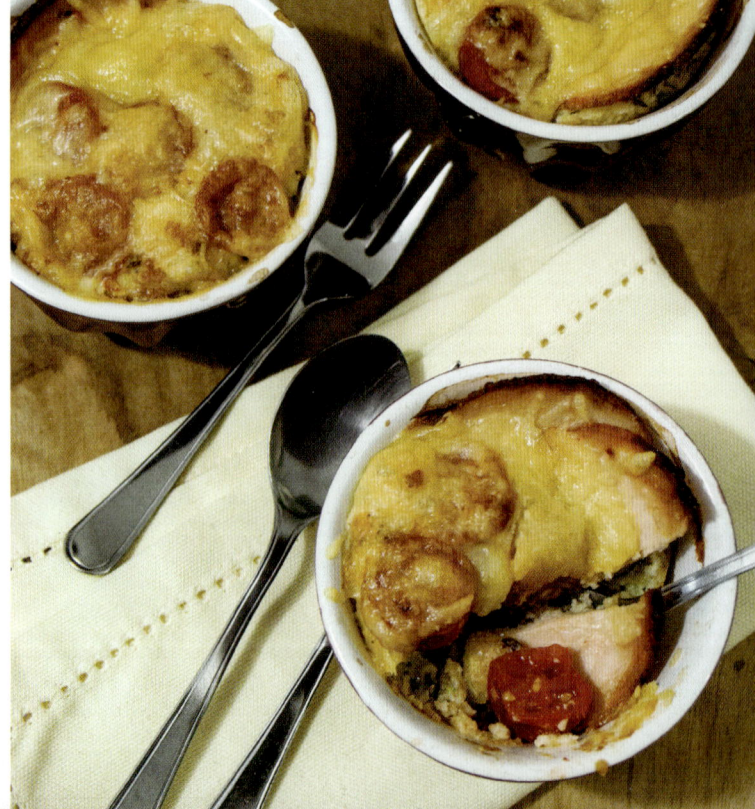

Brot mit Knusperkruste Ⓕ Ⓢ Ⓥ

Vorbereitung: 20 Minuten
Backen: 60 Minuten
Für 1 Brot (20 Scheiben)

Zutaten:

200 g blanchierte, gemahlene
Mandeln
250 g Sonnenblumenkerne
50 g geschrotete Leinsamen
50 g Flohsamenschalen
50 g gehackte Haselnüsse
80 g Chia-Samen
1 Pck. Weinsteinbackpulver
1 TL Meersalz
450 ml warmes Wasser
30 g Kokosöl

So wird's gemacht:

Den Backofen auf 160 °C Umluft oder 180 °C Ober-/ Unterhitze vorheizen.

Die Mandeln, die Sonnenblumenkerne, die Leinsamen, die Flohsamenschalen, die Haselnüsse, die Chia-Samen, das Backpulver und das Salz in einer Schüssel vermischen.

Das warme Wasser und das Kokosöl zur Trockenmasse geben und alles zu einem Teig kneten. Teig ca. 10 Minuten ruhen lassen.

Aus dem Teig einen Brotlaib formen und diesen auf ein mit Backpapier ausgelegtes Backblech legen und 60 Minuten im Ofen backen.

Low-Carb-Brot vor dem Anschneiden gut auskühlen lassen.

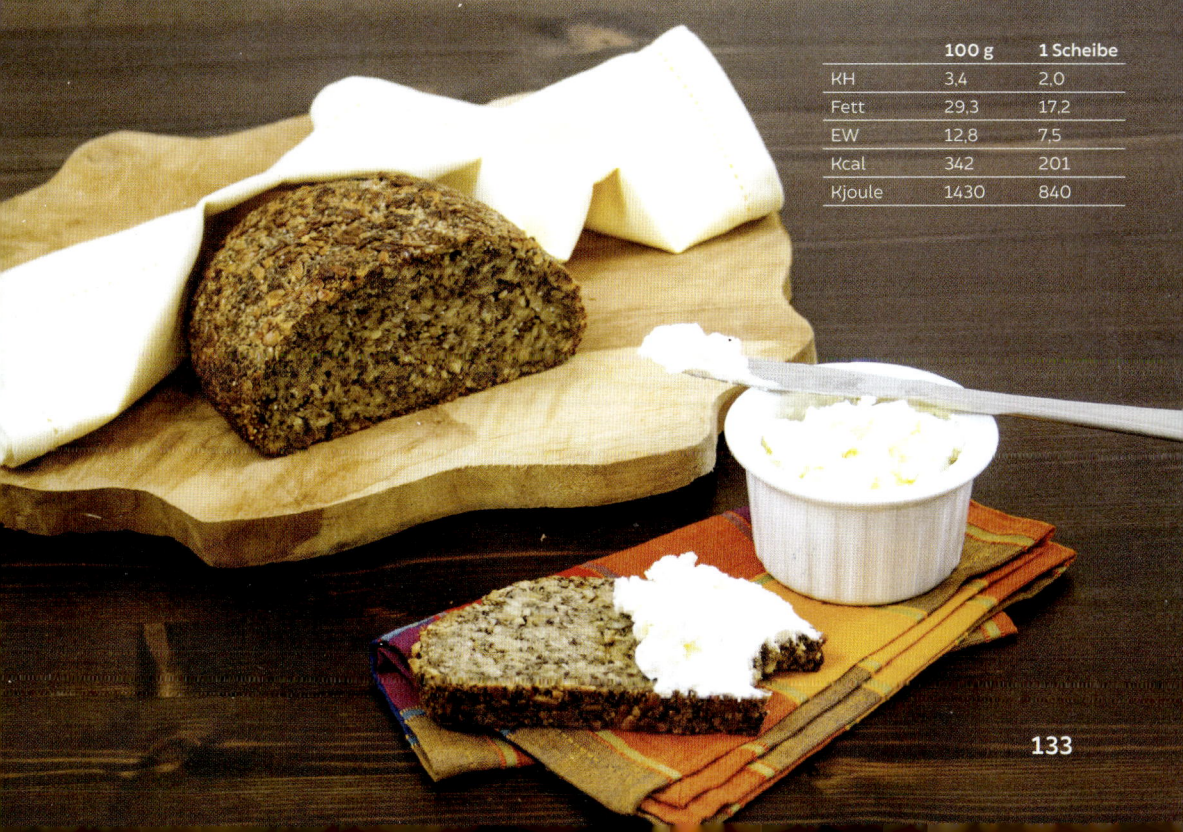

	100 g	1 Scheibe
KH	3,4	2,0
Fett	29,3	17,2
EW	12,8	7,5
Kcal	342	201
Kjoule	1430	840

Haselnuss-Schoko-Creme Ⓕ Ⓢ Ⓥ

Vorbereitung: 15 Minuten
Kühlen: 60 Minuten
Für 200ml

Zutaten:
200ml Vollmilch
50g Erythrit
150g gemahlene Haselnüsse
50g Schokolade (90% Kakao-
  anteil)

So wird's gemacht:

Die Milch in einem kleinen Topf mit dem Erythrit erhitzen.
Die gemahlenen Haselnüsse dazugeben und alles unter
gelegentlichem Rühren ganz leicht köchelnd einkochen
lassen.

Die Haselnussmasse vom Herd nehmen. Die Schokolade in
kleine Stücke brechen und in die noch warme Haselnussmasse einrühren, bis sich die Schokolade aufgelöst hat.

Die Haselnuss-Schoko-Masse in ein Einweck- oder
Marmeladenglas füllen und im Kühlschrank aushärten
lassen.

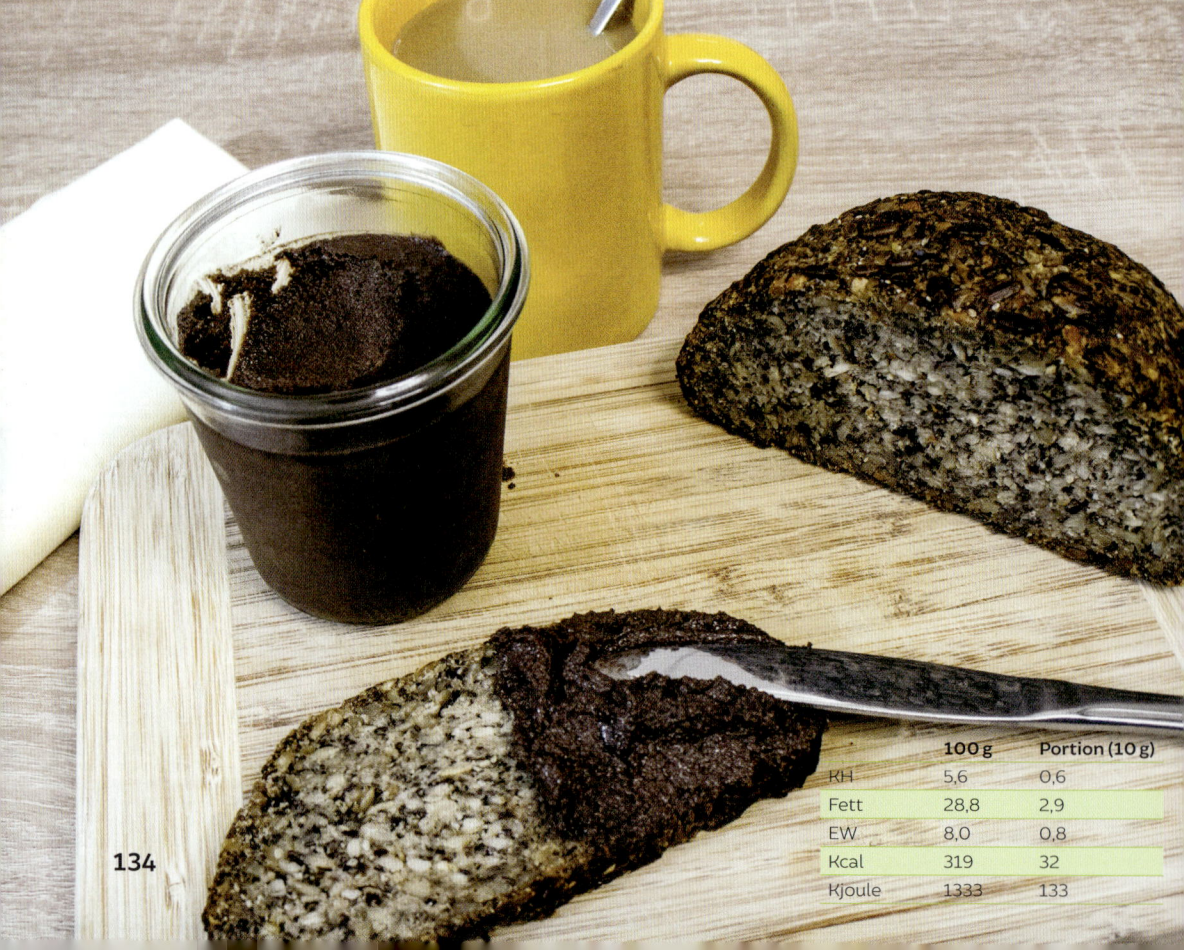

	100 g	Portion (10 g)
KH	5,6	0,6
Fett	28,8	2,9
EW	8,0	0,8
Kcal	319	32
Kjoule	1333	133

Frühstückssalat mit Röstbrot Ⓕ Ⓢ Ⓥ

Zubereitung: 15 Minuten
Für 2 Portionen

Zutaten:
1 gelbe Paprika
40 g Feldsalat
100 g Kirschtomaten
100 g Salatgurke
½ Avocado
100 g Camembert
150 g griechischer Joghurt
1 EL TK-Kräutermischung
Salz, Pfeffer
2 Scheiben Sonnenblumen-
*   Quark-Brot (siehe S. 118)*
2 TL Sesamsamen
2 TL geschrotete Leinsamen

So wird's gemacht:

Die Paprika waschen, entkernen und in Streifen schneiden.
Den Feldsalat kalt abspülen und abtropfen lassen.
Die Kirschtomaten waschen und halbieren.
Die Salatgurke waschen und in dünne Scheiben schneiden.
Die Avocado halbieren, den Kern entfernen und eine Hälfte
des Fruchtfleischs in Spalten schneiden. Die Schale von den
Spalten abziehen.
Den Camembert in Scheiben schneiden.
Den griechischen Joghurt in einer Schüssel mit der Kräuter-
mischung verrühren und mit Salz und Pfeffer abschmecken.
Die Scheiben Sonnenblumen-Quark-Brot im Toaster bis zum
gewünschten Bräunungsgrad rösten.
Den Salat und das Gemüse mit dem Camembert auf Tellern
anrichten, mit dem Joghurtdressing beträufeln und mit
Sesamsamen und Leinsamen bestreuen. Das Röstbrot in
Dreiecke schneiden und dazu reichen.

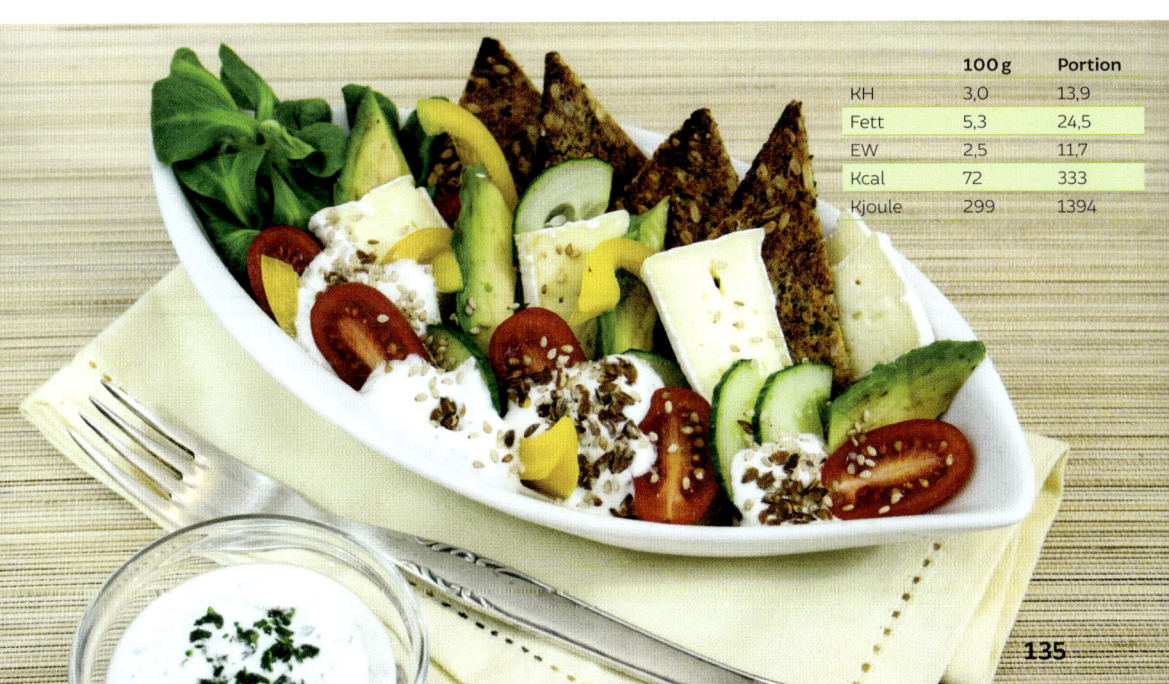

	100 g	Portion
KH	3,0	13,9
Fett	5,3	24,5
EW	2,5	11,7
Kcal	72	333
Kjoule	299	1394

Herzhafte Oopsies Ⓕ Ⓢ Ⓥ

Vorbereitung: 10 Minuten
Backen: 15 Minuten
Für 4 Oopsies

Zutaten:
3 Eier (Größe M)
100 g Frischkäse
1 Prise Salz
1 TL Flohsamenschalen
1 Msp. Backpulver
50 g Katenschinken
1 Kugel Mozzarella
4 Minipflaumentomaten
2 Scheiben Salami
30 g geriebener Gouda

So wird's gemacht:

Den Backofen auf 150 °C Umluft oder 170 °C Ober-/
Unterhitze vorheizen.

Die Eier trennen und das Eiweiß in einer Schüssel steif
schlagen. Die Eigelbe mit dem Frischkäse, dem Salz, den
Flohsamenschalen und dem Backpulver in einer zweiten
Schüssel verrühren. Dann den Eischnee mit dem Schneebesen
unter die Masse heben.

Die Masse in 4 Portionen auf ein mit Backpapier ausgelegtes
Backblech gießen und 10 Minuten im Ofen backen.

Den Katenschinken in Würfel schneiden. Den Mozzarella in
einem Sieb abtropfen lassen und in Scheiben schneiden.

Die Tomaten waschen und in Scheiben schneiden.

2 Oopsies mit den Mozzarellascheiben und den Katenschinken-
würfeln belegen. Auf die anderen beiden Oopsies Salami- und
Tomatenscheiben verteilen und Gouda darüberstreuen.

Die Oopsies ca. 5 Minuten im Ofen überbacken, bis der Käse
geschmolzen ist.

	100 g	Portion
KH	1,4	2,0
Fett	13,3	18,4
EW	10,9	15,1
Kcal	169	234
Kjoule	706	978

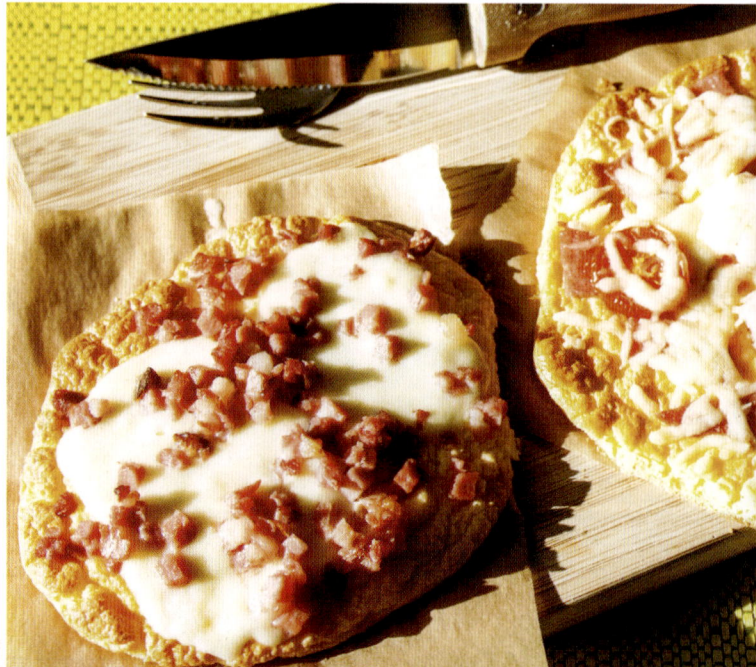

Limettencreme Ⓕ Ⓢ Ⓥ

Vorbereitung: 30 Minuten
Kühlen: 120 Minuten
Für 2 Portionen

Zutaten:
2 Blatt Gelatine
2 Eier (Größe M)
100 g Sahne
1 unbehandelte Limette
4 EL Erythrit

So wird's gemacht:

Die Gelatine 5 Minuten in einer Schüssel mit kaltem Wasser einweichen.

Die Eier trennen und das Eiweiß in einer Schüssel steif schlagen. Die Sahne ebenso in einem zweiten Behälter steif schlagen.

Die Limette heiß abwaschen, die Schale abreiben und den Saft auspressen. Den Limettensaft in einer Schüssel mit dem Erythrit und dem Eigelb verrühren.

Die Gelatine aus dem Wasser nehmen und in einem kleinen Topf vorsichtig erwärmen, bis sie schmilzt. Dann in die Eigelbmasse rühren. Den Eischnee und die Sahne unterheben.

Die Limettencreme in Schalen füllen und 2 Stunden im Kühlschrank kalt stellen. Mit der Limettenschale bestreut servieren.

	100 g	Portion
KH	2,2	4,0
Fett	12,1	21,6
EW	5,0	8,9
Kcal	142	254
Kjoule	593	1061

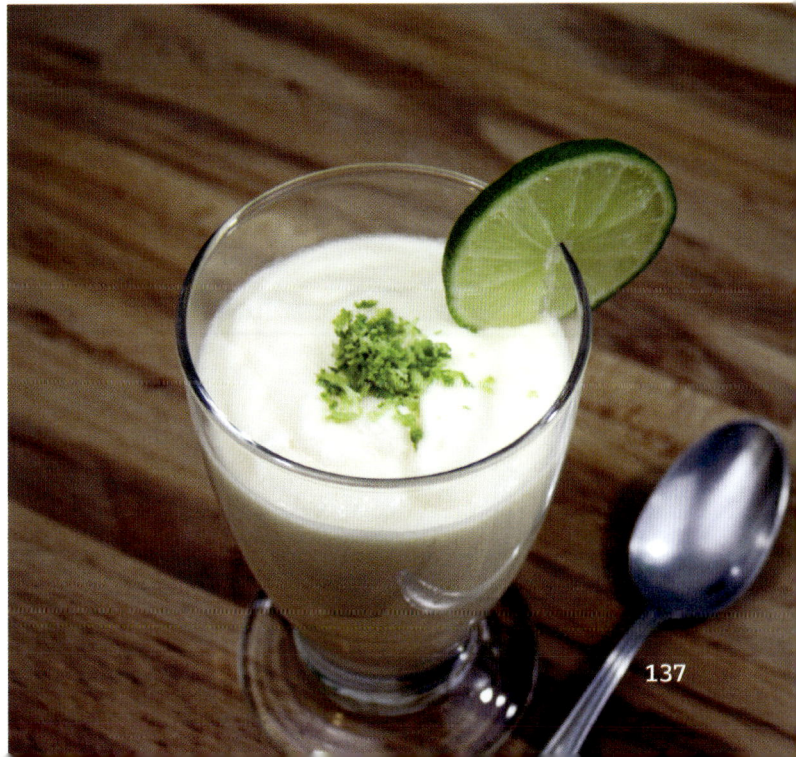

Quarkcreme mit Erdbeeren Ⓕ Ⓢ Ⓥ

Zubereitung: 10 Minuten
Für 2 Portionen

Zutaten:
100 g Erdbeeren (TK oder frisch)
1 TL Zitronensaft
2 EL Erythrit
50 ml Mandelmilch oder
*   Vollmilch*
500 g Quark (40 % Fett)

So wird's gemacht:

Die Erdbeeren auftauen lassen. Frische Erdbeeren waschen, abtropfen lassen und die grünen Blättchen entfernen.

Die Erdbeeren zusammen mit dem Zitronensaft, dem Erythrit und der Mandelmilch in eine Schüssel geben und mit dem Stabmixer pürieren.

Das Erdbeermus mit dem Quark verrühren und in Schalen füllen.

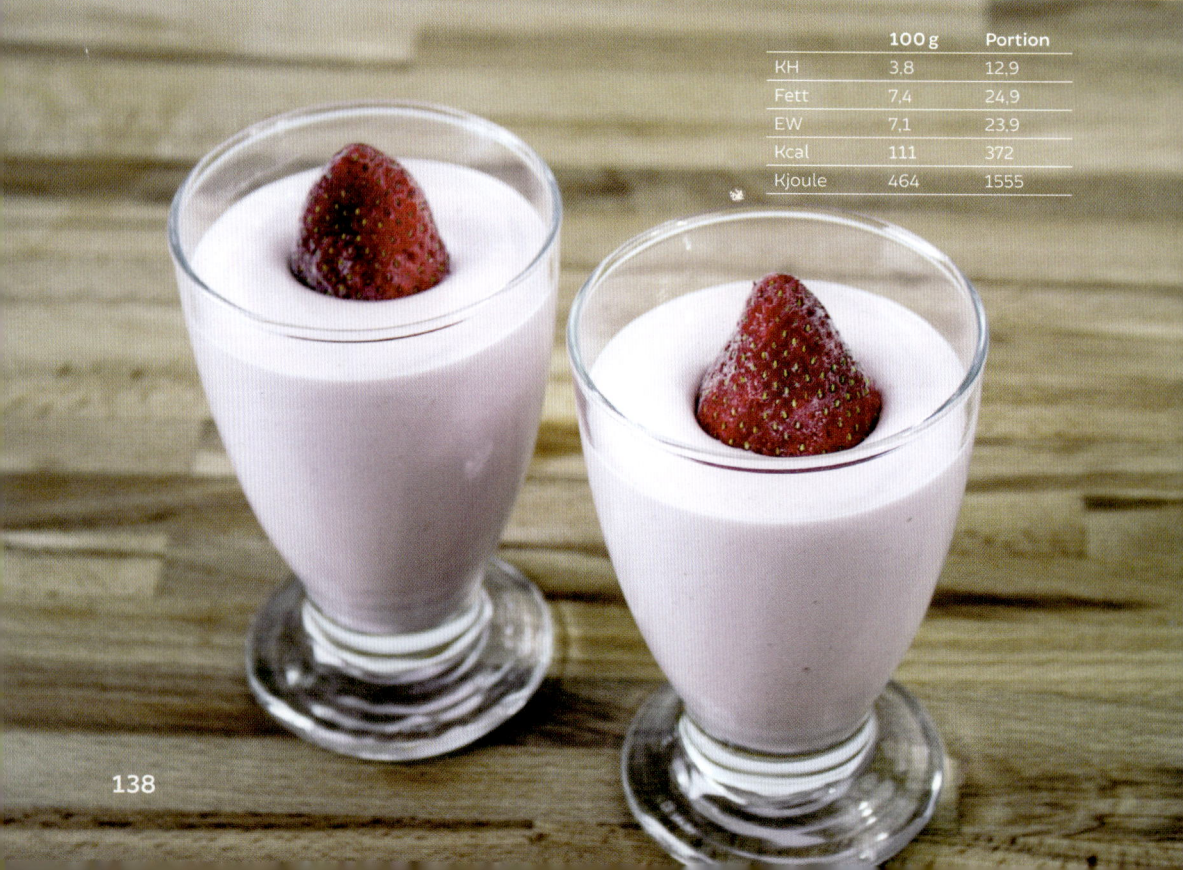

	100 g	Portion
KH	3,8	12,9
Fett	7,4	24,9
EW	7,1	23,9
Kcal	111	372
Kjoule	464	1555

Herzhafte Frühstücksmuffins Ⓕ Ⓢ

Vorbereitung: 20 Minuten
Backen: 20 Minuten
Für 6 Portionen (12 Muffins)

Zutaten:

2 Eier (Größe M)
50 g Frischkäse
100 g blanchierte, gemahlene
   Mandeln
30 g geriebener Parmesan
1 EL Oregano
Ghee zum Einfetten
100 g Emmentaler
100 g kleine Tomaten
1 Frühlingszwiebel
¼ rote Paprikaschote
2 Minisalamis
3 Scheiben Bacon

So wird's gemacht:

Den Backofen auf 160 °C Umluft oder 180 °C Ober-/
Unterhitze vorheizen.

Die Eier in einer Schüssel mit dem Frischkäse verquirlen. Die
Mandeln, den Parmesan und den Oregano zu dem Frisch-
käse-Ei-Gemisch geben und alles zu einem flüssigen Teig
verrühren.

12 gefettete Muffinförmchen jeweils bis zur Hälfte mit dem
Teig füllen und etwas Emmentaler (nicht ganz aufbrauchen)
daraufstreuen.

Die Tomaten, die Frühlingszwiebel und die Paprika putzen,
waschen und klein schneiden. Die Minisalamis und den Bacon
in mundgerechte Stücke schneiden. Die Muffins in beliebiger
Kombination mit diesen Zutaten belegen. Den restlichen
Emmentaler darüberstreuen.

Die Muffins in den Ofen geben und 20 Minuten backen, bis
der Käse zerlaufen ist und Farbe annimmt.

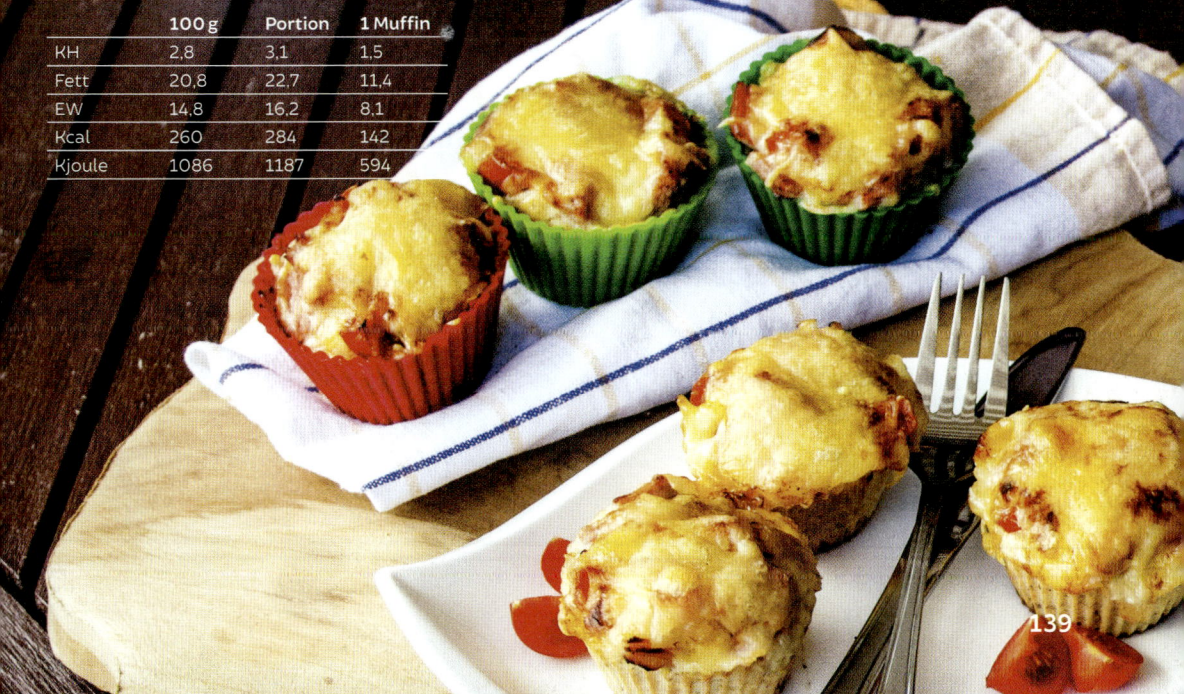

	100 g	Portion	1 Muffin
KH	2,8	3,1	1,5
Fett	20,8	22,7	11,4
EW	14,8	16,2	8,1
Kcal	260	284	142
Kjoule	1086	1187	594

Chia-Sonnenblumen-Brötchen Ⓕ Ⓢ Ⓥ

Vorbereitung: 20 Minuten
Backen: 25 Minuten
Für 2 Portionen (2 Brötchen)

Zutaten:
1 Ei (Größe M)
80 g Quark (40 % Fett)
1 Pr. Salz
30 g gemahlene Mandeln
15 g Sonnenblumenkerne
10 g Chia-Samen
5 g Flohsamenschalen
5 g Kokosmehl
1 TL Backpulver

So wird's gemacht:

Den Backofen auf 140 °C Umluft oder 160 °C Ober-/ Unterhitze vorheizen.

Die Eier in einer Schüssel mit dem Quark und dem Salz verrühren. Die Mandeln, die Sonnenblumenkerne, die Chia-Samen, die Flohsamenschalen, das Kokosmehl und das Backpulver vermischen und unter die Quark-Ei-Masse rühren. Den Teig 10 Minuten ruhen lassen.

Den Teig noch einmal mit einem Löffel durchrühren und mit den Händen zwei Kugeln formen. Die Teiglinge auf ein mit Backpapier ausgelegtes Backblech legen und 25 Minuten im Ofen backen.

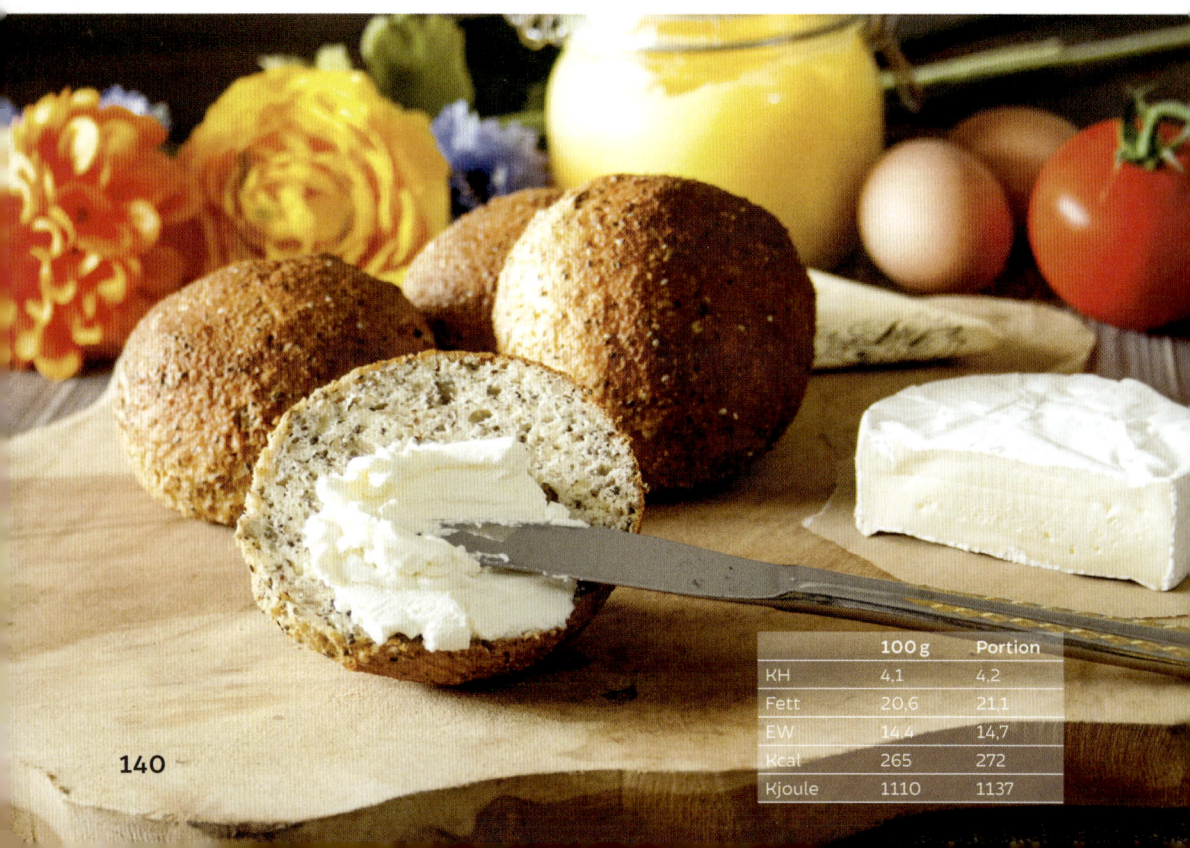

	100 g	Portion
KH	4,1	4,2
Fett	20,6	21,1
EW	14,4	14,7
Kcal	265	272
Kjoule	1110	1137

Süße Vanillepfannkuchen mit Beerenjoghurt Ⓕ Ⓥ

Vorbereitung: 5 Minuten
Backen: 10 Minuten
Für 2 Portionen

Zutaten:
1 Ei (Größe M)
50 g Frischkäse
½ Fl. Butter-Vanille-Aroma
½ TL Backpulver
30 g gemahlene, blanchierte
  Mandeln
20 g Erythrit
½ TL Zimt
100 g griechischer Joghurt
100 g Beeren (z. B. Himbeeren)

So wird's gemacht:

Den Backofen auf 140 °C Umluft oder 160 °C Ober-/ Unterhitze vorheizen.

Das Ei mit dem Frischkäse und dem Butter-Vanille-Aroma in einer Schüssel verquirlen.

Das Backpulver mit den Mandeln in eine zweite Schüssel geben. Das Erythrit und den Zimt hinzufügen und alles gut vermischen.

Das Mandelgemisch zu der Frischkäse-Ei-Masse geben und alles zu einem Teig verrühren.

Den Teig portionsweise auf ein mit Backpapier ausgelegtes Backblech geben und 10 Minuten backen.

Die kleinen Vanillepfannkuchen mit dem griechischen Joghurt und den Beeren servieren.

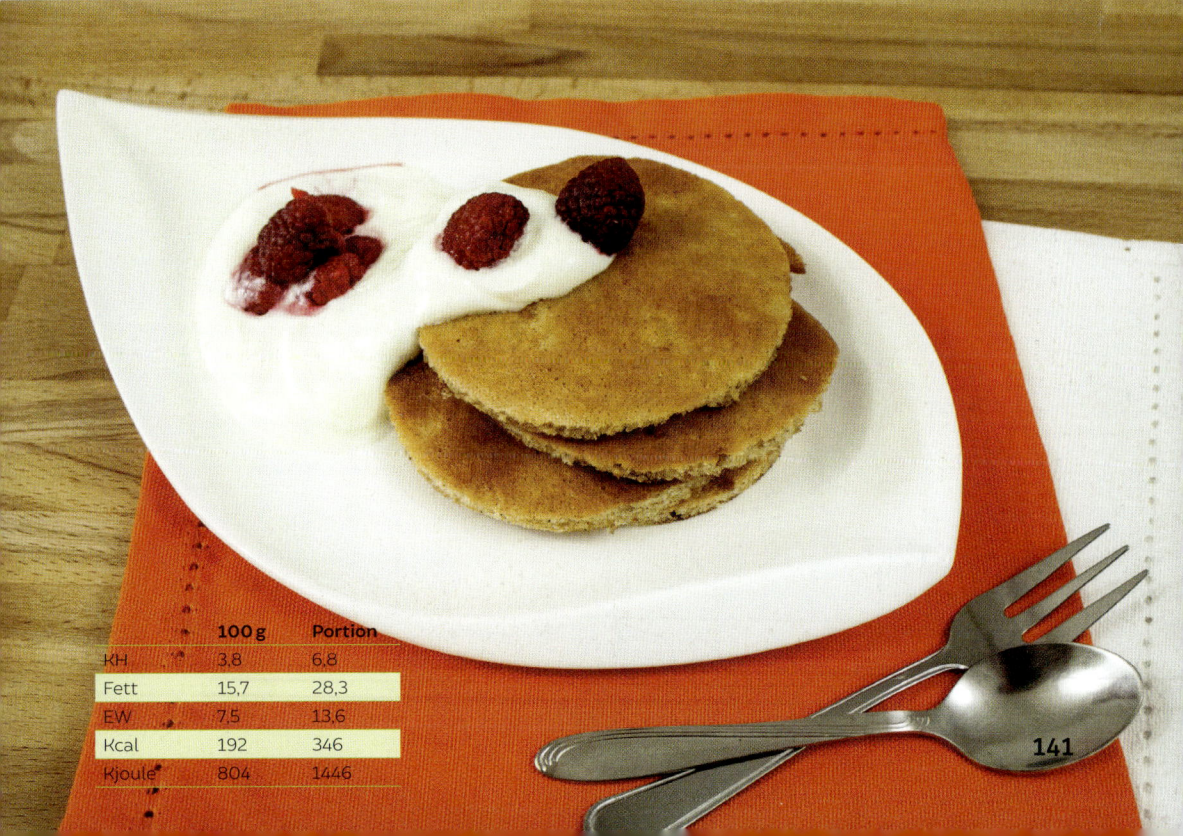

	100 g	Portion
KH	3,8	6,8
Fett	15,7	28,3
EW	7,5	13,6
Kcal	192	346
Kjoule	804	1446

Spinat-Lachs-Rolle Ⓕ

Vorbereitung: 15 Minuten
Backen: 20 Minuten
Abkühlen: 15 Minuten
Für 4 Portionen

Zutaten:
100 g Spinat (frisch oder TK)
Salz
1 Ei (Größe M)
Pfeffer
Muskatnuss
30 g geriebener Gouda
2 TL Flohsamenschalen
70 g Frischkäse
70 g Räucherlachs in Scheiben

So wird's gemacht:

Den Backofen auf 150 °C Umluft oder 170 °C Ober-/ Unterhitze vorheizen.

Frischen Spinat waschen, in einem Topf mit kochendem Salzwasser blanchieren und abtropfen lassen. TK-Spinat auftauen lassen.

Das Ei mit Salz, Pfeffer und Muskatnuss in einer Schüssel schaumig schlagen. Den Spinat mit der Hand leicht ausdrücken und zusammen mit dem Käse und den Flohsamenschalen unter das Ei rühren.

Die Masse auf einem mit Backpapier ausgelegten Blech viereckig und gleichmäßig dick verteilen. Den Teig 20 Minuten im Ofen backen und anschließend ganz abkühlen lassen.

Den Frischkäse mit Pfeffer würzen und auf dem abgekühlten Teigboden verteilen. Den Boden mit den Lachsscheiben belegen, einrollen und die Spinat-Lachs-Rolle in Scheiben schneiden.

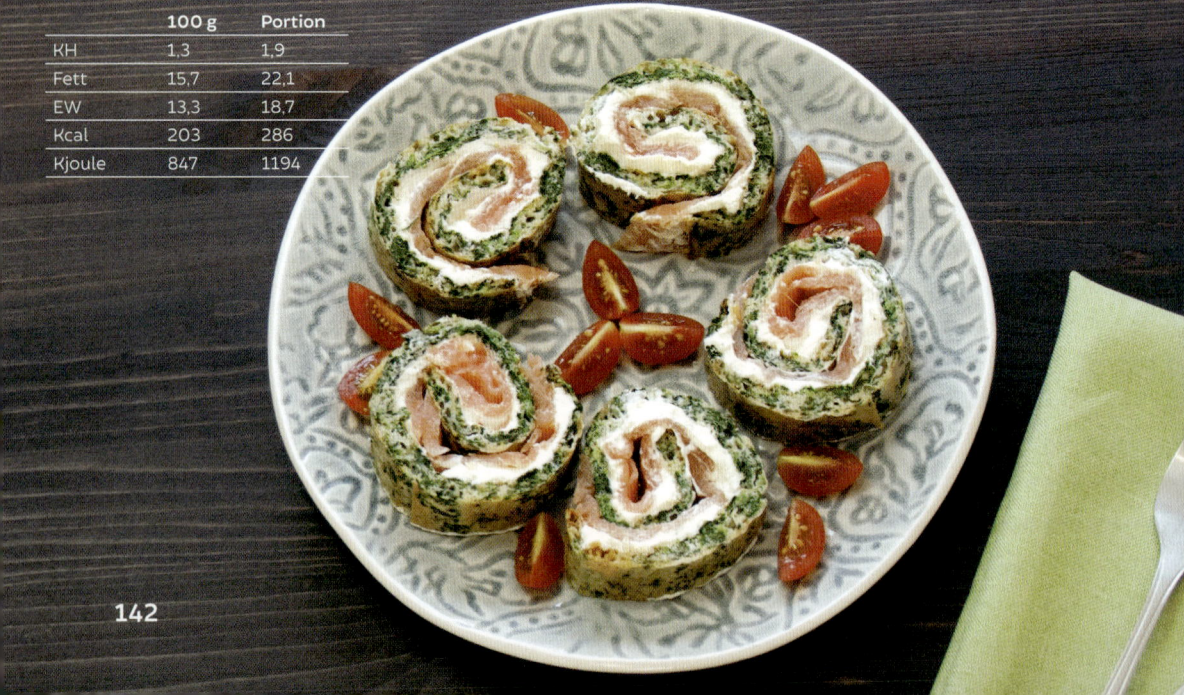

	100 g	Portion
KH	1,3	1,9
Fett	15,7	22,1
EW	13,3	18,7
Kcal	203	286
Kjoule	847	1194

Frühstücksgratin Ⓕ Ⓢ

Vorbereitung: 5 Minuten
Backen: ca. 15 Minuten
Für 2 Portionen

Zutaten:

2 Scheiben Sonnenblumen-
  Quark-Brot (siehe S. 118)
Ghee zum Einfetten
1 Scheibe Käse nach Wahl
  (z. B. Gouda)
2 Eier (Größe M)
20 g Bacon
Salz, Pfeffer
10 g geriebener Käse nach Wahl
  (z. B. Gouda)

So wird's gemacht:

Den Backofen auf 160 °C Umluft oder 180 °C Ober-/ Unterhitze vorheizen.

Die Brotscheiben in eine gefettete Auflaufform legen.

Die Brotscheiben mit dem Käse belegen und auf jeder Scheibe ein Ei aufschlagen.

Den Bacon klein schneiden. Die Baconstücke über das Gratin verteilen und alles mit Salz und Pfeffer nach Geschmack würzen.

Das Gratin mit dem geriebenen Käse bestreuen und im Ofen 15 Minuten überbacken, bis die Eier gar sind und der Käse zerlaufen ist.

	100 g	Portion
KH	2,1	2,8
Fett	19,8	26,4
EW	16,2	21,6
Kcal	255	339
Kjoule	1064	1415

Mandel-Nuss-Müsliriegel Ⓕ Ⓢ Ⓥ

Vorbereitung: 15 Minuten
Kühlen: 30 Minuten
Für 2 Portionen (4 Müsliriegel)

Zutaten:
20 g Walnusskerne
30 g Erythrit
30 g gestiftete Mandeln
10 g gehobelte Haselnüsse
10 g Kokosraspel
30 g Schokolade (90 % Kakao-
*   anteil)*

So wird's gemacht:

Die Walnusskerne mit einem scharfen Messer grob hacken. Das Erythrit in einem Topf erhitzen, bis es schmilzt. Walnüsse, Mandeln und Haselnüsse hinzugeben und goldbraun rösten. Die Kokosraspel unterrühren und den Topf vom Herd nehmen.

Die heiße Mandel-Nuss-Mischung auf einem Bogen Backpapier fingerdick verteilen. Einen zweiten Bogen Backpapier auf die Masse legen und diese gut zusammendrücken, bis eine Mandel-Nuss-Platte entsteht. Diese Platte vollständig auskühlen lassen.

Die Schokolade in einer Schüssel im Wasserbad schmelzen, gleichmäßig über die Mandel-Nuss-Platte gießen und abkühlen lassen. Dann die Platte mit einem scharfen Messer in 4 Müsliriegel zerteilen. Bei Bedarf die obere Seite der Müsliriegel dekorativ mit Schokolade beträufeln. Die Müsliriegel im Kühlschrank auskühlen lassen, bis die Schokolade fest ist.

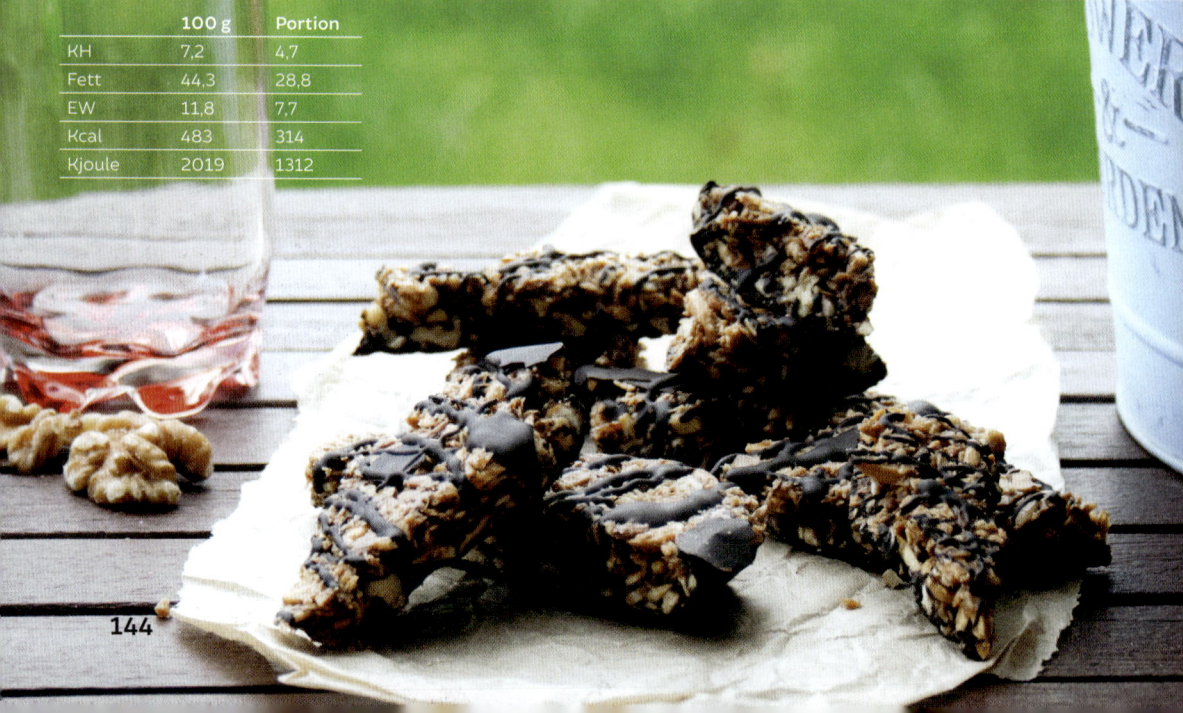

	100 g	Portion
KH	7,2	4,7
Fett	44,3	28,8
EW	11,8	7,7
Kcal	483	314
Kjoule	2019	1312

Kohlrabischnitzel mit Frischkäsefüllung Ⓕ Ⓢ Ⓥ

Zubereitung: 30 Minuten
Für 2 Portionen

Zutaten:
1 Kohlrabi
Salz
1 Stängel frische Minze
80 g Frischkäse
Pfeffer
etwas Zitronensaft
1 EL gemahlene Mandeln
2 EL Flohsamenschalen
3 EL geriebener Parmesan
1 Ei (Größe M)
Ghee zum Braten (siehe S. 116)

	100 g	Portion
KH	4,7	13,8
Fett	7,7	22,5
EW	4,8	14,2
Kcal	104	305
Kjoule	435	1275

So wird's gemacht:

Die Kohlrabi schälen und in 5–7 mm dicke Scheiben schneiden. Die Scheiben in einem Topf mit reichlich kochendem Salzwasser ca. 10 Minuten bissfest garen und im Anschluss durch ein Sieb abgießen.

Die Minze waschen, trocken schütteln, fein hacken und in einer Schüssel mit dem Frischkäse vermischen. Mit Salz, Pfeffer und etwas Zitronensaft abschmecken.

Die Mandeln, die Flohsamenschalen und den Parmesan in einer weiteren Schüssel miteinander vermischen.

Die Eier in einer dritten Schüssel verquirlen und mit Salz und Pfeffer würzen.

Jeweils zwei gleich große Scheiben Kohlrabi wählen, eine Scheibe mit der Frischkäsefüllung bestreichen und die zweite Scheibe obenaufsetzen. Mit allen vorhandenen Scheiben so verfahren. Die vorbereiteten Kohlrabischnitzel zuerst in der Eimasse wenden und im Anschluss in der Mandelpanade. Das Ghee in einer Pfanne erhitzen und die Kohlrabischnitzel von beiden Seiten goldbraun braten.

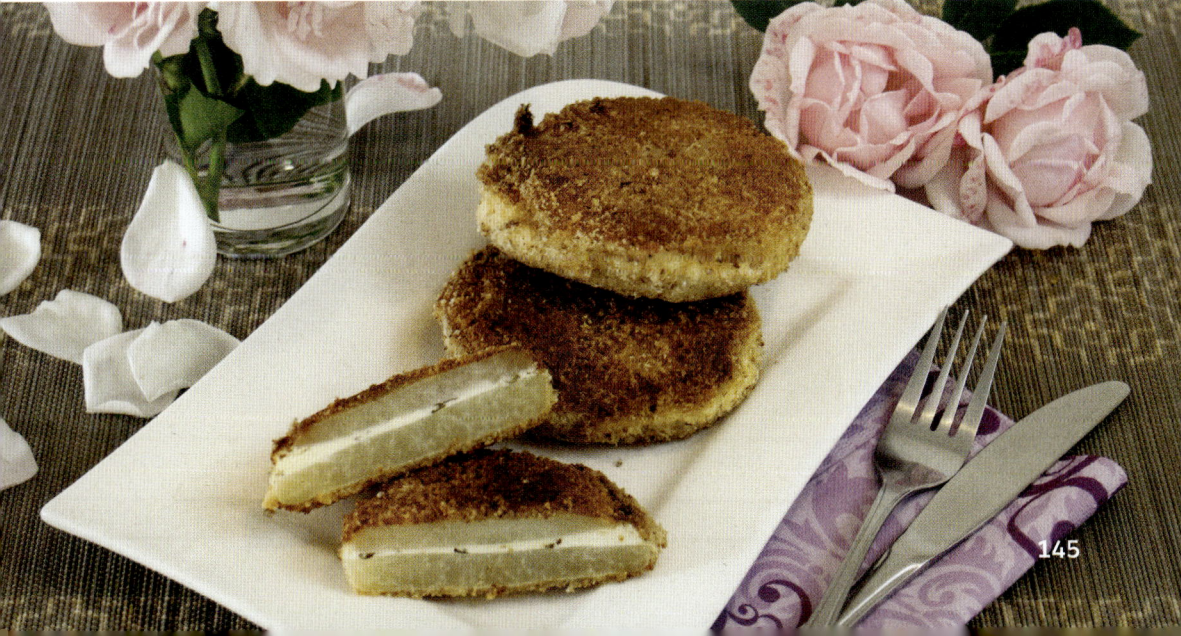

Chia-Pudding mit dreierlei Beeren Ⓕ Ⓢ Ⓥ

Zubereitung: 15 Minuten
Kühlen: über Nacht
Für 2 Portionen

Zutaten:
300 g griechischer Joghurt
50 g Erythrit
30 g Chia-Samen
50 g Brombeeren (frisch oder TK)
50 g Himbeeren (frisch oder TK)
50 g Blaubeeren (frisch oder TK)
2 TL Mandelsplitter

So wird's gemacht:

Den griechischen Joghurt mit 20 g Erythrit und den Chia-Samen in einer Schüssel verrühren. Die Masse auf zwei Gläser oder Schalen verteilen, abdecken und über Nacht im Kühlschrank quellen lassen.

Die Beeren waschen und abtropfen lassen (TK-Ware auftauen lassen). Die Brombeeren, die Himbeeren und das restliche Erythrit in eine Schüssel geben und mit dem Stabmixer pürieren.

Den Chia-Pudding aus dem Kühlschrank holen und das Beerenmus darauf verteilen. Mit den Blaubeeren und den Mandelsplittern dekorieren.

	100 g	Portion
KH	4,3	11,7
Fett	8,1	22,0
EW	3,7	10,1
Kcal	111	300
Kjoule	465	1254

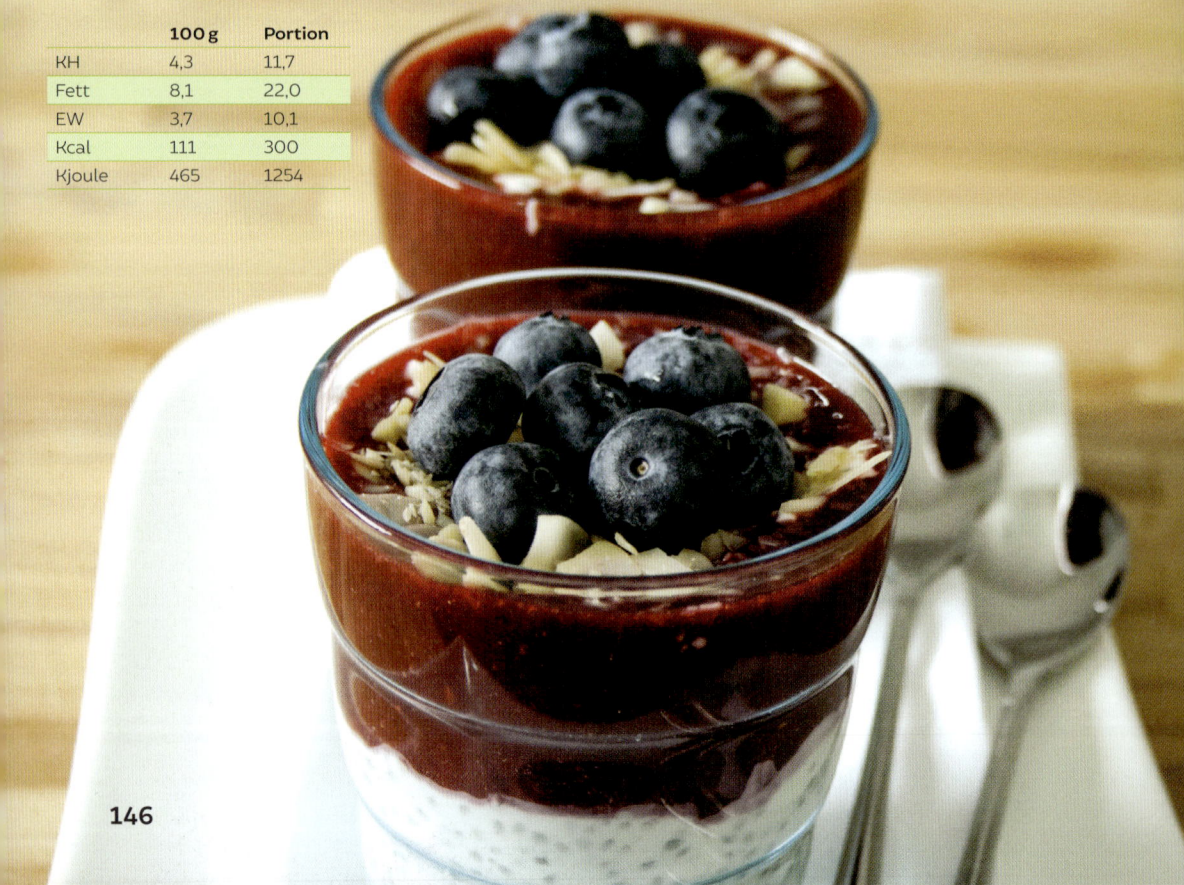

Käse-Knoblauch-Brot Ⓕ Ⓢ Ⓥ

Vorbereitung: 20 Minuten
Backen: 65 Minuten
Für 1 Brot (15 Scheiben)

Zutaten:

6 Eier (Größe M)
500 g Magerquark
1 TL Salz
200 g gemahlene Mandeln
100 g Sonnenblumenkerne
80 g Hanfmehl
60 g Kokosmehl
20 g Flohsamenschalen + 3 EL
   zum Bestreuen
1 Pck. Backpulver
5 Knoblauchzehen
30 g Butter
100 g Gouda (in Scheiben)

So wird's gemacht:

Den Backofen auf 160 °C Umluft oder 180 °C Ober-/Unterhitze vorheizen.

Die Eier in einer Schüssel mit dem Quark und dem Salz verquirlen. Die Mandeln, die Sonnenblumenkerne, das Hanfmehl, das Kokosmehl, 20 g Flohsamenschalen und das Backpulver vermischen und unter die Quark-Ei-Masse rühren. Den Teig 10 Minuten quellen lassen.

Den Teig mit den Händen durchkneten und einen runden Brotlaib formen. Das Brot mit Flohsamenschalen bestreuen und diese leicht andrücken,

Brot auf ein mit Backpapier ausgelegtes Blech legen und 50 Minuten im Ofen backen.

Den Knoblauch abziehen und in feine Würfel schneiden. Die Butter in einem kleinen Topf schmelzen und den Knoblauch einrühren.

Das Brot nach dem Backen so weit abkühlen lassen, dass es weiterverarbeitet werden kann. Das Brot schachbrettartig einschneiden. In die Schnitte die Goudascheiben stecken und das Brot mit der Butter und dem Knoblauch beträufeln.

Dann im Ofen 15 Minuten überbacken, bis der Käse geschmolzen ist.

Für deinen Ernährungsplan, wenn du nur eine einzelne Portion brauchst:
Die Butter-Knoblauch-Mischung aus 5 g Butter und einer kleinen gewürfelten Knoblauchzehe anrühren. Auf eine Scheibe des Brotes träufeln und mit einer Scheibe Gouda 10 Minuten im Ofen überbacken.

	Portion
KH	4,8
Fett	28,2
EW	23,8
Kcal	375
Kjoule	1567

	100 g	Portion
KH	4,5	4,4
Fett	18,0	17,8
EW	16,7	16,4
Kcal	255	251
Kjoule	1066	1050

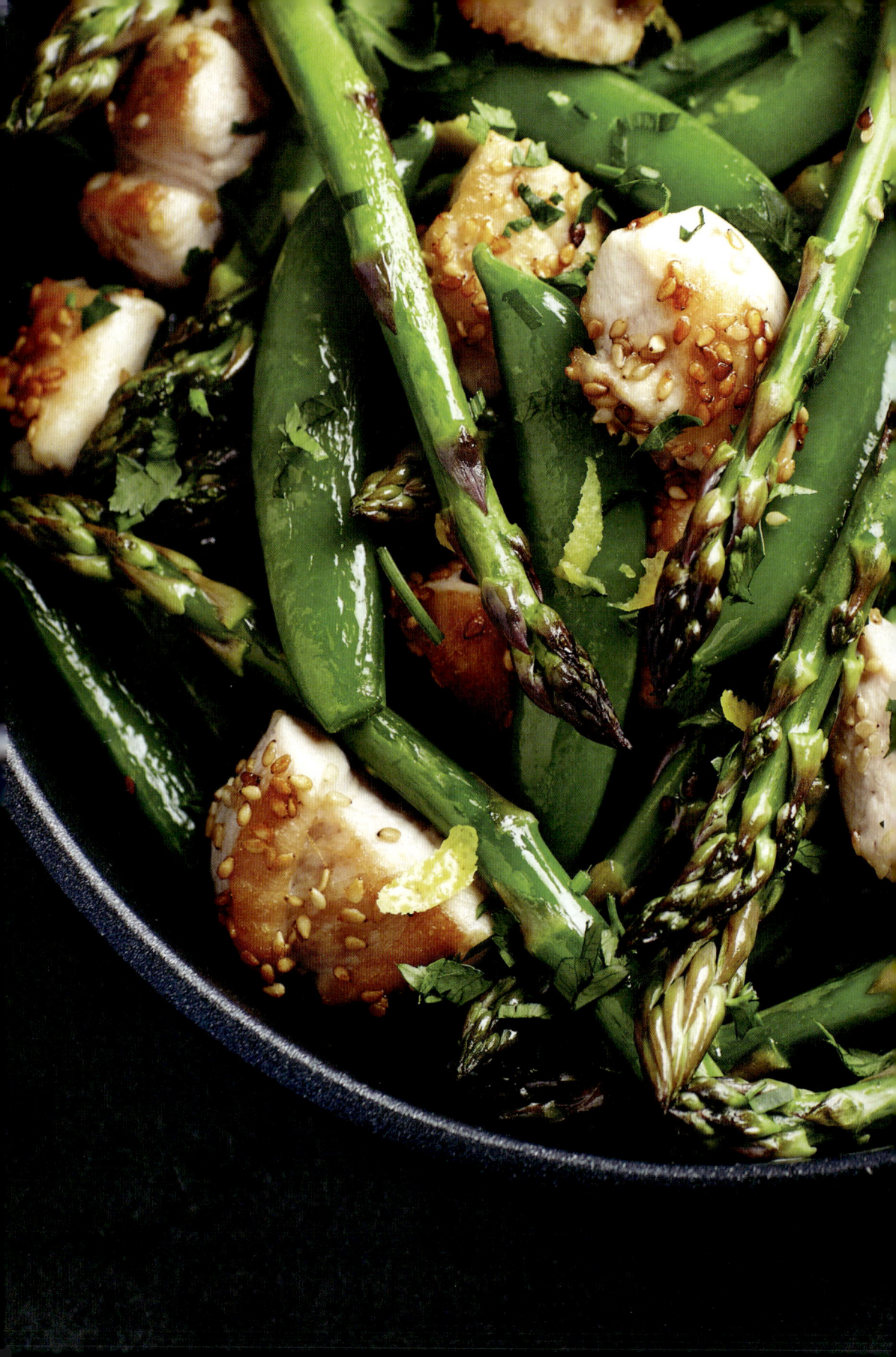

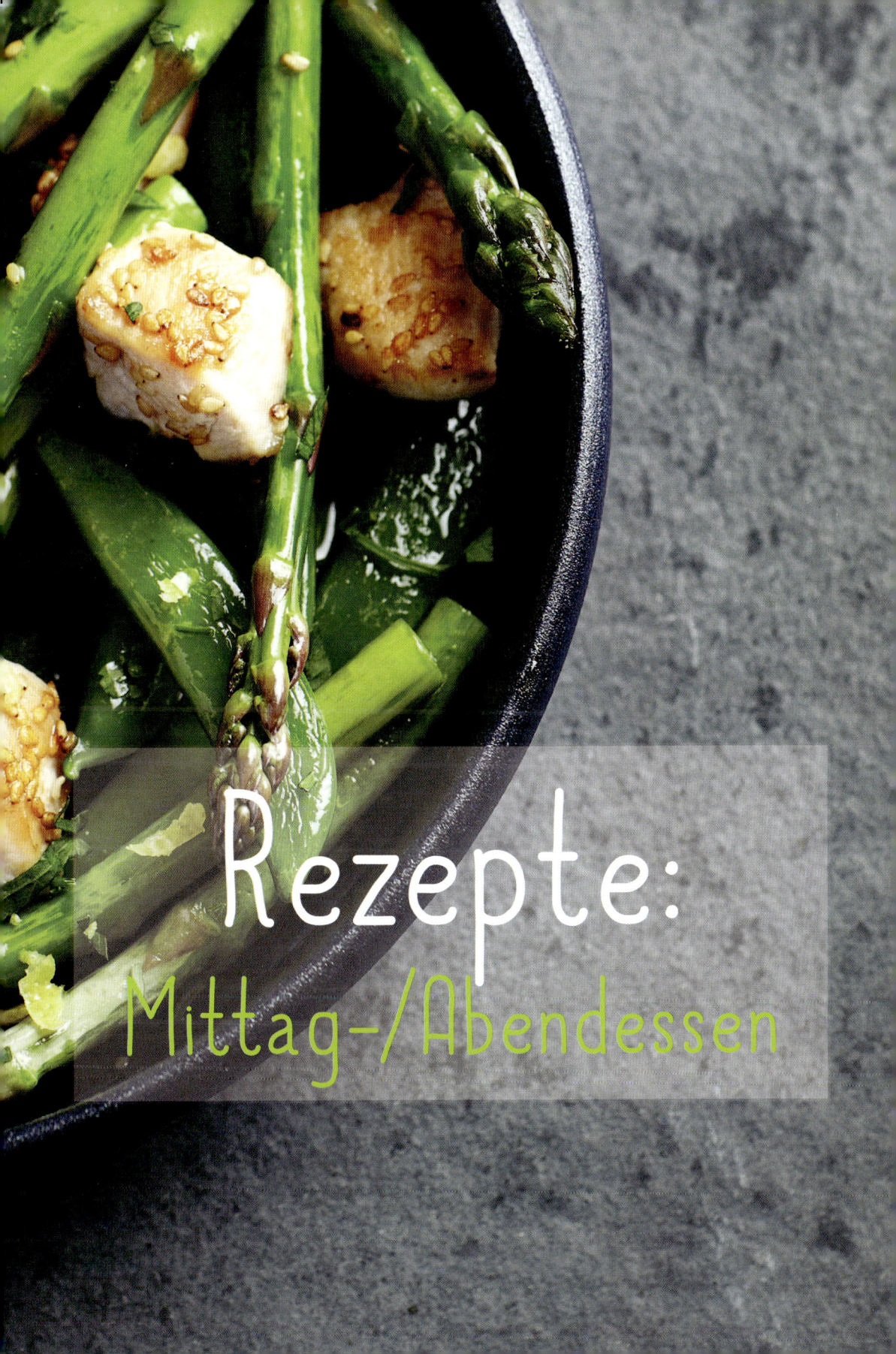

Rezepte:
Mittag-/Abendessen

Champignon-Tomaten-Käse-Topf Ⓜ Ⓐ

Zubereitung: 40 Minuten
Für 2 Portionen

Zutaten:

250 g Champignons
Ghee oder Olivenöl zum Braten
    (siehe S. 116)
1 Zwiebel
200 g Rinderhackfleisch
1 Paprikaschote (rot oder gelb)
30 g Tomatenmark
200 ml Gemüsebrühe
1 TL Rosmarin
1 TL Thymian
1 TL Oregano
1 TL Basilikum
Salz
Pfeffer
½ TL Kreuzkümmel
1 TL Curry
1 TL edelsüßes Paprikapulver
Chiliflocken
400 g geschälte Tomaten (Dose)
100 g Schmelzkäse

So wird's gemacht:

Die Champignons putzen und in Viertel schneiden. Das Ghee in einer Pfanne erhitzen und die Champignons darin scharf anbraten und so lange weiterbraten, bis die Pilze kein Wasser mehr verlieren.

Die Zwiebel abziehen, würfeln und in einem Topf in Ghee glasig anbraten. Das Rinderhackfleisch hinzugeben und bei hoher Temperatur krümelig braten.

Die Paprikaschote waschen, vierteln, die Kerne entfernen und das Fruchtfleisch in Streifen schneiden. Die Paprika zum Hackfleisch geben und kurz mit anbraten.

Das Tomatenmark dazugeben, eine Minute im Topf anrösten und anschließend alles mit der Gemüsebrühe ablöschen.

Die Gewürze nach Geschmack sowie die geschälten Tomaten in den Topf geben und den Schmelzkäse einrühren.

Die gebratenen Champignons in den Topf geben und alles durchziehen lassen, bis die Paprika bissfest gegart ist.

Als vegetarische Alternative für das Rinderhackfleisch kannst du Sojagranulat verwenden. Weitere Vorschläge für vegetarische Zutaten findest du bei den »Tipps für Vegetarier« auf S. 82.

	100 g	Portion
KH	3,5	25,6
Fett	4,0	28,9
EW	4,9	35,4
Kcal	69	495
Kjoule	287	2068

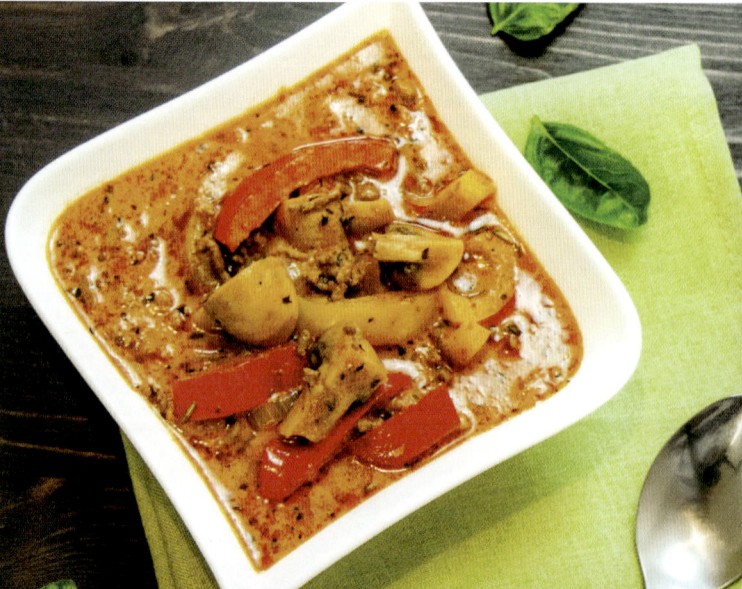

Hühnertopf auf Frühlingsart ⓂⒶ

Zubereitung: 90 Minuten
Für 2 Portionen

Zutaten:
400 g frische Hähnchenschenkel
100 g Sellerie
2 Möhren
1 Peperoni
1 Bund Frühlingszwiebeln
½ Kopf Blumenkohl
1 Handvoll frische Petersilie oder
*   1 EL getrocknete Petersilie*
500 ml Wasser
2 Lorbeerblätter
2 Nelken
Salz, Pfeffer nach Geschmack
Muskatnuss

Tipp:
Lässt sich gut einfrieren.

Vorschläge für vegetarische Zutaten als Alternative für das Hähnchenfleisch findest du bei den »Tipps für Vegetarier« auf S. 82.

So wird's gemacht:

Die Hähnchenschenkel waschen und mit Küchenpapier trocken tupfen. Den Sellerie schälen und in kleine Würfel schneiden. Die Möhren putzen oder ggf. schälen und in dünne Scheiben schneiden.

Die Peperoni waschen, die Kerne entfernen und Fruchtfleisch in feine halbe Ringe schneiden. Die Frühlingszwiebeln waschen und in Ringe schneiden. Das Grün des Blumenkohls entfernen, den Blumenkohl waschen und in Röschen teilen. Bei Nutzung von frischer Petersilie: Die Petersilie waschen, trocken schütteln und hacken.

Die Hähnchenschenkel in einen großen Topf geben und mit dem Wasser auffüllen, die Schenkel sollten gerade mit Wasser bedeckt sein. Die Lorbeerblätter, die Nelken, Salz und Pfeffer hinzugeben und die Hähnchenschenkel eine Stunde bei geschlossenem Deckel leicht köcheln lassen.

Die Hähnchenschenkel aus der Brühe nehmen und etwas abkühlen lassen. Nun Muskatnuss, Petersilie und das klein geschnittene Gemüse in die Brühe geben. Die Suppe leicht köcheln lassen, bis das Gemüse bissfest gegart ist.

Die Haut von den abgekühlten Hähnchenschenkeln entfernen und das Fleisch in mundgerechten Stücken vom Knochen lösen. Das Hähnchenfleisch in die Suppe geben und kurz heiß werden lassen. Den Hühnertopf nochmals mit Salz und Pfeffer abschmecken.

	100 g	Portion
KH	2,0	16,6
Fett	2,8	23,4
EW	5,2	43,5
Kcal	55	456
Kjoule	230	1905

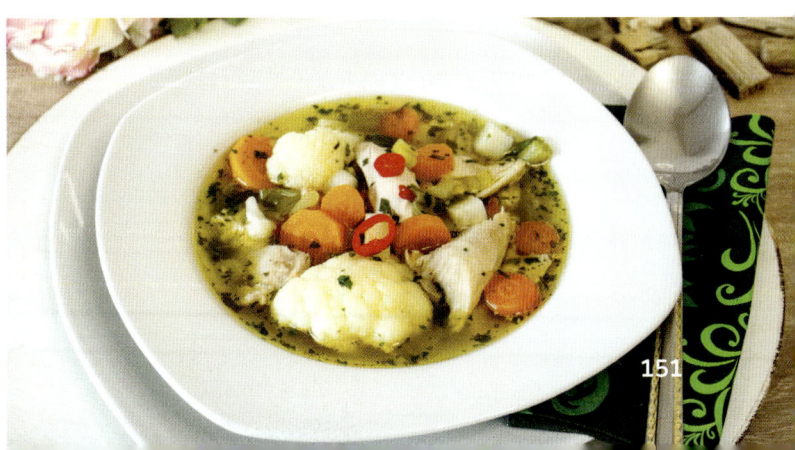

Blumenkohlcurry mit Möhren Ⓜ Ⓐ

Zubereitung: 50 Minuten
Für 2 Portionen

Zutaten:
3 Möhren
½ Blumenkohl
2 Hähnchenbrüste
3 Frühlingszwiebeln
2 l Gemüsebrühe
Ghee zum Braten (siehe S. 116)
100 ml Kokosmilch
2 EL Currypulver
1 TL Paprikapulver, rosenscharf
Salz, Pfeffer

	100 g	Portion
KH	4,5	26,1
Fett	3,5	20,0
EW	7,4	42,5
Kcal	77	444
Kjoule	322	1855

So wird's gemacht:

Die Möhren putzen und waschen oder ggf. schälen, anschließend in dünne Scheiben schneiden. Den Blumenkohl von den Blättern befreien, waschen und in Röschen teilen. Die Hähnchenbrust kalt abspülen, mit Küchenkrepp trocken tupfen und in Streifen schneiden. Die Frühlingszwiebeln waschen und in Ringe schneiden.

Die Gemüsebrühe in einem Topf erhitzen und den Blumenkohl darin bissfest garen.

Das Ghee in einer Pfanne erhitzen und die Hähnchenbruststreifen darin rundherum goldbraun braten.

Die Möhren in die Pfanne geben, anbraten und anschließend die Frühlingszwiebeln hinzugeben. Alles mit der Kokosmilch aufgießen. Das Currypulver und das Paprikapulver einrühren. Den Blumenkohl aus der Brühe nehmen, abtropfen lassen und in die Pfanne geben. Alles vorsichtig durchrühren und nach Geschmack salzen und pfeffern.

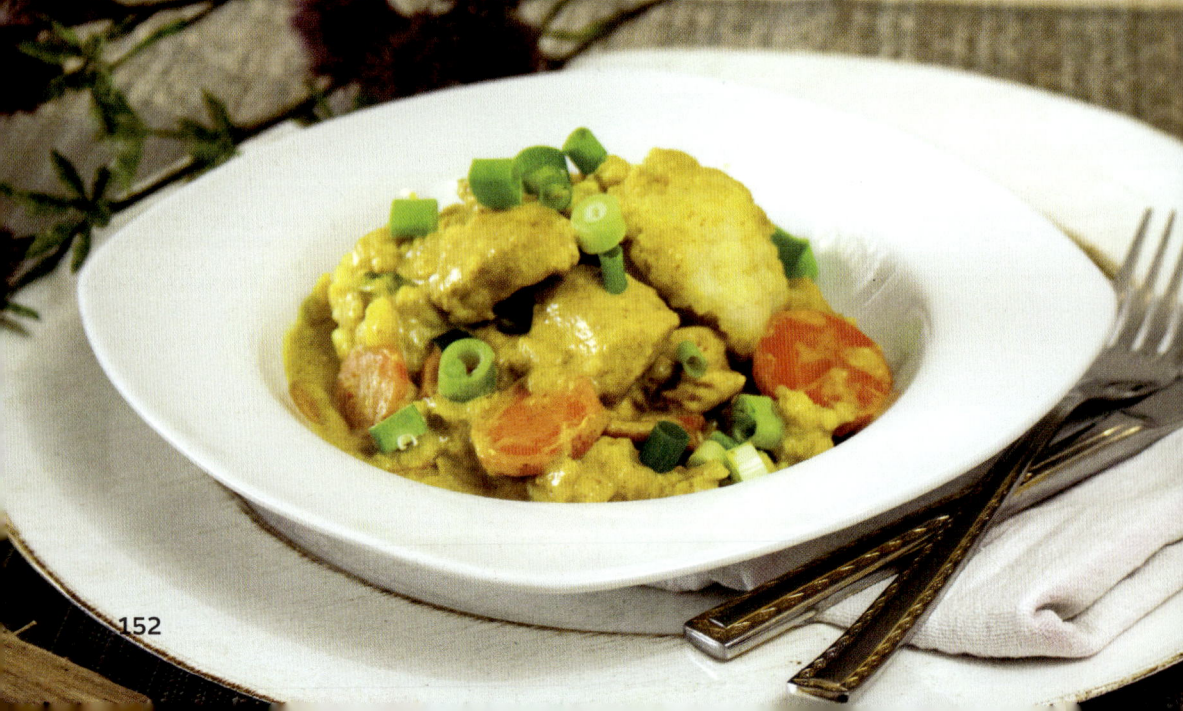

Hähnchenbrust mit Chili und Bambussprossen Ⓜ Ⓐ

Zubereitung: 50 Minuten
Für 2 Portionen

Zutaten:

1 Chilischote
40 g Ingwer
2 Paprikaschoten
2 Hähnchenbrüste (ca. 300 g)
175 g Bambussprossen (Dose/Glas)
350 g Mungobohnenkeimlinge (Dose/Glas)
3 EL Kokosöl zum Braten
Salz, Pfeffer
30 g Tomatenmark
3 EL Sojasauce
3 EL Worcestersauce

Vorschläge für vegetarische Zutaten als Alternative für das Hähnchenfleisch findest du bei den »Tipps für Vegetarier« auf S. 82.

So wird's gemacht:

Die Chilischote waschen, die Kerne entfernen und Fruchtfleisch in feine Streifen schneiden. Den Ingwer schälen und fein würfeln. Die Paprika waschen, vierteln, entkernen und das Fruchtfleisch in schmale Streifen schneiden.

Die Hähnchenbrust kalt abspülen und mit Küchenkrepp trocken tupfen. Die Bambussprossen und die Mungobohnenkeimlinge durch ein Sieb abgießen.

Das Kokosöl in einer Pfanne erhitzen und darin die Hähnchenbrust rundherum goldbraun braten. Die Hähnchenbrust nach Geschmack salzen und pfeffern, aus der Pfanne nehmen und warm stellen.

Die Paprikastreifen, die Chiliringe und die Ingwerwürfel im Hähnchensud anbraten. Das Tomatenmark hinzugeben und kurz mit anrösten. Das Gemüse mit der Sojasauce und der Worcestersauce ablöschen. Die Bambussprossen und die Mungobohnenkeimlinge hinzufügen, umrühren und heiß werden lassen. Auch die Hähnchenbrust wieder mit in die Pfanne geben und ebenfalls heiß werden lassen.

Das Gemüse auf Tellern verteilen, die Hähnchenbrust in Scheiben schneiden und auf dem Gemüsebett anrichten.

	100 g	Portion
KH	4,2	20,5
Fett	4,0	19,5
EW	9,0	44,0
Kcal	92	453
Kjoule	386	1892

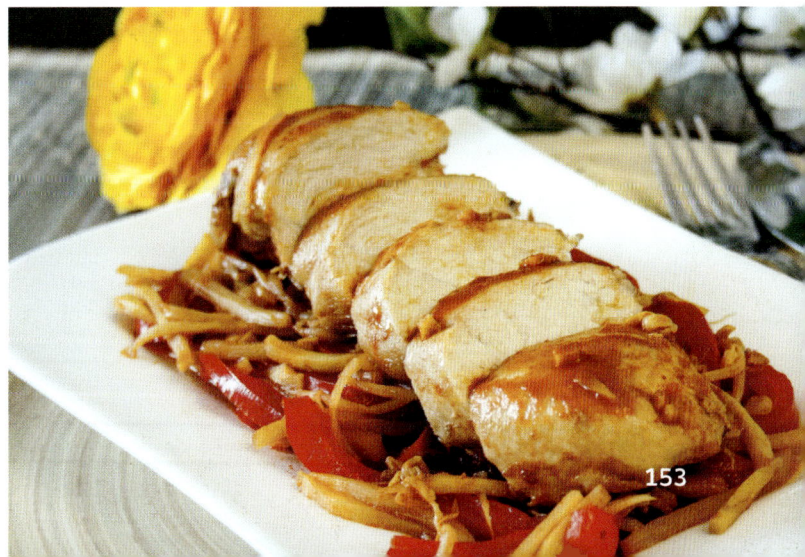

Rosenkohlauflauf Ⓜ Ⓐ

Vorbereitung: 20 Minuten
Backen: 30 Minuten
Für 2 Portionen

Zutaten:
500 g Rosenkohl (frisch oder TK)
50 g Katenschinken
Ghee oder Olivenöl zum Braten
   (siehe S. 116)
1 Zwiebel
1 TL Paprikapulver, rosenscharf
Muskatnuss
Salz, Pfeffer
50 g Mini-Kabanossi
Ghee zum Einfetten
80 g Crème fraîche
1 Ei (Größe M)
50 g geriebener Gouda

Vorschläge für vegetarische
Zutaten als Alternative für die
Kabanossi findest du bei den
»Tipps für Vegetarier« auf S. 82.

So wird's gemacht:

Bei frischem Rosenkohl den Rosenkohl putzen und in einem Topf mit reichlich Wasser bissfest garen.

Den Backofen auf 200 °C Umluft oder 180 °C Ober-/ Unterhitze vorheizen.

Den Katenschinken würfeln und in einer Pfanne mit etwas Ghee oder Olivenöl anbraten. Die Zwiebel abziehen und in Würfel schneiden. Die Zwiebelwürfel und den Rosenkohl zum Katenschinken geben und mitbraten, bis das Gemüse angebräunt ist.

Alles mit Paprikapulver, Muskatnuss, Salz und Pfeffer nach Geschmack würzen.

Das Gemüse in eine mit Ghee gefettete Auflaufform geben und die Mini-Kabanossi untermischen. Die Crème fraîche in einer Schüssel mit dem Ei sowie Salz und Pfeffer verrühren und über das Gemüse gießen.

Den Auflauf mit dem Gouda bestreuen und 30 Minuten im Ofen überbacken, bis der Käse zerlaufen und knusprig ist.

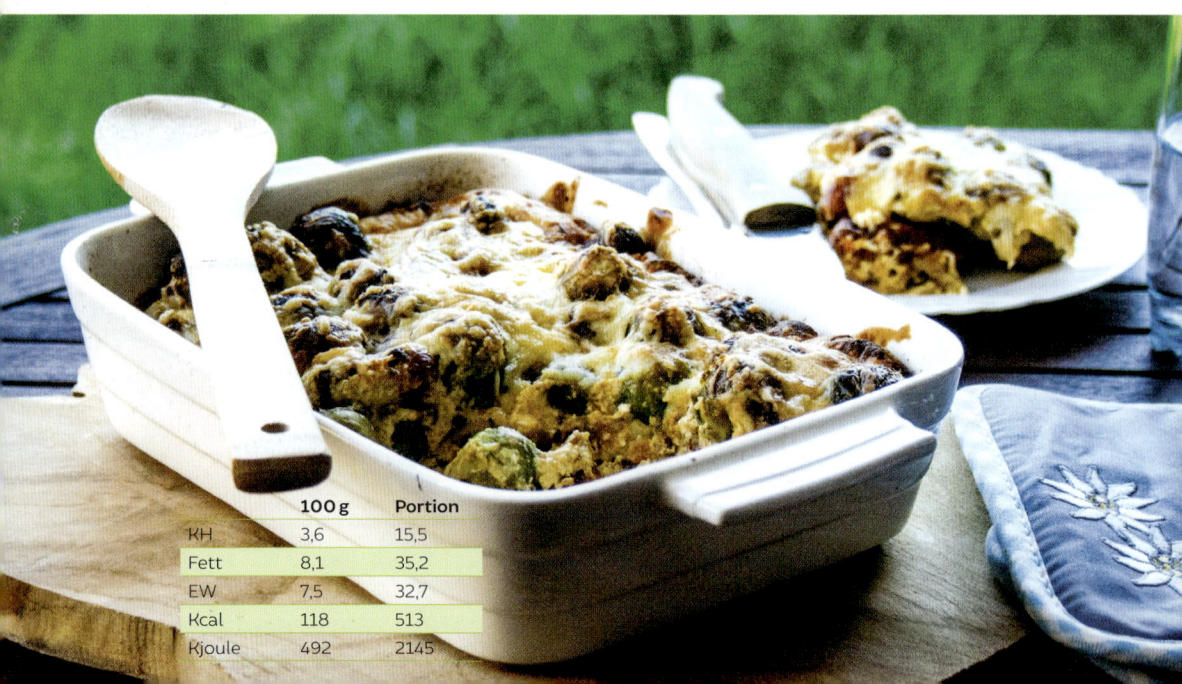

	100 g	Portion
KH	3,6	15,5
Fett	8,1	35,2
EW	7,5	32,7
Kcal	118	513
Kjoule	492	2145

Hackfleisch-Spinat-Pfanne Ⓜ Ⓐ

Zubereitung: 45 Minuten
Für 2 Portionen

Zutaten:

Ghee zum Braten (siehe S. 116)
350 g Rinderhackfleisch
1 Zwiebel
1 Paprikaschote
400 g stückige Tomaten (Dose)
1 EL Paprikapulver, edelsüß
½ TL Chiliflocken
1 EL Majoran
1 TL Kreuzkümmel
Muskatnuss
Cayennepfeffer
Salz
500 g Spinat (frisch oder TK)
5 Frühlingszwiebeln

So wird's gemacht:

Ghee in einer Pfanne erhitzen und Rinderhackfleisch darin krümelig braten.

Die Zwiebel abziehen, würfeln und zum Rinderhackfleisch in die Pfanne geben. Die Paprikaschote waschen, entkernen, klein schneiden und ebenfalls mitbraten.

Die stückigen Tomaten zum Hackfleisch geben und unter-rühren. Mit Paprikapulver, Chiliflocken, Majoran, Kreuz-kümmel, Muskatnuss, Cayennepfeffer und Salz nach Geschmack würzen.

Den Spinat waschen und abtropfen lassen. Die Frühlings-zwiebeln putzen, waschen und in Ringe schneiden. Gemüse unter das Hackfleisch mischen und gar ziehen lassen.

Die Hackfleisch-Spinat-Pfanne nochmals mit Cayenne-pfeffer und Salz abschmecken und servieren.

	100 g	Portion
KH	3,3	20,3
Fett	4,3	26,3
EW	7,6	46,9
Kcal	82	505
Kjoule	343	2112

Als vegetarische Alternative für das Rinderhackfleisch kannst du Sojagranulat verwenden. Weitere Vorschläge für vegeta-rische Zutaten findest du bei den »Tipps für Vegetarier« auf S. 82.

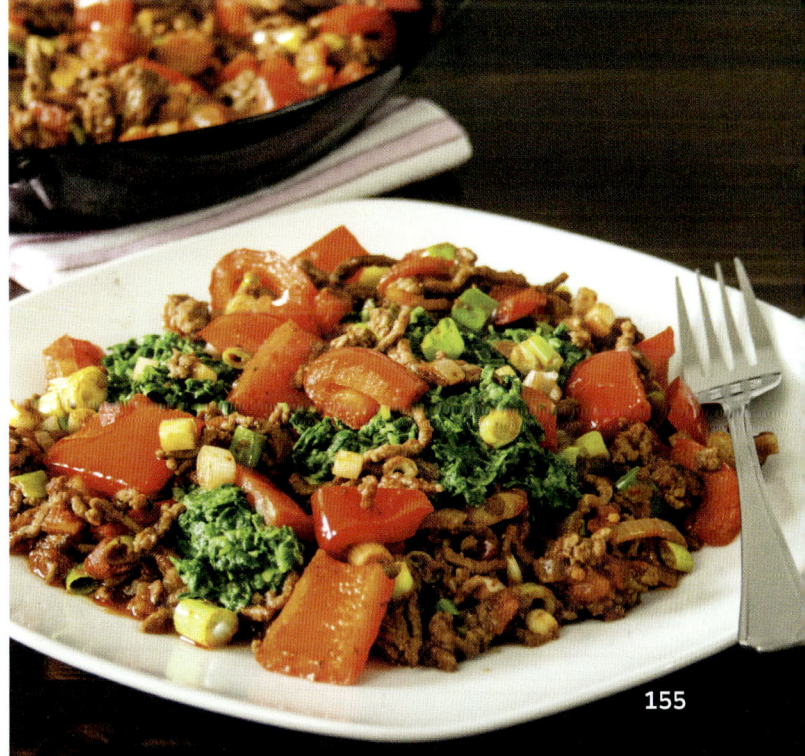

Spinatgefüllte Hähnchenbrust mit Tomaten Ⓜ Ⓐ

Vorbereitung: 20 Minuten
Schmoren: 30 Minuten
Für 2 Portionen

Zutaten:

400 g TK-Spinat
200 g Frischkäse
Muskatnuss
Paprikapulver, edelsüß
Salz, Pfeffer
2 Hähnchenbrüste
Küchengarn
Olivenöl zum Braten
400 g Kirschtomaten

Vorschläge für vegetarische Zutaten als Alternative für das Hähnchenfleisch findest du bei den »Tipps für Vegetarier« auf S. 82.

So wird's gemacht:

Den Spinat in einem Sieb auftauen lassen und dann mit der Hand etwas ausdrücken. In eine Schüssel geben und mit Frischkäse, Muskatnuss, Paprikapulver, Salz und Pfeffer vermischen.

Die Hähnchenbrust kalt abspülen und mit einem Küchen-krepp trocken tupfen. Mit einem scharfen Messer jeweils eine Tasche in das Fleisch schneiden und mit der Spinatmasse füllen. Die gefüllten Hähnchenbrüste mit Küchengarn umwickeln. In einer Pfanne das Olivenöl erhitzen und die Hähnchenbrüste darin rundherum anbraten.

Die Kirschtomaten waschen, mit in die Pfanne geben und kurz anbraten. Alles bei geschlossenem Deckel 30 Minuten schmoren lassen, bis die Hähnchenbrust gar ist.

Die gefüllte Hähnchenbrust und die Tomaten nach Belieben mit Paprikapulver, Salz und Pfeffer abschmecken.

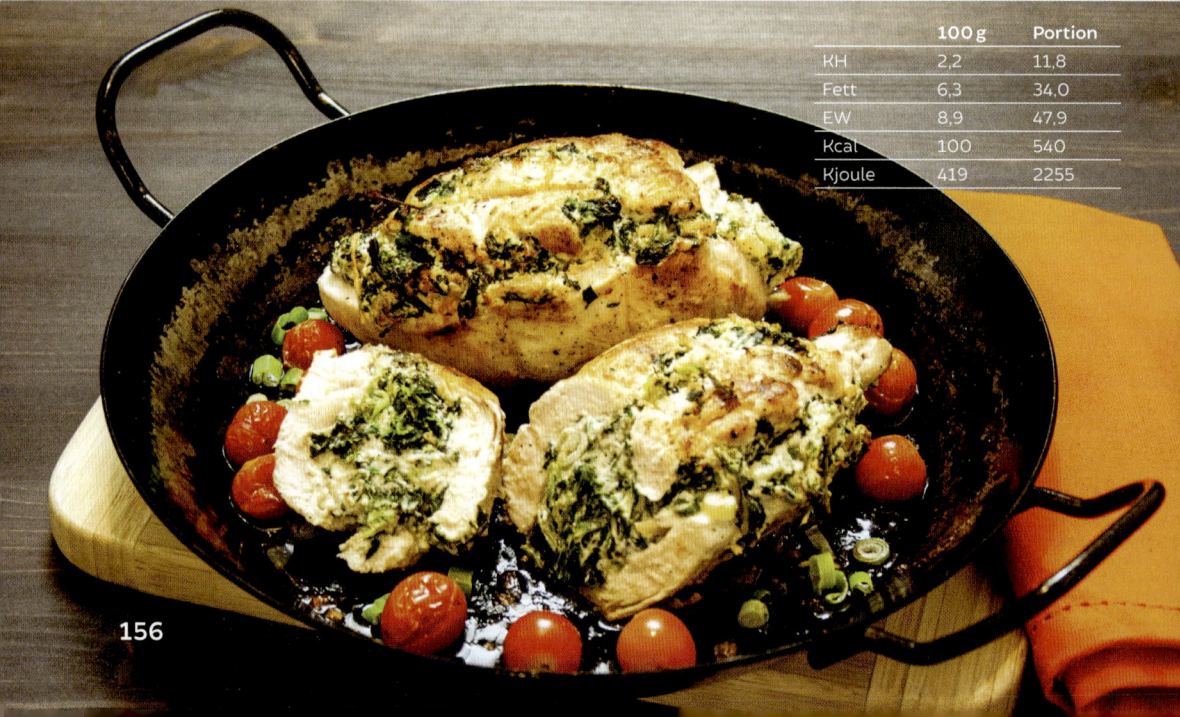

	100 g	Portion
KH	2,2	11,8
Fett	6,3	34,0
EW	8,9	47,9
Kcal	100	540
Kjoule	419	2255

Avocado-Zudeln mit Tomaten und Schinkenschnitzelstreifen Ⓜ Ⓐ

Zubereitung: 40 Minuten
Für 2 Portionen

Zutaten:
2 große Zucchini
1 Avocado
2 Knoblauchzehen
100 g kleine Tomaten
* (z. B. Kirschtomaten)*
300 g Schinkenschnitzel
Olivenöl zum Braten
Salz, Pfeffer
Basilikumblätter zum Garnieren

Vorschläge für vegetarische Zutaten als Alternative für das Schinkenschnitzel findest du bei den »Tipps für Vegetarier« auf S. 82.

So wird's gemacht:

Die Zucchini putzen, waschen und mit einem Spiralschneider in lange dünne Streifen schneiden.

Die Avocado halbieren und den Kern entfernen. Das Avocadofruchtfleisch mit einem Löffel aus der Schale lösen und mit dem Stabmixer fein pürieren.

Die Knoblauchzehen abziehen und fein würfeln. Die Tomaten waschen und halbieren.

Die Schinkenschnitzel in Streifen schneiden, in einer Pfanne mit Olivenöl goldbraun braten, dann salzen und pfeffern. Das Fleisch aus der Pfanne nehmen und warm stellen.

Die Zudeln und die Tomatenhälften mit dem Knoblauch in der Pfanne bissfest dünsten. Die Avocadopaste einrühren, alles mit Salz und Pfeffer abschmecken. Das Fleisch wieder hinzugeben und untermischen.

Die Avocado-Zudeln auf Teller verteilen und mit frischen Basilikumblättern garnieren.

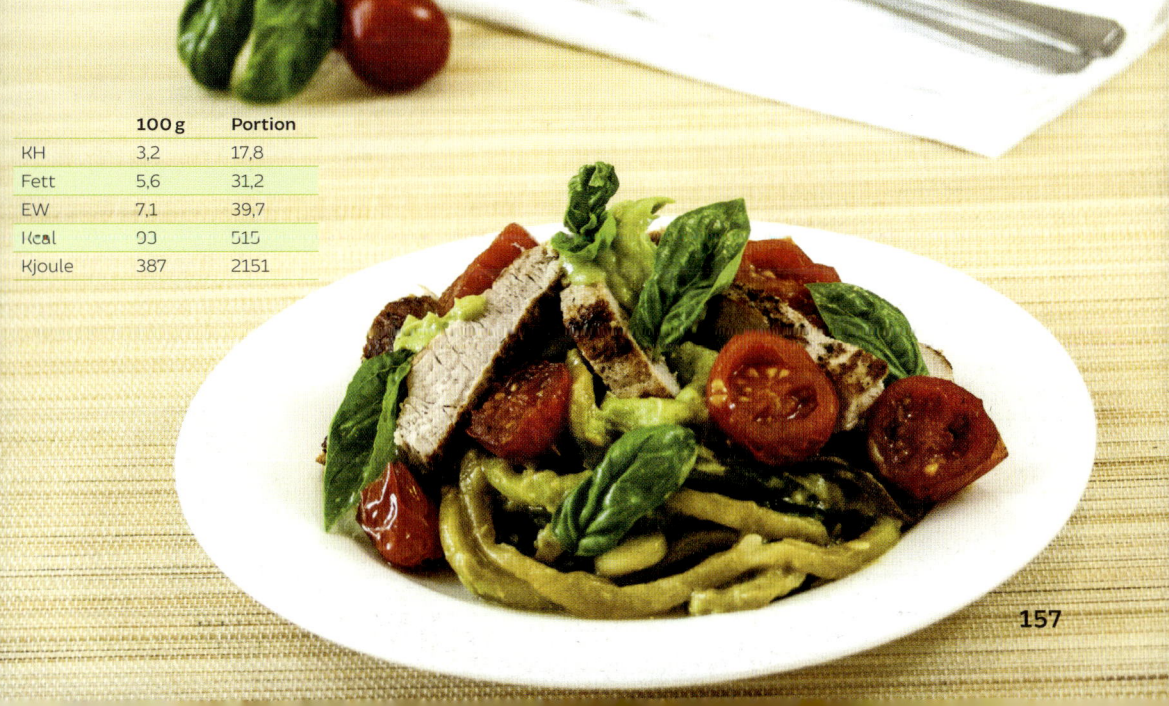

	100 g	Portion
KH	3,2	17,8
Fett	5,6	31,2
EW	7,1	39,7
Kcal	93	515
Kjoule	387	2151

157

Paprika-Zwiebel-Sahne-Hähnchen Ⓜ Ⓐ

Zubereitung: 50 Minuten
Für 2 Portionen

Zutaten:

2 Hähnchenbrüste
Ghee zum Braten (siehe S. 116)
2 Gemüsezwiebeln
2 Paprikaschoten
1 EL Paprikapulver, edelsüß
Salz, Pfeffer
150 g Sahne

Vorschläge für vegetarische Zutaten als Alternative für das Hähnchenfleisch findest du bei den »Tipps für Vegetarier« auf S. 82.

So wird's gemacht:

Die Hähnchenbrust kalt abspülen, mit einem Küchenkrepp trocken tupfen und in mundgerechte Stücke schneiden. Ghee in einer Pfanne erhitzen und die Hähnchenbruststücke darin rundherum goldbraun braten. Dann aus der Pfanne nehmen und warm stellen.

Die Gemüsezwiebeln abziehen, halbieren und in halbe Ringe schneiden. Die Zwiebelringe in die Pfanne geben und anbraten.

Die Paprikaschoten waschen, die Kerne entfernen und das Fruchtfleisch in Stücke schneiden. Die Paprika zu den Zwiebeln geben, mit dem Paprikapulver, Salz und Pfeffer würzen. Das Gemüse in der Pfanne bissfest garen und mit der Sahne ablöschen.

Die Hähnchenbrust wieder in die Pfanne geben und heiß werden lassen. Dann Paprika-Zwiebel-Sahne-Hähnchen servieren.

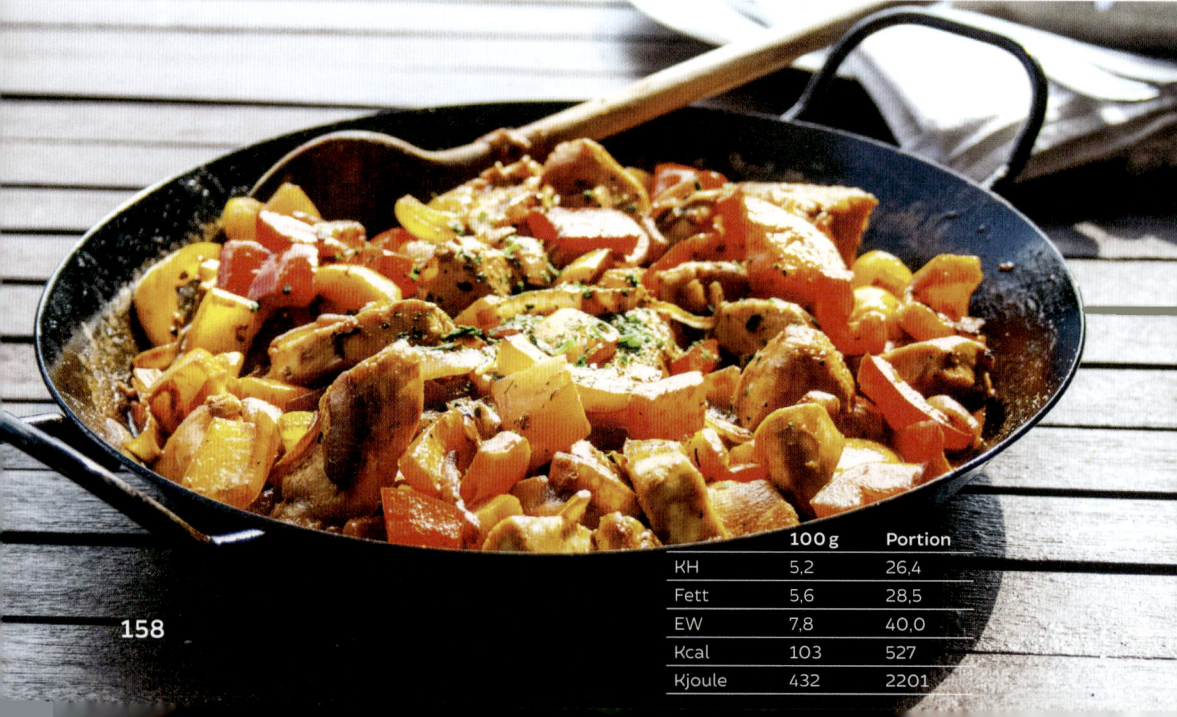

	100 g	Portion
KH	5,2	26,4
Fett	5,6	28,5
EW	7,8	40,0
Kcal	103	527
Kjoule	432	2201

Low-Carb-Käse-Tacos Ⓜ Ⓐ

Vorbereitung: 25 Minuten
Backen: 10 Minuten
Für 2 Portionen

Zutaten:
150 g geriebener Cheddar
Ghee zum Braten (siehe S. 116)
80 g Rinderhackfleisch
Salz, Pfeffer
4–6 Blätter Eisbergsalat
½ Avocado
1 Tomate
150 g griechischer Joghurt
Edelsüßes Paprikapulver
Tabasco

Als vegetarische Alternative für das Rinderhackfleisch kannst du Sojagranulat verwenden. Weitere Vorschläge für vegetarische Zutaten findest du bei den »Tipps für Vegetarier« auf S. 82.

So wird's gemacht:

Den Backofen auf 160 °C Umluft oder 180 °C Ober-/ Unterhitze vorheizen.

Ein Backblech mit Backpapier auslegen und darauf aus dem Cheddar zwei runde Fladen legen. Blech in den Ofen schieben und Fladen 10 Minuten backen. Aus dem Ofen nehmen und Fladen über einen Kochlöffelstiel legen, um die Tacos zu formen, während der Käse fest wird.

Ghee in einer Pfanne erhitzen, Hackfleisch darin krümelig braten, mit Salz und Pfeffer würzen.

Die Eisbergsalatblätter waschen und trocken schütteln.

Die Avocado halbieren und den Kern entfernen. Eine Avocadohälfte in Spalten schneiden und von den Spalten die Schale abziehen.

Die Tomate waschen und in Scheiben schneiden.

Den griechischen Joghurt in einer Schüssel mit Salz, Pfeffer, Paprikapulver und Tabasco verrühren.

Die beiden Käse-Tacos mit dem Salat, den Avocadospalten, dem Hackfleisch, den Tomatenscheiben und der Joghurtsauce füllen und genießen.

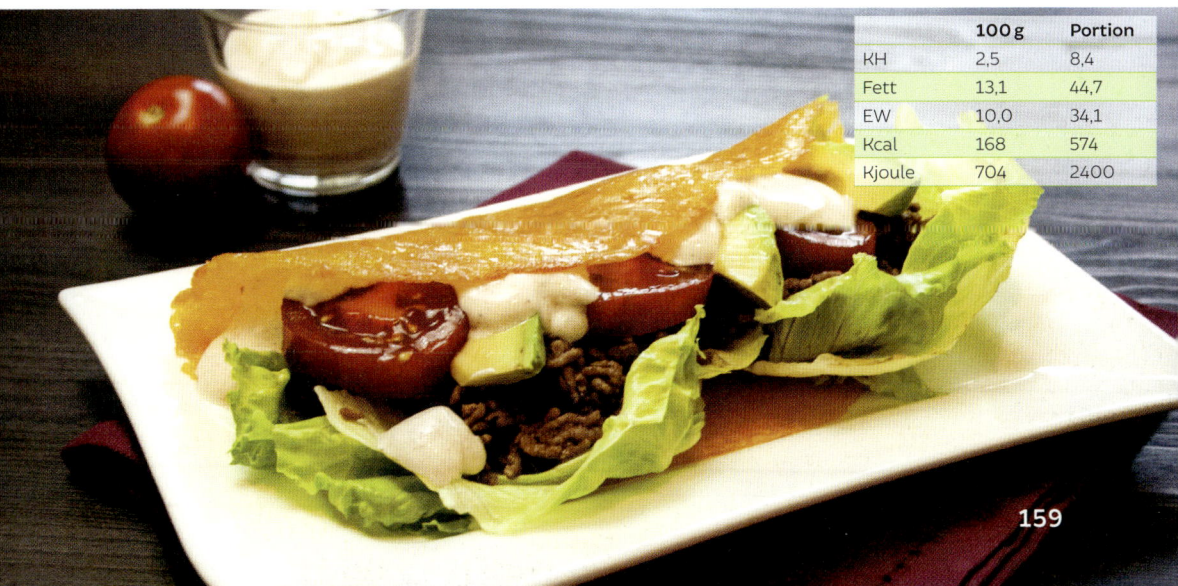

	100 g	Portion
KH	2,5	8,4
Fett	13,1	44,7
EW	10,0	34,1
Kcal	168	574
Kjoule	704	2400

Grüne-Bohnen-Pfanne mit Rindfleischstreifen und Tomaten

Zubereitung: 45 Minuten
Für 2 Portionen

Zutaten:

400 g grüne Bohnen
250 g kleine Tomaten
   (z. B. Cherrytomaten oder
   Mini-Rispentomaten)
1 Zwiebel
2 Knoblauchzehen
Ghee zum Braten (siehe S. 116)
125 g Katenschinken
1 EL Paprikapulver, edelsüß
Salz, Pfeffer
400 g Rindfleischminutensteaks

Vorschläge für vegetarische Zutaten als Alternative für das Rindfleisch findest du bei den »Tipps für Vegetarier« auf S. 82.

So wird's gemacht:

Die grünen Bohnen waschen und die Enden abschneiden. Die Tomaten waschen und halbieren. Die Zwiebel abziehen, längs halbieren und in halbe Ringe schneiden. Die Knoblauchzehen abziehen und würfeln.

Etwas Ghee in einer Pfanne erhitzen und den gewürfelten Katenschinken und die Zwiebeln darin anbraten. Die grünen Bohnen hinzugeben und unter gelegentlichem Rühren braten, bis sie fast gar sind.

Nun den Knoblauch hinzugeben und alles mit Paprikapulver, Salz und Pfeffer würzen. Die Tomatenhälften hinzugeben und das Gemüse bissfest garen, dann aus der Pfanne nehmen und warm stellen.

Die Minutensteaks mit Küchenkrepp abtupfen und in der Pfanne in etwas Ghee von beiden Seiten scharf anbraten. Das Fleisch bis zur gewünschten Garstufe fertig braten und mit Salz und Pfeffer würzen.

Das Gemüse auf Teller verteilen, die Rinderminutensteaks in Streifen schneiden und auf dem Gemüsebett servieren.

	100 g	Portion
KH	3,0	17,8
Fett	3,2	18,8
EW	10,6	62,3
Kcal	83	488
Kjoule	345	2038

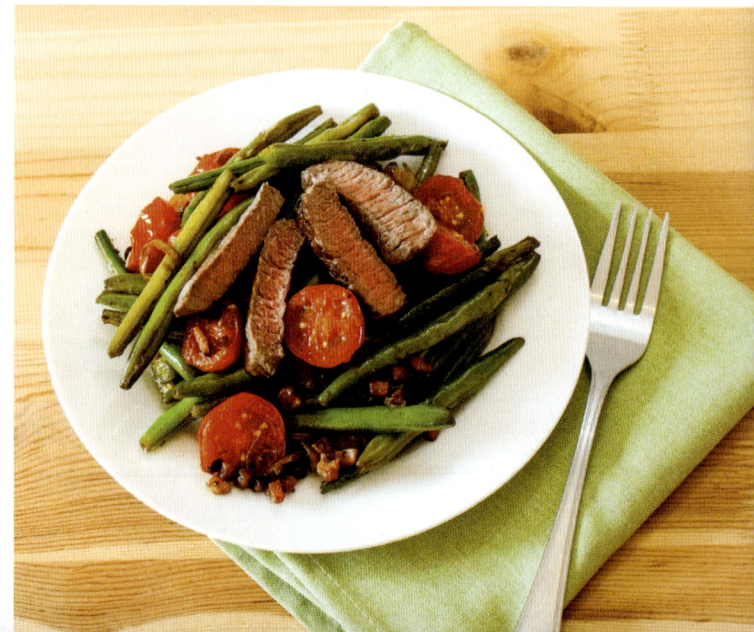

Kohlrabitopf mit Hackbällchen und Möhren Ⓜ Ⓐ

Zubereitung: 40 Minuten
Für 2 Portionen

Zutaten:

1 großer Kohlrabi (ca. 400 g)
1 Möhre
300 ml Rinderbrühe
Muskatnuss
Paprikapulver, rosenscharf
1 TL Estragon
Salz, Pfeffer
1 kleine Zwiebel
250 g Rinderhackfleisch
1 Ei (Größe M)
1 TL mittelscharfer Senf
3 Frühlingszwiebeln
100 g Sahne

So wird's gemacht:

Den Kohlrabi schälen und in Stäbchen schneiden. Die Möhre putzen, waschen und in Scheiben schneiden. Die Rinderbrühe in einem Topf erhitzen, das Gemüse hineingeben und leicht köcheln lassen. Mit Muskatnuss, Paprikapulver, Estragon, Salz und Pfeffer würzen.

Die Zwiebel abziehen und fein würfeln. Das Rinderhackfleisch mit dem Ei, den Zwiebelwürfeln, dem Senf, Salz und Pfeffer in einer Schüssel gut vermischen. Aus der Hackfleischmasse kleine Bällchen formen und diese in den Topf zum Gemüse geben. 10 Minuten sanft köcheln lassen.

Die Frühlingszwiebeln waschen, putzen und in Ringe schneiden. Die Frühlingszwiebelringe und die Sahne zum Eintopf geben und alles noch ca. 5 Minuten garen lassen.

Als vegetarische Alternative für das Rinderhack–fleisch kannst du Sojagranulat verwenden. Weitere Vorschläge für vegetarische Zutaten findest du bei den »Tipps für Vegetarier« auf S. 82.

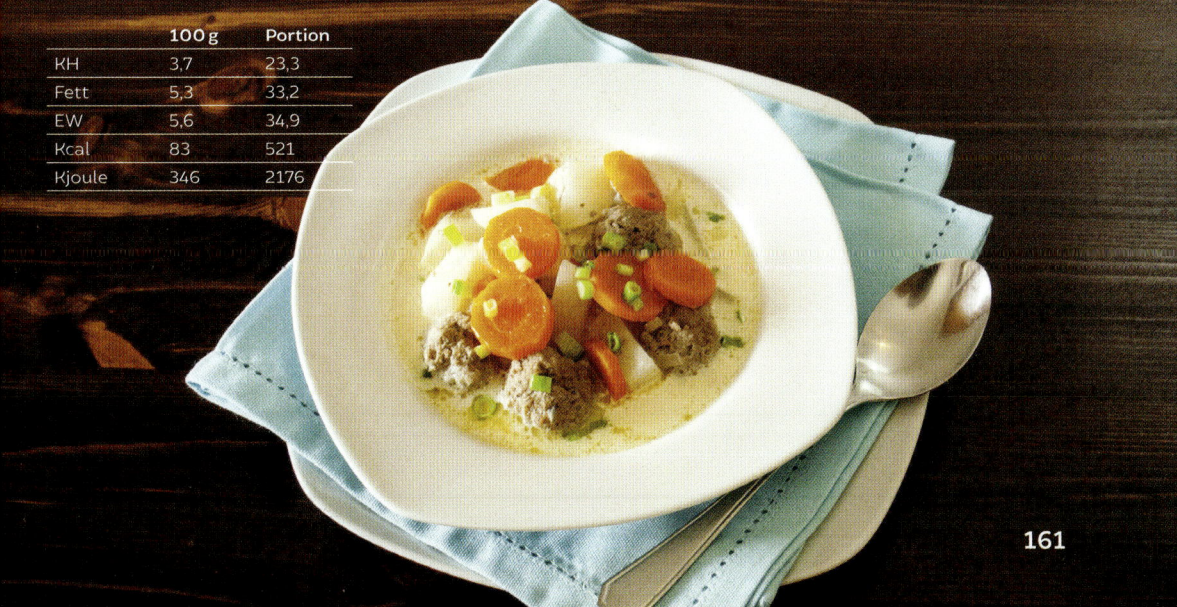

	100 g	Portion
KH	3,7	23,3
Fett	5,3	33,2
EW	5,6	34,9
Kcal	83	521
Kjoule	346	2176

Pute in Senfsauce mit Blumenkohlreis Ⓜ Ⓐ

Zubereitung: 50 Minuten
Für 2 Portionen

Zutaten:
2 Putenschnitzel (ca. 400 g)
Ghee zum Braten (siehe S. 116)
Salz, Pfeffer
½ Blumenkohl (ca. 400 g)
Koriander
1 Schalotte
1 EL Balsamico
100 g Crème fraîche
3 TL mittelscharfer Senf
2 EL Erythrit

Vorschläge für vegetarische Zutaten als Alternative für das Putenfleisch findest du bei den »Tipps für Vegetarier« auf S. 82.

So wird's gemacht:

Die Putenschnitzel kalt abspülen und mit Küchenkrepp trocken tupfen. Ghee in einer Pfanne erhitzen und die Putenschnitzel darin goldbraun braten. Mit Salz und Pfeffer würzen und warm stellen.

Die grünen Blätter vom Blumenkohl entfernen, den Blumenkohl waschen und zu Reiskorngröße raspeln. Die Blumenkohlraspel in einer Pfanne mit etwas Ghee bei mittlerer Temperatur bissfest garen. Mit gemahlenem Koriander, Salz und Pfeffer würzen.

Die Schalotte abziehen, in feine Würfel schneiden und in einem kleinen Topf in etwas Ghee anschwitzen. Mit dem Balsamico ablöschen. Die Crème fraîche, den Senf und das Erythrit einrühren. Mit Salz und Pfeffer abschmecken.

Die Putenschnitzel mit der cremigen Senfsauce und dem Blumenkohlreis servieren.

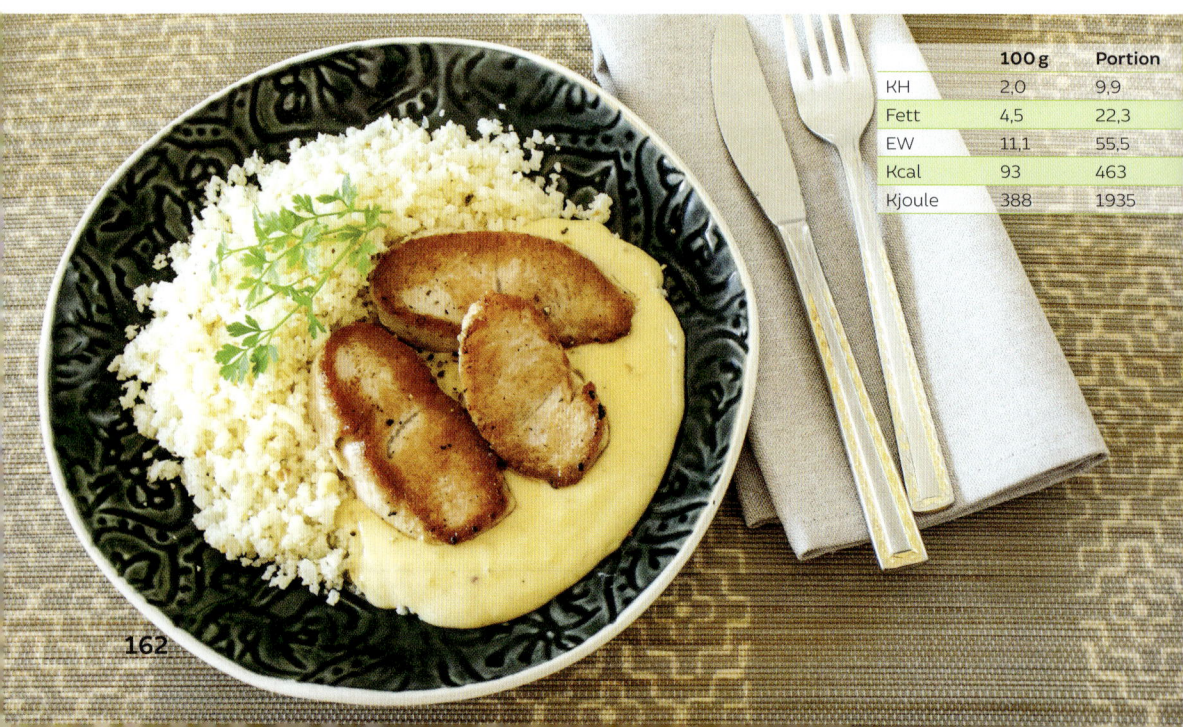

	100 g	Portion
KH	2,0	9,9
Fett	4,5	22,3
EW	11,1	55,5
Kcal	93	463
Kjoule	388	1935

Porree-Hack-Gratin Ⓜ Ⓐ

Vorbereitung: 20 Minuten
Backen: 30 Minuten
Für 4 Portionen

Zutaten:
500 g Porree (Lauch)
3 Knoblauchzehen
Ghee oder Olivenöl zum Braten
(siehe S. 116)
500 g Rinderhackfleisch
½ TL Kreuzkümmel
Salz, Pfeffer
Ghee zum Einfetten
200 g Schmand
1 Ei (Größe M)
100 g kleine Tomaten
(z. B. Kirschtomaten)
100 g geriebener Gouda oder
Emmentaler

So wird's gemacht:

Den Backofen auf 160 °C Umluft oder 180 °C Ober-/ Unterhitze vorheizen.

Den Porree putzen, in Scheiben schneiden, gründlich waschen und in einem Sieb abtropfen lassen. Die Knoblauchzehen abziehen und fein würfeln.

Das Ghee in einer Pfanne erhitzen und das Rinderhackfleisch darin unter Rühren krümelig braten. Mit Kreuzkümmel, Salz und Pfeffer würzen. Den Knoblauch und den Porree hinzufügen und anbraten.

Das Porree-Hackfleisch-Gemisch in eine mit Ghee gefettete Auflaufform füllen. Den Schmand in einer Schüssel mit dem Ei verquirlen, mit Salz und Pfeffer würzen und über das Porree-Hackfleisch-Gemisch gießen.

Die Tomaten waschen und halbieren. Die Tomatenhälften über das Gratin verteilen. Zum Schluss das Gratin mit dem geriebenen Käse bedecken und 30 Minuten im Ofen backen.

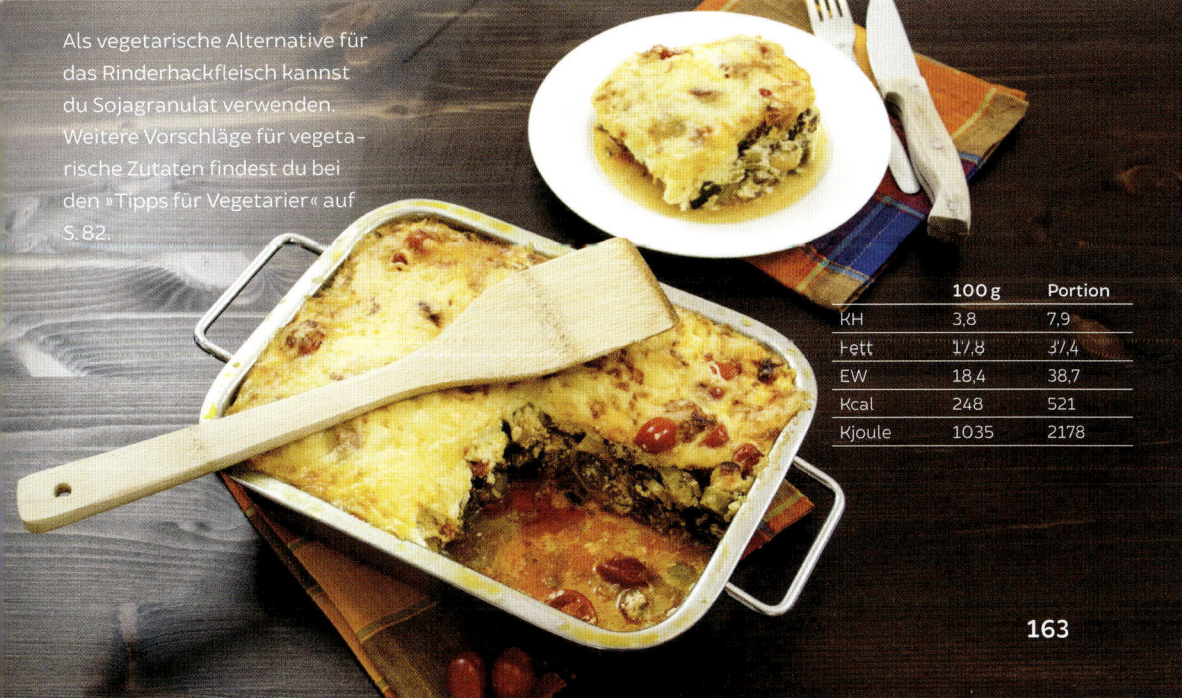

Als vegetarische Alternative für das Rinderhackfleisch kannst du Sojagranulat verwenden. Weitere Vorschläge für vegetarische Zutaten findest du bei den »Tipps für Vegetarier« auf S. 82.

	100 g	Portion
KH	3,8	7,9
Fett	17,8	37,4
EW	18,4	38,7
Kcal	248	521
Kjoule	1035	2178

Zimtrotkohl mit karamellisierten Orangen und saftigem Steak Ⓜ Ⓐ

Zubereitung: 50 Minuten
Für 2 Portionen

Zutaten:
400 g Rotkohl (TK oder frisch)
2 Lorbeerblätter
50 g Erythrit
2 TL Zimt
½ TL Muskatnuss
Salz, Pfeffer
2 Orangen (alternativ 1 kleine Dose Mandarin-Orangen ungezuckert)
2 Steaks oder Rindfleisch nach Wahl
Ghee zum Braten (siehe S. 116)

Vorschläge für vegetarische Zutaten als Alternative für das Steak findest du bei den »Tipps für Vegetarier« auf S. 82.

So wird's gemacht:

Den Rotkohl in einem Topf erhitzen und gegebenenfalls etwas Wasser hinzufügen. Bei frischem Rotkohl den Rotkohl putzen, waschen, fein raspeln und mit Wasser bedeckt in einem Topf zum Kochen bringen. Die Garzeit für frischen Rotkohl ist länger als für TK-Ware und beträgt ca. 30–35 Minuten.

Den Rotkohl mit den Lorbeerblättern, 30 g Erythrit, Zimt, Muskatnuss, Salz und Pfeffer würzen. Alles 10 Minuten köcheln lassen, bis die Gewürze gut durchgezogen sind.

Eine Orange halbieren und eine Orangenhälfte auspressen. Die zweite Orangenhälfte und die übrige Orange schälen und in Scheiben schneiden.

3 EL des ausgepressten Orangensaftes mit dem restlichen Erythrit in einer großen Pfanne erhitzen. Den restlichen Orangensaft zum Rotkohl geben. Die Orangenscheiben in der Pfanne von beiden Seiten ca. 5 Minuten köcheln lassen.

Die Steaks oder das Rindfleisch nach Wahl in einer Pfanne in etwas Ghee bis zur gewünschten Garstufe braten, dann mit Salz und Pfeffer würzen.

Die Orangenscheiben aus der Pfanne nehmen und eventuell übrigen Sud unter den Rotkohl rühren. Das Fleisch und den Zimtrotkohl auf Teller geben und mit den karamellisierten Orangenscheiben garnieren.

	100 g	Portion
KH	5,0	26,3
Fett	3,4	17,6
EW	11,8	61,9
Kcal	99	520
Kjoule	414	2174

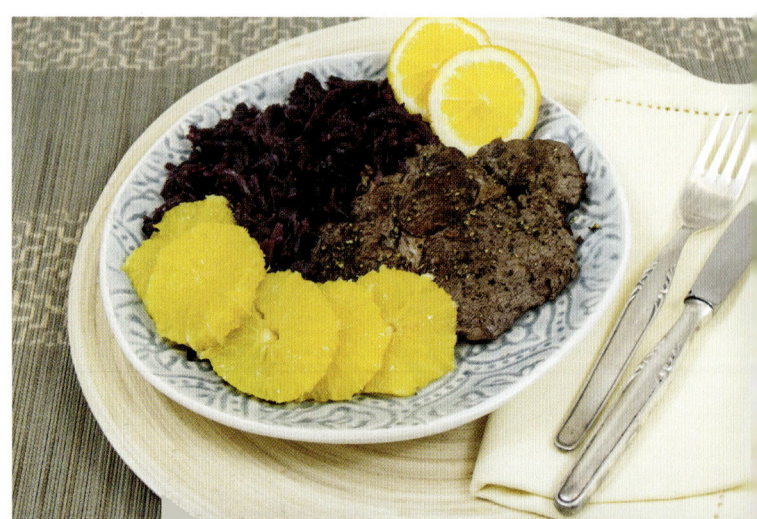

Knusprige Hähnchenschenkel mit Aubergine und Brokkoli Ⓜ Ⓐ

Zubereitung: 45 Minuten
Für 2 Portionen

Zutaten:
2 Hähnchenschenkel
Olivenöl zum Braten
2 EL Paprikapulver, edelsüß
2 TL Currypulver
Salz, Pfeffer
250 g Brokkoli
1 Zwiebel
2 Knoblauchzehen
1 kleine Aubergine
400 g stückige Tomaten (Dose)
2 Scheiben Bacon

Vorschläge für vegetarische Zutaten als Alternative für das Hähnchenfleisch und den Bacon findest du bei den »Tipps für Vegetarier« auf S. 82.

So wird's gemacht:

Den Ofen auf 160 °C Umluft oder 180 °C Ober-/Unterhitze vorheizen.

Die Hähnchenschenkel abspülen und mit Küchenkrepp trocken tupfen. Etwas Olivenöl in einer Pfanne erhitzen und die Hähnchenschenkel darin rundherum anbraten.

Etwas Olivenöl in einen Bräter geben und mit 1 EL Paprikapulver, 1 TL Currypulver, Salz und Pfeffer verrühren. Die Hähnchenschenkel in den Bräter geben und mit der Gewürzmarinade rundherum bestreichen. Die Schenkel im Ofen 35 Minuten knusprig garen.

Den Brokkoli waschen und in Röschen teilen. In einem Topf mit Salzwasser bissfest garen und in ein Sieb abgießen.

Die Zwiebel abziehen und würfeln. Die Knoblauchzehen schälen und in feine Scheiben schneiden. Nun Zwiebeln und Knoblauch in der Pfanne mit etwas Olivenöl anbraten.

Die Aubergine waschen, klein schneiden, in die Pfanne geben und anbraten. Die stückigen Tomaten zum Gemüse geben und alles mit 1 EL Paprikapulver, 1 TL Currypulver, Cayennepfeffer, Salz und Pfeffer würzen.

Den Bacon in einer zweiten Pfanne ohne Fett knusprig braten. Den Brokkoli zum Gemüse in die Pfanne geben, kurz heiß werden lassen. Gemüse mit den knusprigen Hähnchenschenkeln und dem Bacon servieren.

	100 g	Portion
KH	5,0	31,3
Fett	4,1	25,5
EW	6,2	38,8
Kcal	79	496
Kjoule	330	2074

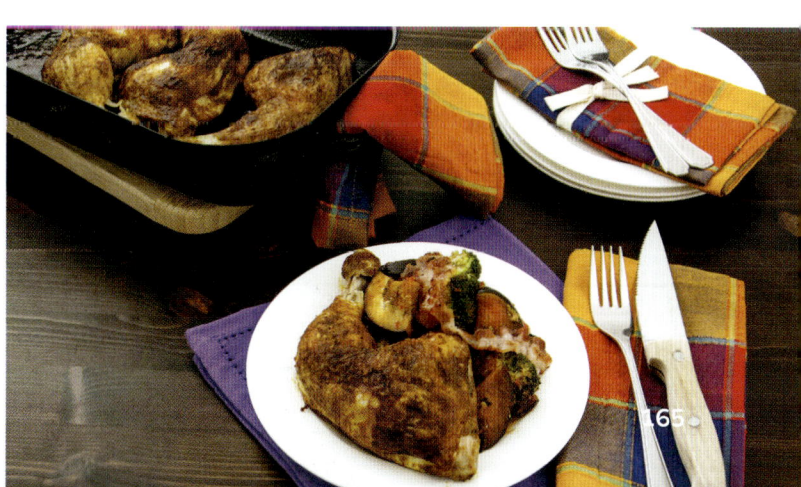

Möhren-Chili-con-Carne Ⓜ Ⓐ

Zubereitung: 40 Minuten
Für 2 Portionen

Zutaten:
1 Gemüsezwiebel
Olivenöl zum Braten
300 g Rinderhackfleisch
2 Knoblauchzehen
1 TL Oregano
1 TL Majoran
1 TL Estragon
1 TL Paprikapulver, edelsüß
1 TL Paprikapulver, rosenscharf
1 TL Chiliflocken
½ TL Kreuzkümmel
Salz, Pfeffer
1 EL Tomatenmark
150 ml Rinderbrühe
100 g Möhren
400 g stückige Tomaten (Dose)
200 g Kidneybohnen (Glas/Dose)

So wird's gemacht:

Die Zwiebel abziehen und in Würfel schneiden. Etwas Olivenöl in einem Topf erhitzen und Zwiebel darin anbraten. Das Rinderhackfleisch hinzufügen und ebenfalls anbraten. Während des Bratens mit dem Pfannenwender zerkleinern. Die Knoblauchzehen abziehen, in feine Scheiben schneiden und zum Hackfleisch geben. Oregano, Majoran, Estragon, Paprikapulver, Chiliflocken, Kreuzkümmel, Salz und Pfeffer nach Geschmack zugeben. Das Tomatenmark einrühren und alles mit der Rinderbrühe ablöschen.

Die Möhren putzen, waschen oder schälen und in Scheiben schneiden. Die Möhrenscheiben zum Chili geben und bissfest garen lassen. Die stückigen Tomaten einrühren.

Kidneybohnen in ein Sieb abgießen, abspülen, abtropfen lassen und zum Chili geben.

Chili noch einmal gut erwärmen, mit den verwendeten Gewürzen abschmecken, dann servieren.

Als vegetarische Alternative für das Rinderhackfleisch kannst du Sojagranulat verwenden. Weitere Vorschläge für vegetarische Zutaten findest du bei den »Tipps für Vegetarier« auf S. 82.

	100 g	Portion
KH	4,9	29,4
Fett	3,9	23,2
EW	6,9	41,2
Kcal	82	493
Kjoule	343	2061

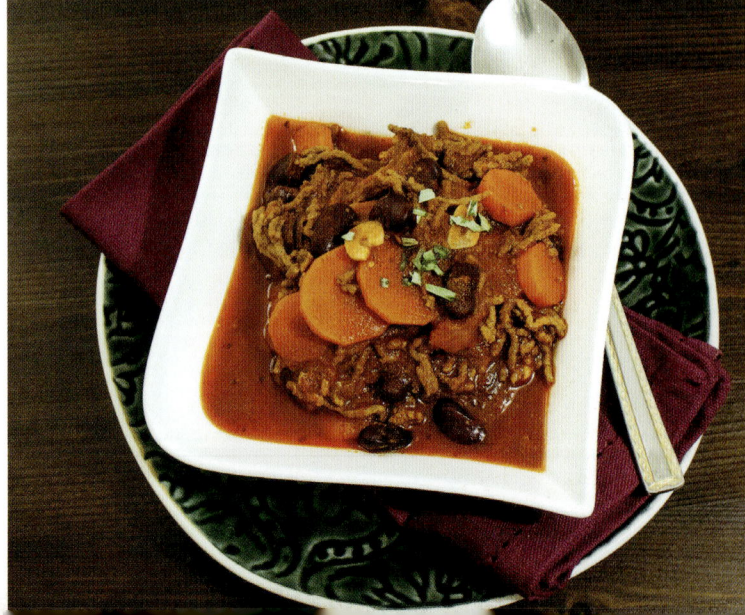

Paprikapfanne mit Orangen und Pute Ⓜ Ⓐ

Zubereitung: 45 Minuten
Für 2 Portionen

Zutaten:
2 Putenschnitzel
Ghee zum Braten (siehe S. 116)
Salz, Pfeffer
15 g Ingwer
1 gelbe Paprikaschote
1 rote Paprikaschote
1 grüne Paprikaschote
2 Orangen
100 g Crème fraîche
Erythrit
10 g gestiftete Mandeln

Vorschläge für vegetarische Zutaten als Alternative für das Putenfleisch findest du bei den »Tipps für Vegetarier« auf S. 82.

So wird's gemacht:

Die Putenschnitzel kalt abspülen und mit Küchenkrepp trocken tupfen. Ghee in einer Pfanne erhitzen und die Putenschnitzel darin goldbraun braten. Mit Salz und Pfeffer würzen und warm stellen.

Den Ingwer schälen und klein schneiden. Die Paprikaschoten waschen, die Kerne entfernen und das Fruchtfleisch in Streifen schneiden. Die Paprikastreifen mit dem Ingwer in die Pfanne geben und bissfest garen.

Den Saft einer Orange auspressen und damit die Paprika ablöschen. Die Crème fraîche einrühren und alles mit Salz, Pfeffer und Erythrit abschmecken.

Die zweite Orange schälen und in Scheiben schneiden. Die Orangenscheiben unter die Paprika heben und kurz heiß werden lassen.

Die gestifteten Mandeln in einer kleinen Pfanne ohne Öl rösten.

Paprikagemüse auf Teller verteilen, die Putenschnitzel darauf anrichten und mit den Mandelstiften garnieren.

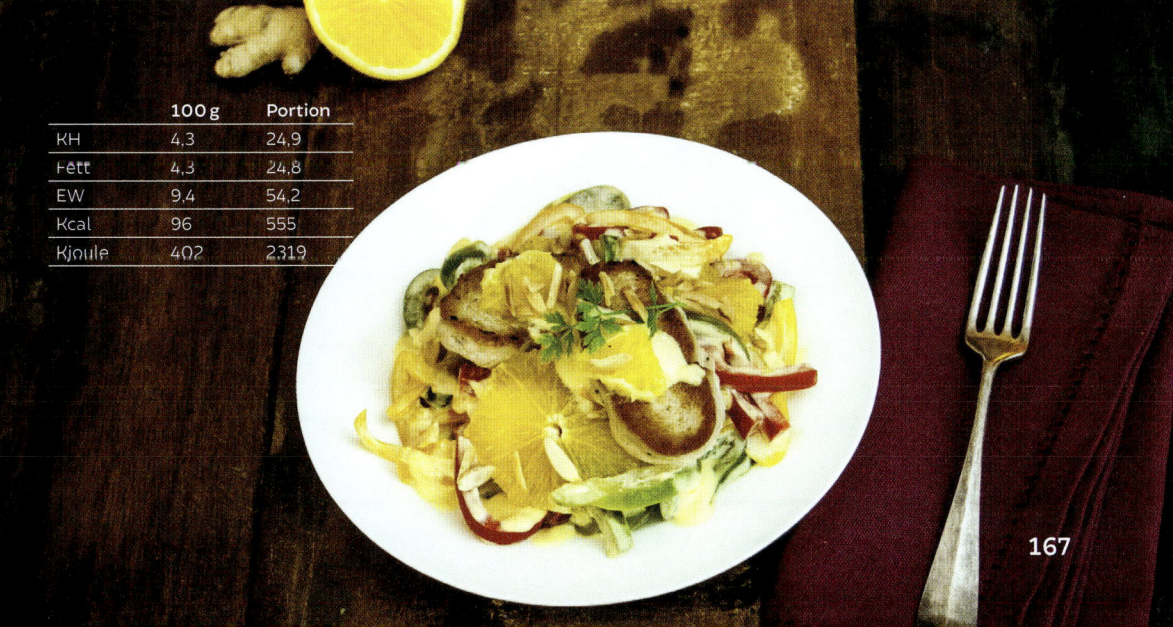

	100 g	Portion
KH	4,3	24,9
Fett	4,3	24,8
EW	9,4	54,2
Kcal	96	555
Kjoule	402	2.319

Low-Carb-Cheeseburger ⓜⒶ

Vorbereitung: 20 Minuten
Backen: 20 Minuten
Für 4 Portionen

Zutaten:

2 Eier (Größe M)
100 g Quark (40 % Fett)
100 g gemahlene Mandeln
25 g + 2 TL Sesam
20 g Chia-Samen
10 g Flohsamenschalen
1 TL Backpulver
200 g Rinderhackfleisch
Salz, Pfeffer
Olivenöl zum Braten
2 Blätter Eisbergsalat
1 Tomate
½ rote Zwiebel
70 g Crème fraîche
10 g Tomatenmark
1 TL Worcestersauce
½ TL mittelscharfer Senf
1 EL Erythrit
4 Scheiben Cheddar

So wird's gemacht:

Den Backofen auf 140 °C Umluft oder 160 °C Ober-/ Unterhitze vorheizen.

Die Eier in einer Schüssel mit dem Quark cremig verquirlen.

Die Mandeln mit 25 g Sesam, den Chia-Samen, den Flohsamenschalen und dem Backpulver vermischen, zur Quark-Ei-Masse geben und zu einem Teig verrühren. Den Teig 10 Minuten quellen lassen.

Ein Backblech mit Backpapier auslegen. Aus dem Teig mit den Händen vier Kugeln formen und diese auf dem Backblech positionieren. Jede Kugel mit je ½ TL Sesam bestreuen und mit der Hand etwas flacher drücken, sodass die Brötchenrohlinge sich der Form von Hamburgerbrötchen annähern. Die Brötchen ca. 20 Minuten im Ofen backen.

Das Rinderhackfleisch mit Salz und Pfeffer würzen und zu vier flachen Pattys formen. Die Pattys in einer Pfanne mit etwas Olivenöl braten, bis das Fleisch durchgegart ist.

Die Eisbergsalatblätter waschen und gut abtropfen lassen. Die Tomate waschen und in Scheiben schneiden. Die rote Zwiebel abziehen und in halbe Ringe schneiden.

Aus Crème fraîche, Tomatenmark, Worcestersauce, Senf, Erythrit, Salz und Pfeffer in einer Schüssel nach Geschmack eine Cheeseburger-Sauce anrühren.

Die Brötchen aufschneiden und jeweils die untere Brötchenhälfte mit Eisbergsalat, einem Rindfleischpatty, 1 Scheibe Cheddar, der Sauce, Tomatenscheiben und Zwiebelringen belegen. Zum Schluss den Brötchendeckel daraufgeben.

Als vegetarische Alternative für das Rinderhackfleisch kannst du Sojagranulat verwenden. Weitere Vorschläge für vegetarische Zutaten findest du bei den »Tipps für Vegetarier« auf S. 82.

	100 g	Portion
KH	3,1	6,8
Fett	19,7	43,7
EW	14,3	31,8
Kcal	249	553
Kjoule	1040	2310

Geschmorte Hähnchenschenkel mit Champignons und Tomaten Ⓜ Ⓐ

Vorbereitung: 20 Minuten
Schmoren: 40 Minuten
Für 2 Portionen

Zutaten:
1 Zwiebel
3 Knoblauchzehen
250 g Champignons
Ghee zum Braten (siehe S. 116)
2 Hähnchenschenkel
400 g stückige Tomaten (Dose)
1 EL Bohnenkraut
1 EL edelsüßes Paprikapulver
Salz, Pfeffer
200 g Kirschtomaten

Vorschläge für vegetarische Zutaten als Alternative für das Hähnchenfleisch findest du bei den »Tipps für Vegetarier« auf S. 82.

So wird's gemacht:

Den Backofen auf 160 °C Umluft oder 180 °C Ober-/ Unterhitze vorheizen.

Die Zwiebel abziehen, halbieren und in halbe Ringe schneiden. Die Knoblauchzehen abziehen und in dünne Scheiben schneiden. Die Champignons putzen und vierteln.

Die Hähnchenschenkel waschen und mit Küchenpapier trocken tupfen. Das Ghee in einer Pfanne erhitzen und die Hähnchenschenkel darin rundherum scharf anbraten, dann aus der Pfanne nehmen und in einen Bräter legen.

Nun nacheinander die Pilze und die Zwiebelringe in der Pfanne kräftig anrösten. Anschließend die Knoblauch- scheiben leicht andünsten. Das Gemüse um die Hähnchen- schenkel in dem Bräter verteilen.

Die stückigen Tomaten mit Bohnenkraut, Paprikapulver, Salz und Pfeffer würzen und über das Gemüse schütten. Die Kirschtomaten waschen und im Ganzen über dem Gemüse verteilen.

Den Bräter in den Backofen schieben und alles 40 Minuten schmoren lassen, bis die Hähnchenschenkel gar sind.

	100 g	Portion
KH	3,1	18,4
Fett	4,6	27,8
EW	7,8	47,3
Kcal	86	522
Kjoule	361	2182

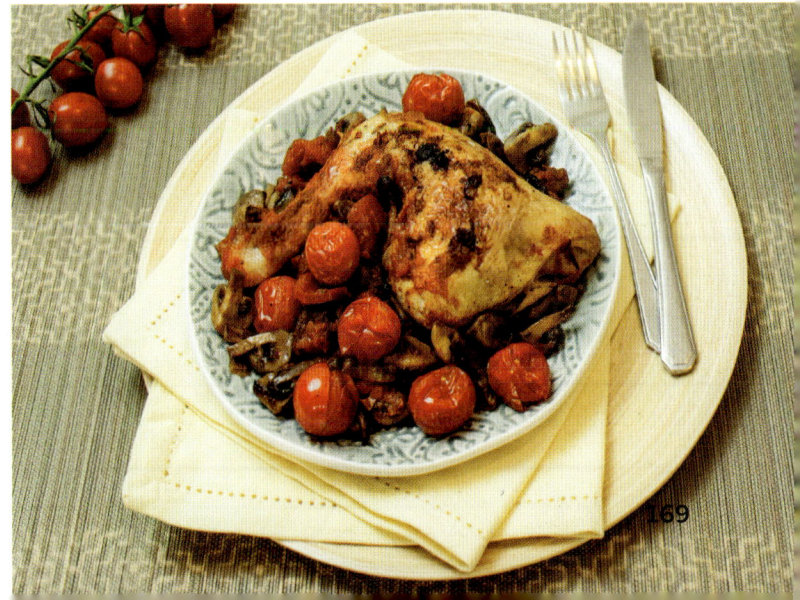

Schlemmerfilet Italiano Ⓜ Ⓐ

Vorbereitung: 10 Minuten
Backen: 20 Minuten
Für 2 Portionen

Zutaten:

600 g Seelachsfilets oder
Meeresfisch nach Wahl
2 EL Olivenöl
2 EL Tomatenmark
1 TL Oregano
½ TL Estragon
Salz, Pfeffer
1 Kugel Mozzarella
2 Tomaten
1 Stängel frisches Basilikum

So wird's gemacht:

Den Backofen auf 160 °C Umluft oder 180 °C Ober-/Unterhitze vorheizen.

Die Seelachsfilets kalt abspülen, mit Küchenkrepp trocken tupfen und in eine Auflaufform legen.

Aus Olivenöl, Tomatenmark, Oregano, Estragon, Salz und Pfeffer in einer Schüssel eine Marinade anrühren und diese über die Seelachsfilets gießen.

Den Mozzarella abtropfen lassen und in dünne Scheiben schneiden. Die Tomaten waschen und in Scheiben schneiden. Mozzarella- und Tomatenscheiben abwechselnd über den Fisch legen.

Das Schlemmerfilet 20 Minuten im Ofen überbacken, bis der Käse zerlaufen ist.

Das Basilikum waschen, trocken schütteln, die Blättchen abzupfen und das Schlemmerfilet vor dem Servieren damit bestreuen.

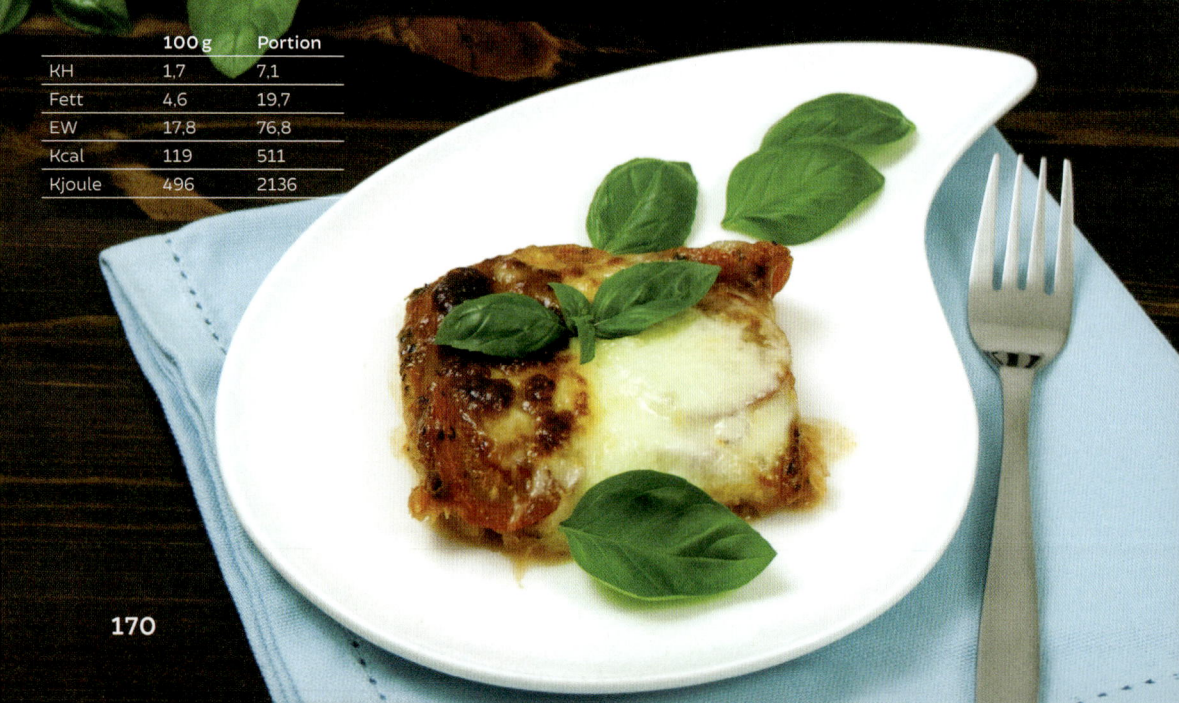

	100 g	Portion
KH	1,7	7,1
Fett	4,6	19,7
EW	17,8	76,8
Kcal	119	511
Kjoule	496	2136

Scharfes Chili-Hähnchen mit Champignons und Brokkoli Ⓜ Ⓐ

Zubereitung: 45 Minuten
Für 2 Portionen

Zutaten:
1 Brokkoli
Salz
250 g Champignons
1 Zwiebel
2 Knoblauchzehen
Olivenöl zum Braten
400 g Hähnchenbrust
1 EL Tomatenmark
400 g stückige Tomaten (Dose)
1 EL Majoran
1 EL Paprikapulver, edelsüß
½ TL Chiliflocken
2 EL Worcestersauce
1 EL Erythrit
Pfeffer

Vorschläge für vegetarische Zutaten als Alternative für das Hähnchenfleisch findest du bei den »Tipps für Vegetarier« auf S. 82.

So wird's gemacht:

Den Brokkoli waschen, in Röschen teilen und in einem Topf mit Salzwasser bissfest garen. Brokkoli durch ein Sieb abgießen und abtropfen lassen.

Die Champignons putzen und klein schneiden. Die Zwiebel abziehen und in Ringe schneiden. Die Knoblauchzehen abziehen und fein würfeln.

Ein wenig Olivenöl in einer Pfanne erhitzen und die Champignons darin kräftig anbraten, bis sie gebräunt sind. Die Zwiebeln hinzufügen und mitbraten, bis auch diese bräunlich werden. Den Knoblauch in die Pfanne geben und kurz andünsten. Anschließend das Gemüse aus der Pfanne nehmen und warm stellen.

Die Hähnchenbrüste waschen, mit Küchenpapier trocken tupfen und in der Pfanne in etwas Olivenöl rundherum anbraten. Das Tomatenmark dazugeben, anrösten, die stückigen Tomaten in die Pfanne schütten. Alles mit Majoran, Paprikapulver, Chiliflocken, Worcestersauce, Erythrit, Salz und Pfeffer nach Geschmack würzen. Die Hähnchenbrüste etwa 20 Minuten in der Tomatensauce schmoren lassen, bis das Fleisch gar ist.

Den Brokkoli und das beiseitegestellte Gemüse in die Pfanne geben und heiß werden lassen. Gemüse mit der scharfen Tomatensauce auf Teller verteilen, die Hähnchenbrust in Scheiben schneiden und auf dem Gemüsebett servieren.

	100 g	Portion
KH	4,3	30,0
Fett	2,0	14,1
EW	8,9	61,9
Kcal	69	480
Kjoule	288	2007

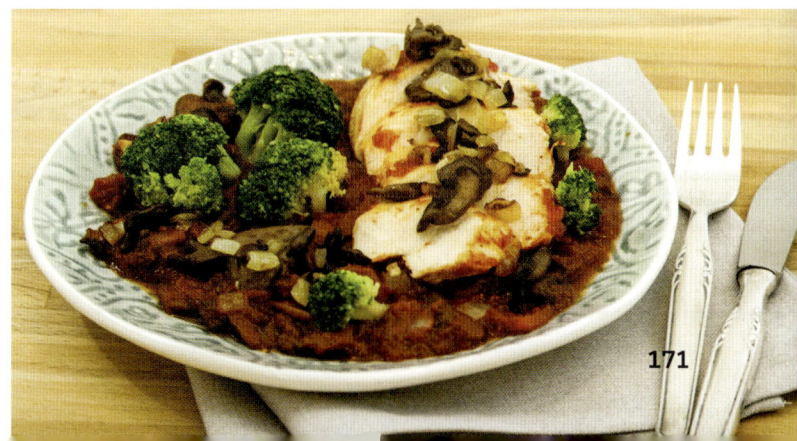

Gebratener Wirsing mit Ziegenkäse und Paranüssen Ⓜ Ⓐ

Zubereitung: 40 Minuten
Für 2 Portionen

Zutaten:

1 kleiner Wirsing (alternativ
   Rosenkohl oder Weißkohl)
Ghee zum Braten (siehe S. 116)
2 Paprikaschoten (rot und gelb)
1 EL Paprikapulver, edelsüß
1 TL Paprikapulver, rosenscharf
Salz, Pfeffer
200 g Putenbrust
100 g Ziegenweichkäse
30 g Paranüsse

Tipp:

Ziegenkäse hat einen sehr intensiven Geschmack. Wenn du Ziegenkäse nicht magst, dann kannst du stattdessen Camembert oder Brie verwenden.

Vorschläge für vegetarische Zutaten als Alternative für das Putenfleisch findest du bei den »Tipps für Vegetarier« auf S. 82.

So wird's gemacht:

Den Wirsing waschen, den Strunk herausschneiden und die harten Stiele der Blätter entfernen. Wirsing dann in Streifen schneiden. Etwas Ghee in einer Pfanne erhitzen und den Wirsing darin unter gelegentlichem Rühren anbraten.

Die Paprikaschoten waschen, entkernen, in Streifen schneiden und zum Wirsing geben. Das Gemüse kräftig mit Paprikapulver, Salz und Pfeffer würzen. Das Gemüse braten, bis es bissfest gegart ist.

Die Putenbrust kalt abspülen, mit Küchenkrepp trocken tupfen und in Streifen schneiden. In einer zweiten Pfanne mit Ghee von allen Seiten goldbraun anbraten und anschließend zum Gemüse geben.

Den Ziegenweichkäse klein schneiden und die Paranüsse grob hacken.

Das Gemüse mit den Putenstreifen auf Teller verteilen und mit dem Ziegenkäse und den Paranüssen bestreuen.

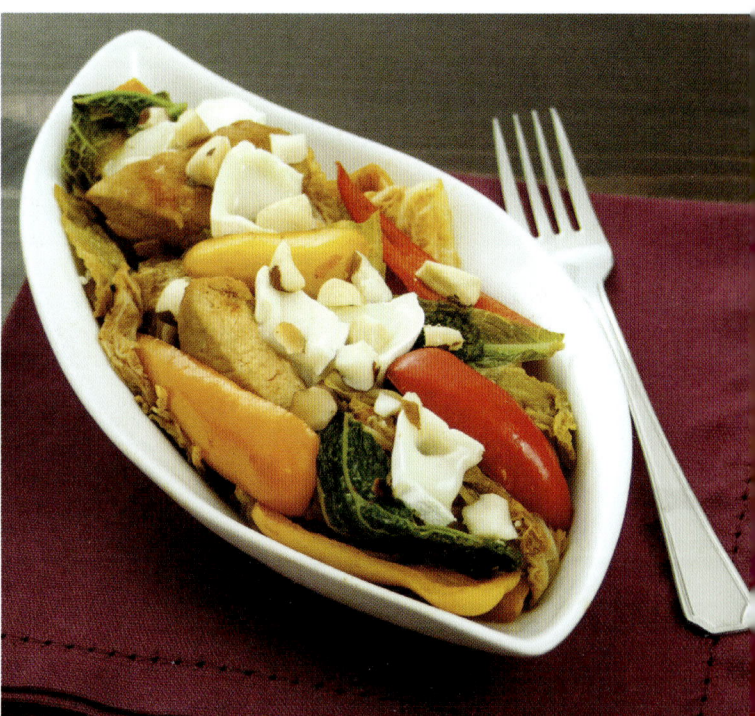

	100 g	Portion
KH	4,8	28,7
Fett	4,9	29,5
EW	7,0	42,4
Kcal	89	536
Kjoule	372	2238

Fenchelgratin mit Putenstreifen und Gorgonzola Ⓜ Ⓐ

Vorbereitung: 20 Minuten
Backen: 30 Minuten
Für 2 Portionen

Zutaten:

2 Fenchelknollen (alternativ
*   600 g Brokkoli)*
Salz
300 g Putenschnitzel
Ghee zum Braten (siehe S. 116)
1 Zwiebel
400 g geschälte Tomaten (Dose)
1 TL Thymian
Pfeffer
70 g Edelpilzkäse (z. B. Gorgon-
*   zola)*
30 g Walnüsse

Vorschläge für vegetarische Zutaten als Alternative für das Putenfleisch findest du bei den »Tipps für Vegetarier« auf S. 82.

So wird's gemacht:

Den Backofen auf 180 °C Umluft oder 200 °C Ober-/Unterhitze vorheizen.

Die Fenchelknollen waschen, das Grün abzupfen und beiseitelegen. Die Stiele abschneiden und in Scheiben schneiden. Fenchelknollen in dünne Scheiben schneiden und in einem Topf mit wenig gesalzenem Wasser etwa 10 Minuten garen.

Die Putenschnitzel in Streifen schneiden und in einer Pfanne mit etwas Ghee rundherum kurz anbraten, anschließend herausnehmen.

Die Zwiebel abziehen und fein würfeln. Die Zwiebelwürfel zusammen mit den Scheiben aus den Fenchelstielen in der Pfanne glasig dünsten.

Die geschälten Tomaten zu den Zwiebeln und Fenchelstielen geben. Mit Thymian, Salz und Pfeffer würzen. Die Sauce etwas einkochen lassen.

Den Edelpilzkäse in Streifen schneiden und die Walnüsse grob hacken.

Die Tomatensauce in eine Auflaufform füllen. Die Fenchelknollenscheiben in Reihen in die Auflaufform schichten. Zwischen die Fenchelscheiben die Putenstreifen und den Edelpilzkäse verteilen.

Das Fenchelgratin ca. 30 Minuten im Ofen backen, dann herausnehmen und mit Walnüssen und Fenchelgrün bestreuen.

	100 g	Portion
KH	3,2	20,6
Fett	4,1	26,6
EW	8,2	52,8
Kcal	83	534
Kjoule	346	2230

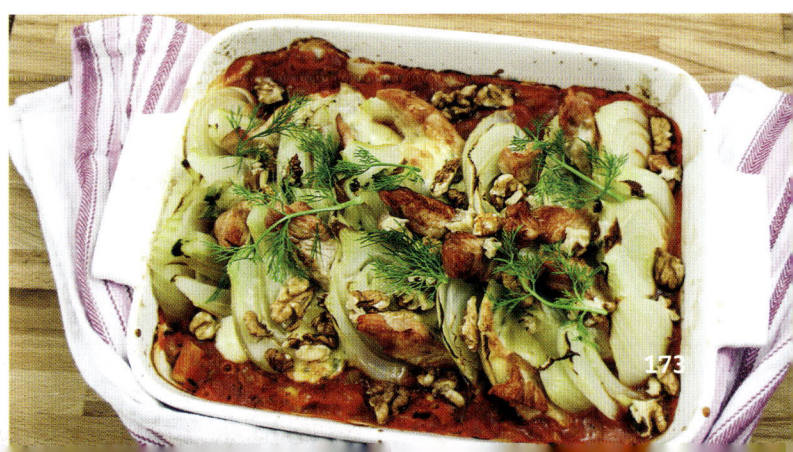

Rindfleisch nach Kung-Pao-Art Ⓜ Ⓐ

Zubereitung: 30 Minuten
Für 2 Portionen

Zutaten:

500 g Rindfleisch
  (Minutensteaks)
1 Möhre
2 Paprikaschoten
300 g Chinakohl
1 Bund Frühlingszwiebeln
1 Knoblauchzehe
Ghee zum Braten (siehe S. 116)
1 EL Currypulver
2 EL Sojasauce
1 Glas Pilze (Stockschwämm-
  chen, ca. 150 g Abtropf-
  gewicht)
Kreuzkümmel
150 ml Gemüsebrühe
Tabasco

Vorschläge für vegetarische Zutaten als Alternative für das Rindfleisch findest du bei den »Tipps für Vegetarier« auf S. 82.

So wird's gemacht:

Das Rindfleisch in feine Streifen schneiden. Die Möhre waschen, putzen und ebenfalls in feine Scheiben schneiden. Paprikaschoten waschen, entkernen und Fruchtfleisch in feine Streifen schneiden. Den Chinakohl waschen und in feine Streifen schneiden. Die Frühlingszwiebeln putzen, waschen und in feine Ringe schneiden. Den Knoblauch abziehen und fein würfeln.

In einem Wok oder einer großen Pfanne etwas Ghee erwärmen. Das Rindfleisch hineingeben, anbraten und sofort mit dem Curry würzen. Den Knoblauch hinzugeben und mitbraten. Mit der Sojasauce ablöschen und nach Bedarf noch etwas Wasser angießen. Das Fleisch soll in einer dunklen Sauce liegen.

Pilze in ein Sieb abgießen und in einer anderen Pfanne mit etwas Ghee mit den Möhren, der Paprika und den Frühlingszwiebeln leicht anbraten. Nach Belieben mit Kreuzkümmel würzen. Gemüsebrühe angießen. Nicht zu lange garen, denn das Gemüse sollte noch Biss haben.

Das Gemüse und den Chinakohl zum Fleisch geben, gut durchmengen und noch einmal kurz erhitzen. Mit Tabasco abschmecken und servieren.

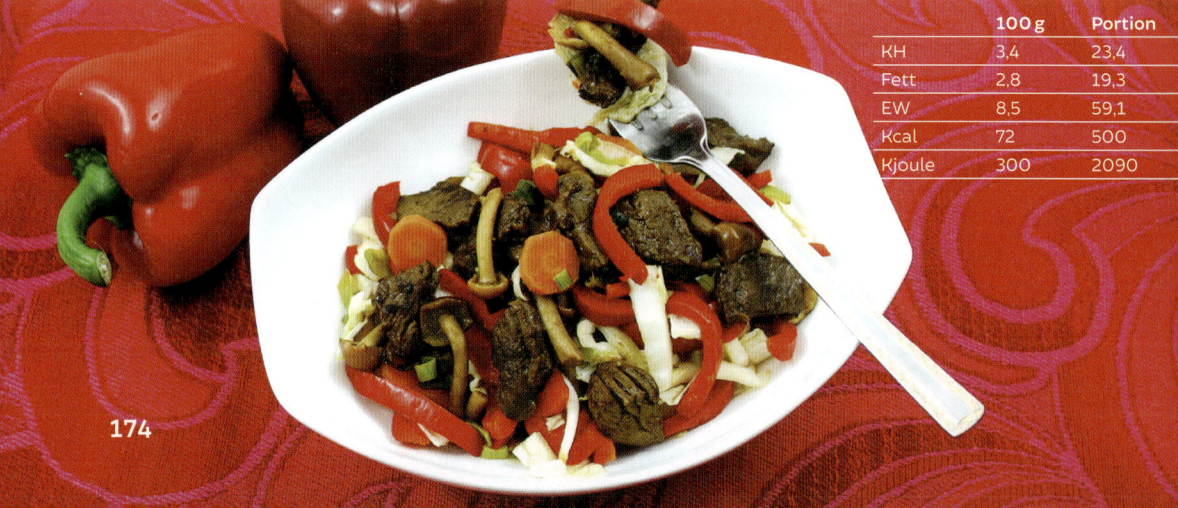

	100 g	Portion
KH	3,4	23,4
Fett	2,8	19,3
EW	8,5	59,1
Kcal	72	500
Kjoule	300	2090

Lachs mit Avocado-Zucchini-Salsa auf Feldsalat Ⓜ Ⓐ

Zubereitung: 30 Minuten
Für 2 Portionen

Zutaten:
1 Zwiebel
Ghee zum Braten (siehe S. 116)
2 Zucchini
2 Lachsfilets (ca. 150 g pro Filet)
Salz, Pfeffer
1 Orange
½ Avocado
50 g Feldsalat

So wird's gemacht:

Die Zwiebel abziehen, halbieren und in Ringe schneiden. Etwas Ghee in einer Pfanne erhitzen und die Zwiebel darin andünsten.

Die Zucchini waschen, putzen, in Würfel schneiden, zu den Zwiebeln geben, anbraten und unter Rühren bissfest garen.

Den Lachs kalt abspülen, mit Küchenkrepp trocken tupfen und in einer Pfanne mit etwas Ghee von beiden Seiten braten, bis er gar ist. Mit Salz und Pfeffer nach Geschmack würzen.

Die Orange schälen, vierteln und die Viertel in Scheiben schneiden. Die Orangenstücke zu dem Gemüse in die Pfanne geben.

Die Avocado halbieren und den Kern entfernen. Eine Hälfte in Streifen schneiden und die Schale von den Streifen abziehen. Das Fruchtfleisch in Würfel schneiden und in die Pfanne geben. Das Gemüse mit Salz und Pfeffer abschmecken.

Den Feldsalat waschen, trocken schütteln und auf Tellern anrichten. Die Lachsfilets auf den Feldsalat betten und die Avocado-Zucchini-Salsa darübergeben.

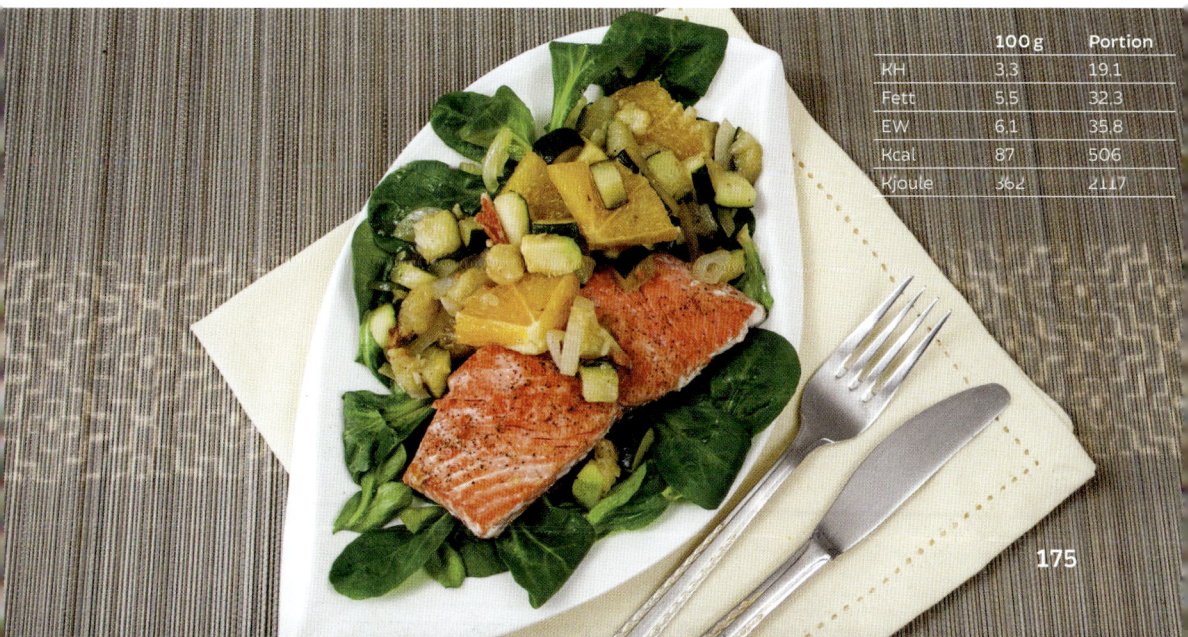

	100 g	Portion
KH	3,3	19,1
Fett	5,5	32,3
EW	6,1	35,8
Kcal	87	506
Kjoule	362	2117

Auberginenlasagne Ⓜ Ⓐ

Vorbereitung: 20 Minuten
Backen: 30 Minuten
Für 2 Portionen

Zutaten:

1 Aubergine
1 Zwiebel
2 Tomaten
Ghee zum Braten und Einfetten
   (siehe S. 116)
250 g Rinderhackfleisch
1 EL Tomatenmark
1 EL Oregano
1 TL Thymian
1 EL Paprikapulver, edelsüß
½ TL Kreuzkümmel
Salz, Pfeffer
100 g Crème fraîche
50 g geriebener Emmentaler

So wird's gemacht:

Den Backofen auf 160 °C Umluft oder 180 °C Ober-/Unterhitze vorheizen.

Die Aubergine waschen, den Strunk entfernen und Fruchtfleisch längs in dünne Scheiben schneiden. Die Zwiebel abziehen und in Würfel schneiden. Die Tomaten waschen und in Scheiben schneiden.

Etwas Ghee in einer Pfanne erhitzen und die Zwiebelwürfel darin anbraten. Das Rinderhackfleisch hinzugeben und krümelig braten. Tomatenmark zugeben und alles mit Oregano, Thymian, Paprikapulver, Kreuzkümmel, Salz und Pfeffer würzen.

Die Zutaten wie folgt in einer gefetteten Auflaufform zur Lasagne schichten: erst die Hälfte der Auberginenscheiben, dann die Hälfte der Hackfleischmasse, die restlichen Auberginenscheiben, den Rest der Hackfleischmasse und darauf die Tomatenscheiben.

Die Crème fraîche über die Lasagne verteilen und mit geriebenem Emmentaler bestreuen. Lasagne in den Ofen schieben und 30 Minuten überbacken.

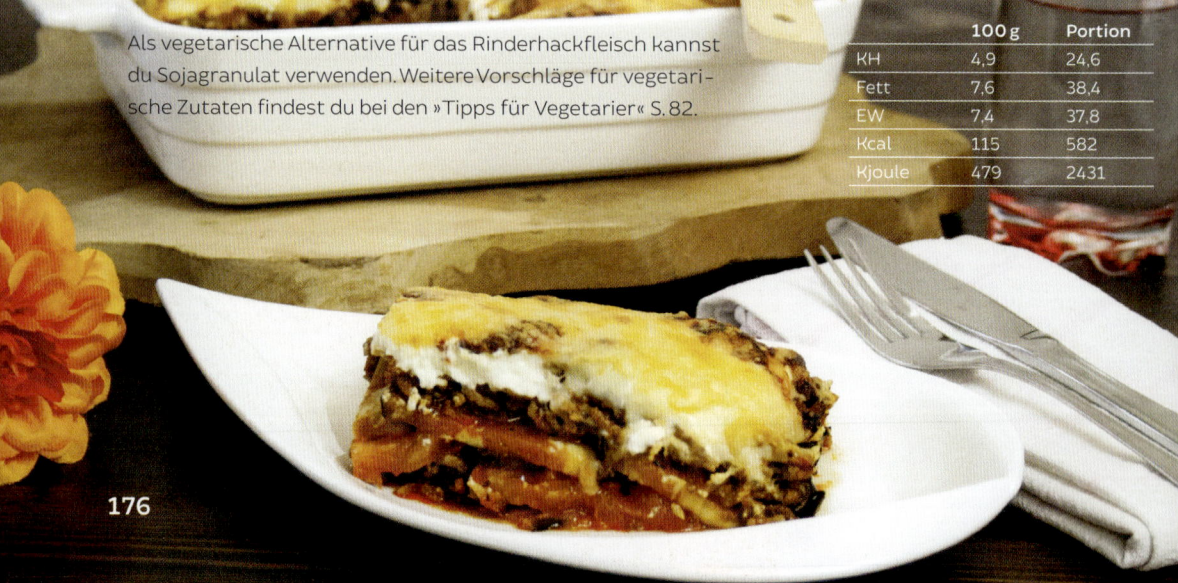

Als vegetarische Alternative für das Rinderhackfleisch kannst du Sojagranulat verwenden. Weitere Vorschläge für vegetarische Zutaten findest du bei den »Tipps für Vegetarier« S. 82.

	100 g	Portion
KH	4,9	24,6
Fett	7,6	38,4
EW	7,4	37,8
Kcal	115	582
Kjoule	479	2431

Exotisches Rüben-Curry mit knuspriger Putenkeule Ⓜ Ⓐ

Zubereitung: 40 Minuten
Schmoren: 30 Minuten
Für 2 Portionen

Zutaten:

3 EL Olivenöl
1 EL edelsüßes Paprikapulver
3 TL Currypulver
Salz, Pfeffer
1 Putenkeule
100 g Möhren
100 g Petersilienwurzeln
200 g Steckrüben
250 g Wirsing
1 Gemüsezwiebel
Ghee zum Braten (siehe S. 116)
250 ml Gemüsebrühe
3 EL Sojasauce
50 g gestiftete Mandeln

Vorschläge für vegetarische Zutaten als Alternative für das Putenfleisch findest du bei den »Tipps für Vegetarier« auf S. 82.

So wird's gemacht:

Den Backofen auf 180 °C Umluft oder 200 °C Ober-/Unterhitze vorheizen.

Olivenöl in einen Bräter geben und mit Paprikapulver, 1 TL Currypulver, Salz und Pfeffer verrühren. Die Putenkeule in den Bräter geben und mit der Gewürzmarinade rundherum bestreichen. Bräter in den Ofen schieben und Putenkeule 30 Minuten knusprig schmoren.

Möhren und Petersilienwurzeln putzen, waschen und in dünne Scheiben schneiden. Die Steckrüben schälen und in kleine Stücke schneiden.

Den Wirsing waschen und in schmale Streifen schneiden. Die Gemüsezwiebel abziehen, vierteln und in Streifen schneiden. Das Ghee in einer großen Pfanne erhitzen und die Rüben-stücke, die Möhren und Petersilienwurzeln darin anbraten. Die Zwiebel dazugeben und glasig dünsten. Restliches Curry-pulver über das Gemüse streuen und kurz anrösten.

Den Wirsing in die Pfanne geben, 2 Minuten braten und dann alles mit der Gemüsebrühe ablöschen. Mit Sojasauce, Salz, Pfeffer und evtl. weiterem Curry abschmecken.

Die Mandelstifte in einer kleinen Pfanne ohne Fett goldbraun rösten und vor dem Servieren über das Rüben-Curry streuen.

	100 g	Portion
KH	3,5	28,4
Fett	4,9	39,9
EW	6,2	51,1
Kcal	82	674
Kjoule	344	2818

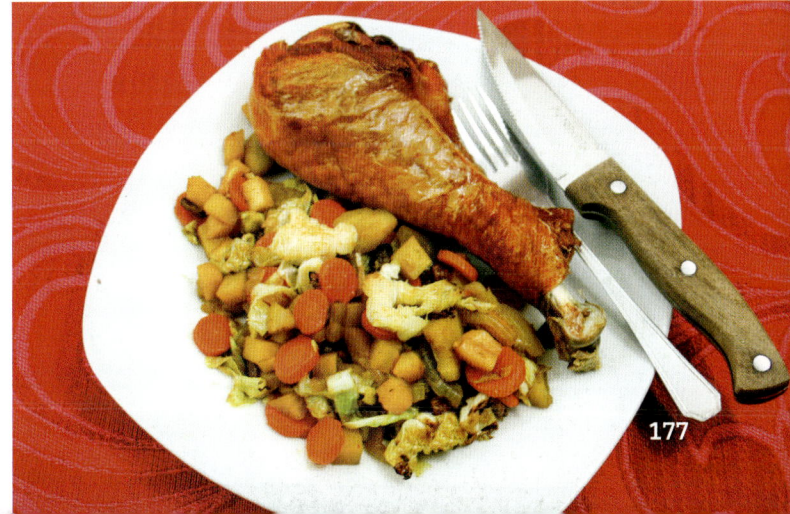

Zucchini-Lasagne mit Bolognese Ⓜ Ⓐ

Vorbereitung: 30 Minuten
Backen: 30 Minuten
Für 2 Portionen

Zutaten:

1 Zucchini (ca. 400 g)
1 Zwiebel
2 Knoblauchzehen
100 g kleine Tomaten
(z. B Cherrytomaten)
1 EL Olivenöl
250 g Rinderhackfleisch
1 EL Paprikapulver, edelsüß
1 EL Thymian
1 EL Oregano
½ TL Kreuzkümmel
Salz, Pfeffer
200 g stückige Tomaten (Dose)
100 g Crème fraîche
2 EL Milch
Ghee zum Einfetten
50 g geriebener Emmentaler

Als vegetarische Alternative für das Rinderhackfleisch kannst du Sojagranulat verwenden. Weitere Vorschläge für vegetarische Zutaten findest du bei den »Tipps für Vegetarier« auf S. 82.

So wird's gemacht:

Den Backofen auf 160 °C Umluft oder 180 °C Ober-/Unterhitze vorheizen.

Die Zucchini putzen, waschen und längs in dünne Scheiben schneiden. Die Zwiebel und die Knoblauchzehen abziehen und in Würfel schneiden. Die Tomaten waschen und halbieren. Olivenöl in einer Pfanne erhitzen und Zwiebelwürfel darin anbraten, das Hackfleisch hinzugeben und krümelig braten. Den Knoblauch hinzugeben und mit anschwitzen. Das Gehackte mit Paprikapulver, Thymian, Oregano, Kreuzkümmel, Salz und Pfeffer nach Geschmack würzen.

Die stückigen Tomaten unterrühren und heiß werden lassen. Anschließend die Pfanne vom Herd nehmen.

Die Crème fraîche in einer Schüssel mit der Milch und etwas Pfeffer verrühren.

Den Boden einer gefetteten Auflaufform mit der Hälfte der Zucchinischeiben belegen. Darauf die Hälfte der Bolognesesauce verteilen, dann die restlichen Zucchinischeiben und zum Schluss die zweite Hälfte der Bolognesesauce aufschichten.

Die Tomatenhälften auf dem Auflauf verteilen und die Crème fraîche darübergeben. Die Lasagne mit dem Käse bestreuen und 30 Minuten im Ofen backen.

	100 g	Portion
KH	3,3	20,5
Fett	7,0	43,4
EW	6,4	39,8
Kcal	101	626
Kjoule	421	2617

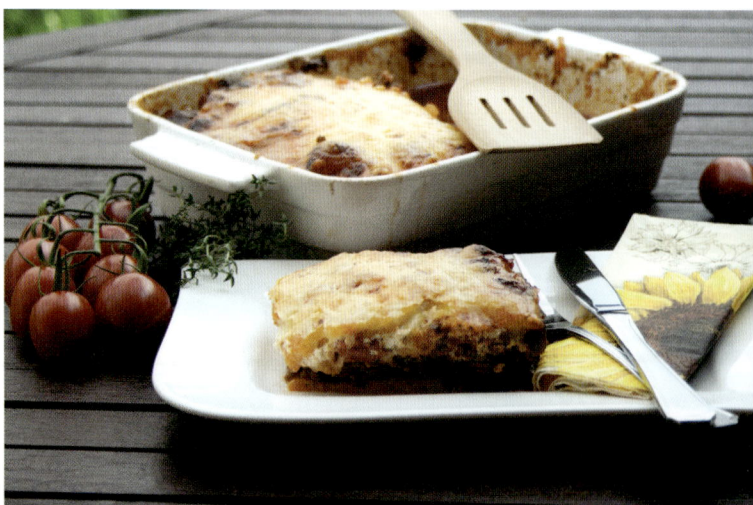

Kohlrabi-Lasagne Ⓜ Ⓐ

Vorbereitung: 25 Minuten
Backen: 30 Minuten
Für 4 Portionen

Zutaten:
2 Kohlrabis
Salz
1 Zwiebel
2 Knoblauchzehen
1 EL Olivenöl
250 g Rinderhackfleisch
1 EL Tomatenmark
1 TL Majoran
1 TL Oregano
½ TL Kreuzkümmel
400 g stückige Tomaten (Dose)
100 g Frischkäse
Pfeffer
1 Ei (Größe M)
100 g Crème fraîche
20 ml Vollmilch
Ghee zum Einfetten
50 g geriebener Emmentaler

So wird's gemacht:

Den Backofen auf 160 °C Umluft oder 180 °C Ober-/ Unterhitze vorheizen.

Die Kohlrabis schälen, in dünne Scheiben schneiden und in einem Topf mit kochendem Salzwasser bissfest garen.

Die Zwiebel und die Knoblauchzehen abziehen und in Würfel schneiden. Olivenöl in einer Pfanne erhitzen und Zwiebelwürfel darin anbraten. Das Hackfleisch hinzugeben und krümelig braten. Den Knoblauch zufügen und anbraten. Das Tomatenmark ins Gehackte einrühren und alles mit Majoran, Oregano und Kreuzkümmel würzen. Die gehackten Tomaten und den Frischkäse unterrühren und Hackfleischsauce mit Salz und Pfeffer abschmecken.

Das Ei in einer Schüssel mit der Crème fraîche, der Milch und etwas Pfeffer verrühren.

Den Boden einer gefetteten Auflaufform mit der Hälfte der Kohlrabischeiben belegen. Darauf die Hälfte der Hackfleischmasse geben, dann die restlichen Kohlrabischeiben und die zweite Hälfte des Hackfleischs aufschichten. Zum Schluss die Crème-fraîche-Sauce obenauf geben. Lasagne mit dem Käse bestreuen und 30 Minuten im Ofen backen.

Als vegetarische Alternative für das Rinderhackfleisch kannst du Sojagranulat verwenden. Weitere Vorschläge für vegetarische Zutaten findest du bei den »Tipps für Vegetarier« auf S. 82.

	100 g	Portion
KH	3,9	18,8
Fett	11,3	53,6
EW	4,6	22,0
Kcal	134	639
Kjoule	561	2670

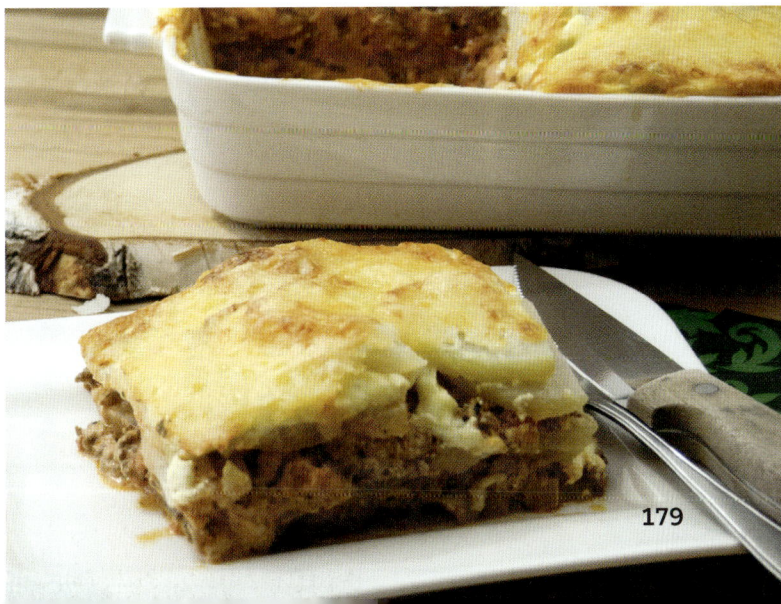

Burger-Auflauf ⓂⒶ

Vorbereitung: 25 Minuten
Backen: 20 Minuten
Für 2 Portionen

Zutaten:

1 Zwiebel
50 g Bacon (in Scheiben)
Olivenöl zum Braten
250 g Rinderhackfleisch
1 EL Paprikapulver, edelsüß
1 TL Paprikapulver, rosenscharf
½ TL Kreuzkümmel
Salz, Pfeffer
3 Knoblauchzehen
½ Kugel Mozzarella
100 g Créme fraîche
½ TL mittelscharfer Senf
20 g Tomatenmark
1 TL Currypulver
1 EL heller Balsamico
2 EL Worcestersauce
1 EL Erythrit
Ghee zum Einfetten
2 kleine Tomaten
2 Gurkensticks oder 1 Gewürz-
    gurke aus dem Glas
50 g geriebener Cheddar
¼ Kopf Eisbergsalat

So wird's gemacht:

Den Backofen auf 160 °C Umluft oder 180 °C Ober-/ Unterhitze vorheizen.

Die Zwiebel abziehen, in Ringe schneiden und in einer Pfanne ohne Öl rösten. Die Zwiebeln aus der Pfanne nehmen und die Baconscheiben darin knusprig braten. Zwiebeln und Bacon zur Seite stellen.

Olivenöl in die Pfanne geben und Rinderhackfleisch darin krümelig braten und mit ½ EL edelsüßem Paprikapulver, dem rosenscharfen Paprikapulver, dem Kreuzkümmel, Salz und Pfeffer nach Geschmack würzen.

Den Knoblauch abziehen, fein würfeln und mit dem Gehackten kurz mitbraten. Pfanne zur Seite stellen.

Den Mozzarella in einem Sieb abtropfen lassen, in Stücke schneiden und unter das Gehackte mischen.

Die Crème fraîche in einer Schüssel mit dem Senf, dem Tomatenmark, dem restlichen Paprikapulver, dem Curry- pulver, dem Balsamico, der Worcestersauce und dem Erythrit zu einer Burger-Sauce verrühren.

Die Tomaten waschen und in Scheiben schneiden. Bei Verwendung der Gewürzgurke: 2 Sticks herausschneiden.

Den Burger-Auflauf wie folgt in eine gefettete Auflaufform schichten: die Hackfleischmasse, 2 EL Burger-Sauce, ¼ des Cheddars, die Baconscheiben und die gerösteten Zwiebeln. Auf dem Auflauf die Tomatenscheiben, die Gurkensticks und die restliche Burger-Sauce verteilen, dann den restlichen Käse darüberstreuen. Auflauf in den Ofen schieben und 30 Minuten backen.

Den Eisbergsalat waschen, klein schneiden und auf Teller verteilen. Den Burger-Auflauf portionsweise auf dem Salat anrichten.

Der Burger-Auflauf schmeckt ähnlich wie ein leckerer Big Mac. Als vegetarische Alternative für das Rinderhackfleisch kannst du übrigens Sojagranulat verwenden. Weitere Vorschläge für vegetarische Zutaten findest du bei den »Tipps für Vegetarier« auf S. 82.

	100 g	Portion
KH	4,7	18,8
Fett	12,1	48,7
EW	12,6	50,6
Kcal	176	709
Kjoule	735	2964

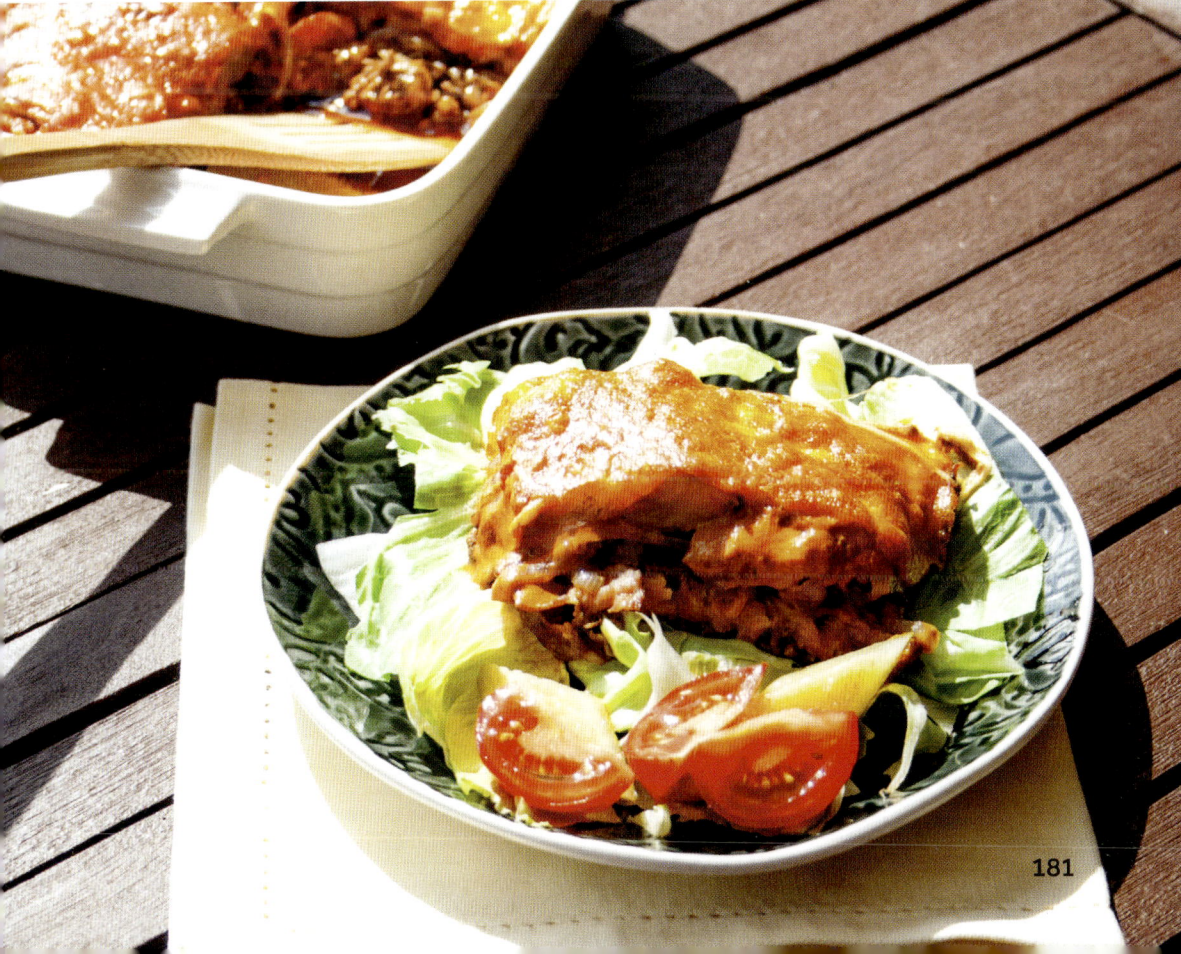

Grüner Spargel mit Pute und Sesam Ⓜ Ⓐ

Zubereitung: 40 Minuten
Für 2 Portionen

Zutaten:

500 g grüner Spargel (frisch oder
Spargel aus dem Glas)
250 g Zuckerschoten (frisch oder
TK)
1 Zitrone
Ghee oder Olivenöl zum Braten
(siehe S. 116)
Petersilie
400 g Putenfleisch
Salz, Pfeffer
50 g Sesam

So wird's gemacht:

Den grünen Spargel kalt abwaschen und eventuell die harten Enden abtrennen. Die Zuckerschoten waschen und jeweils die beiden Enden abschneiden.

Die Zitrone heiß waschen, abtrocken und die Schale abreiben. Den Saft auspressen.

Das Gemüse in einer großen Pfanne in Ghee anbraten, die Zitronenschale hinzugeben und alles mit Zitronensaft abschmecken. Das Gemüse bissfest garen. Zwischendurch die Pfanne schwenken.

Die Petersilie waschen, trocken schütteln und hacken.

Die Putenschnitzel kalt abspülen, mit Küchenkrepp trocken tupfen und in mundgerechte Stücke schneiden. Zum Ende der Garzeit des Gemüses die Putenstücke in einer zweiten Pfanne in etwas Ghee oder Olivenöl rundherum goldbraun braten. Die Putenwürfel nach Geschmack mit Salz und Pfeffer würzen. Den Sesam hinzugeben und gut untermischen.

Das Putenfleisch zum Gemüse geben, mit der gehackten Petersilie bestreuen und nochmals mit Zitronensaft, Salz und Pfeffer abschmecken.

Vorschläge für vegetarische
Zutaten als Alternative für das
Putenfleisch findest du bei den
»Tipps für Vegetarier« auf S. 82.

	100 g	Portion
KH	3,7	23,1
Fett	3,1	19,4
EW	9,9	62,5
Kcal	109	689
Kjoule	457	2878

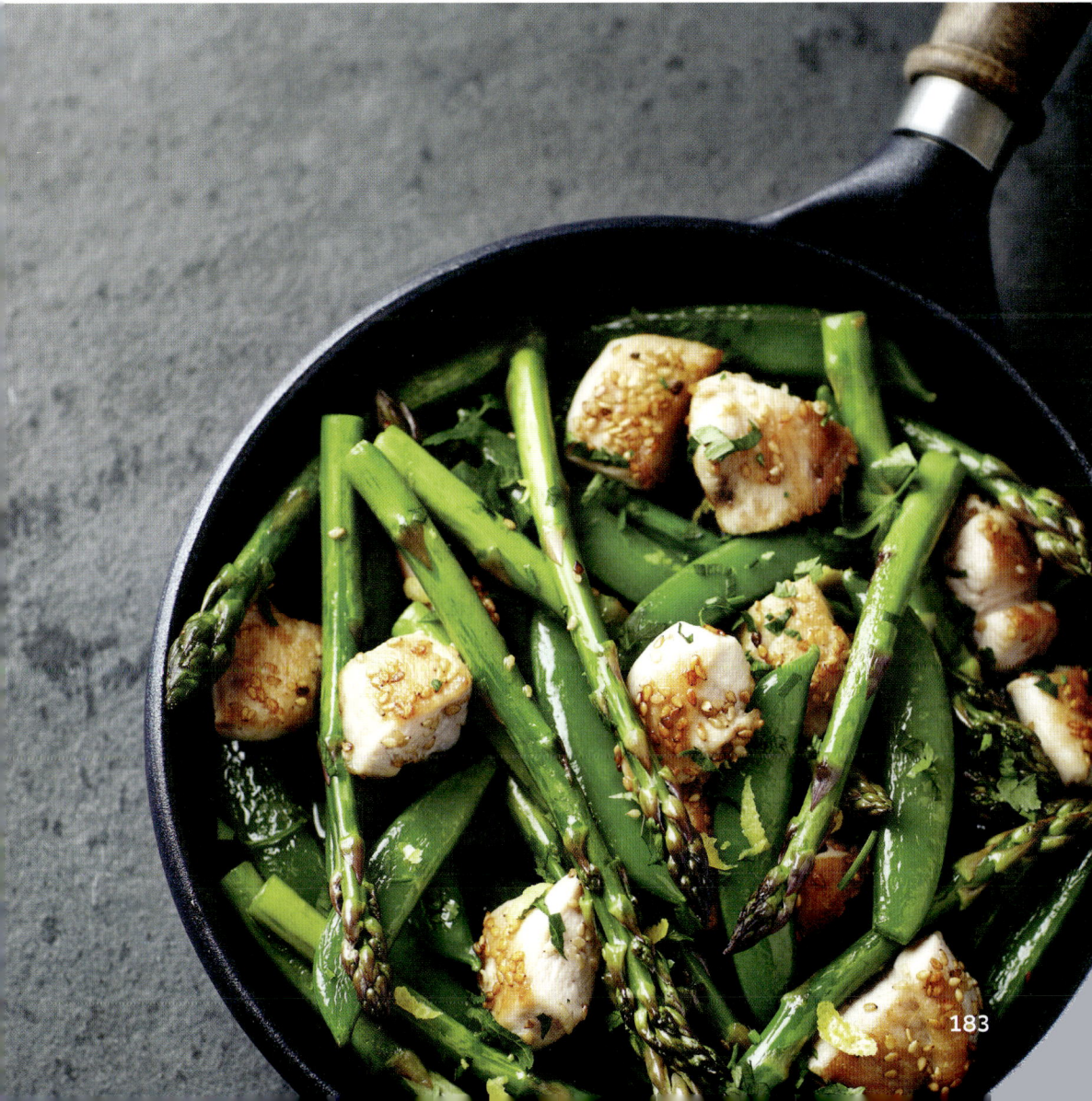

Gefüllte Paprika mit Ziegenkäse Ⓜ Ⓥ

Vorbereitung: 20 Minuten
Backen: 30 Minuten
Für 4 Portionen

Zutaten:

4 Paprikaschoten
3 Knoblauchzehen
1 Peperoni
100 g getrocknete Tomaten
1 TL Olivenöl
50 g Rucola
5 Stängel frischer Majoran
200 g Ziegenweichkäse
200 g Crème fraîche
1 TL Paprikapulver, rosenscharf
Salz
100 g geriebener Emmentaler
Ghee zum Einfetten

So wird's gemacht:

Den Backofen auf 160 °C Umluft oder 180 °C Ober-/ Unterhitze vorheizen.

Bei den Paprikaschoten einen Deckel abschneiden, die Kerne entfernen und die Paprikas waschen. Das Fruchtfleisch der Deckel würfeln.

Die Knoblauchzehen abziehen und fein würfeln. Die Peperoni waschen, entkernen und quer in feine Streifen schneiden. Die getrockneten Tomaten klein schneiden.

Das Olivenöl in einer Pfanne erhitzen. Die Paprikastücke, die Peperoni und den Knoblauch darin anbraten.

Den Rucola waschen und trocken schütteln. Den Majoran waschen, trocken schütteln und die Blättchen abzupfen. Den Ziegenweichkäse würfeln.

Die Crème fraîche in einer Schüssel mit dem Ziegenweich-käse, dem Rucola, den getrockneten Tomaten, dem Majoran und dem gebratenen Gemüse vermischen. Mit Paprikapulver und Salz abschmecken. Die Masse in die Paprikaschoten füllen und mit Emmentaler bestreuen.

Die gefüllten Paprikaschoten in eine gefettete Auflaufform stellen und 30 Minuten im Ofen backen.

	100 g	Portion
KH	4,9	16,3
Fett	11,9	39,9
EW	6,3	21,1
Kcal	155	519
Kjoule	649	2171

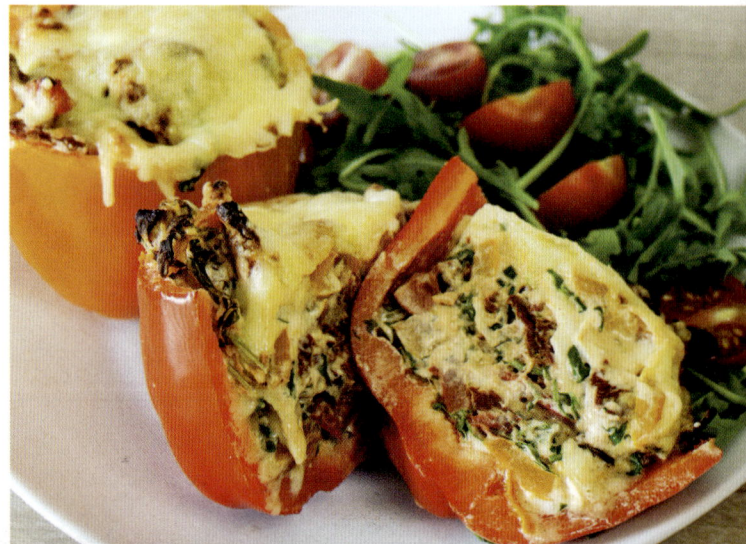

Cremige Zucchinisuppe mit Knoblauch und Kabanossi Ⓜ Ⓐ

Zubereitung: 40 Minuten
Für 2 Portionen

Zutaten:
1 Zwiebel
5 Knoblauchzehen
Ghee oder Olivenöl zum Braten
   (siehe S. 116)
2 große Zucchini
300 ml Gemüsebrühe
50 g Sahne
150 g Mini-Kabanossi
Salz, Pfeffer

	100 g	Portion
KH	3,1	19,0
Fett	6,8	41,5
EW	2,7	16,4
Kcal	82	501
Kjoule	342	2094

So wird's gemacht:

Die Zwiebel und die Knoblauchzehen abziehen und in Würfel schneiden. Etwas Ghee in einem Topf erhitzen und die Zwiebel- und die Knoblauchwürfel darin glasig dünsten.
Die Zucchini waschen, putzen, klein schneiden und in den Topf geben. Die Zucchini unter Rühren 5 Minuten anbraten, dann alles mit der Gemüsebrühe ablöschen.
Wenn die Zucchini gar sind, alles mit dem Stabmixer fein pürieren. Die Sahne einrühren und die Mini-Kabanossi in der Suppe heiß werden lassen.
Die Zucchinisuppe mit Salz und Pfeffer abschmecken und servieren.

Vorschläge für vegetarische Zutaten als Alternative für die Kabanossi findest du bei den »Tipps für Vegetarier« auf S. 82.

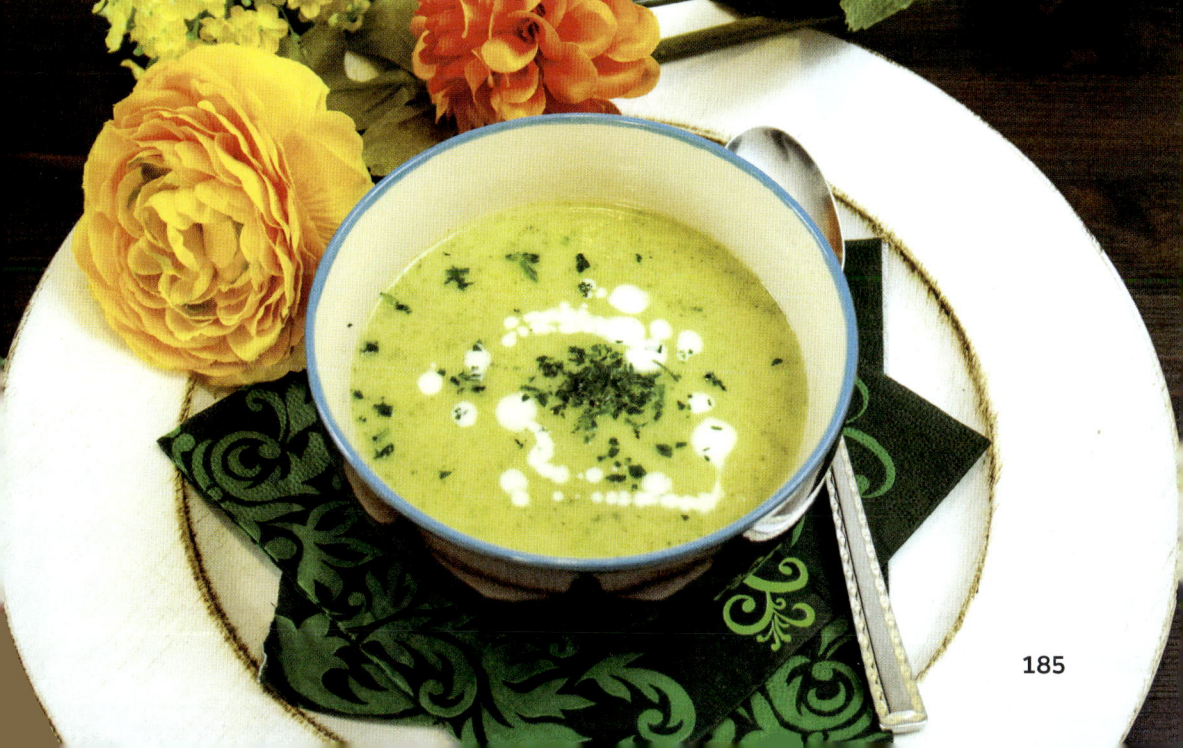

Tomaten-Pilz-Pfanne mit Mozzarella Ⓜ Ⓐ Ⓥ

Zubereitung: 40 Minuten
Für 2 Portionen

Zutaten:
1 Zwiebel
300 g Kirschtomaten
500 g Champignons
2 Knoblauchzehen
1 Bund Frühlingszwiebeln
Ghee oder Olivenöl zum Braten
  (siehe S. 116)
1 EL Tomatenmark
1 EL Paprikapulver, edelsüß
1 EL Thymian
1 Prise Muskatnuss
Salz, Pfeffer
200 g Sahne
½ Kugel Mozzarella

So wird's gemacht:

Die Zwiebel abziehen und in Würfel schneiden. Die Tomaten waschen und halbieren. Die Champignons putzen und in Scheiben schneiden. Den Knoblauch abziehen und fein hacken. Die Frühlingszwiebeln putzen, waschen und in Ringe schneiden.

Etwas Ghee in einer Pfanne erhitzen und die Zwiebeln darin glasig dünsten. Die Champignons hinzufügen und braten, bis sie kein Wasser mehr verlieren.

Den Knoblauch, die Tomaten und die Frühlingszwiebeln hinzufügen. Das Tomatenmark einrühren und alles mit Paprikapulver, Thymian, Muskatnuss, Salz und Pfeffer würzen. Gemüse 5 Minuten garen. Mit der Sahne ablöschen. Den Mozzarella abtropfen lassen und klein schneiden.

Die Tomaten-Pilz-Pfanne auf Teller geben und mit den Mozzarellastücken garnieren.

Tipp:
Die zweite Hälfte des Mozzarellas kann am nächsten Tag beim Abendessen verwendet werden: gebackener Brokkoli mit Pinienkernen.

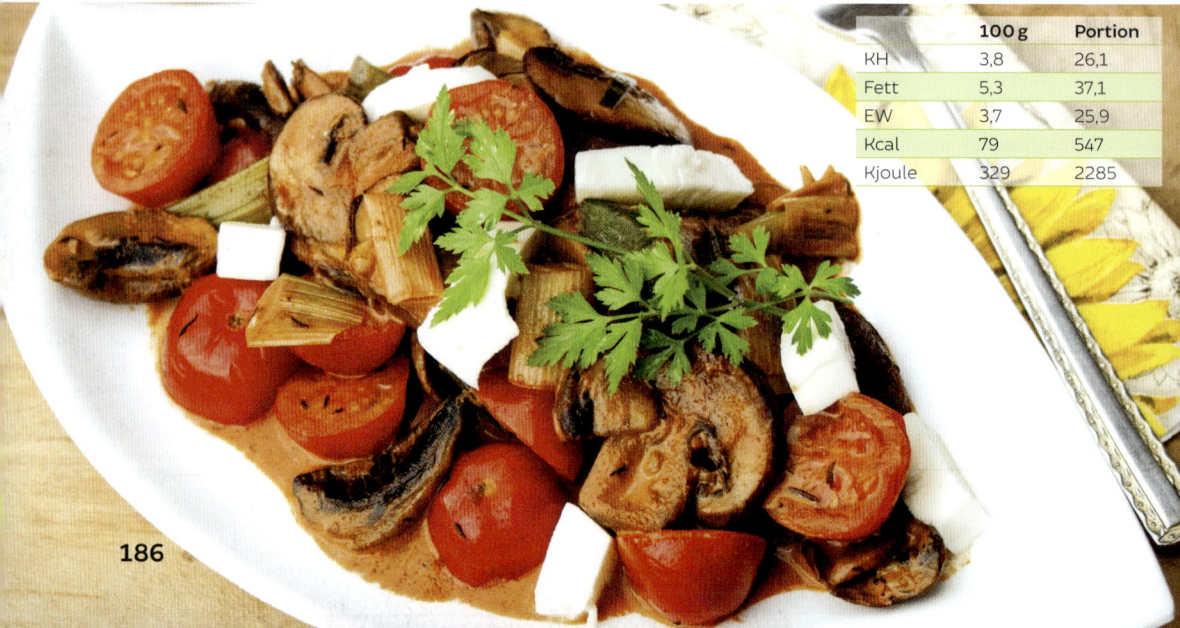

	100 g	Portion
KH	3,8	26,1
Fett	5,3	37,1
EW	3,7	25,9
Kcal	79	547
Kjoule	329	2285

Zucchini-Möhren-Röstis mit Frischkäse und Lachs Ⓜ Ⓐ

Zubereitung: 40 Minuten
Für 2 Portionen

Zutaten:
1 Zucchini
Salz
1 Zwiebel
2 Möhren
2 Eier (Größe M)
Pfeffer
Ghee zum Braten (siehe S. 116)
200 g Frischkäse
50 g Räucherlachs

So wird's gemacht:

Die Zucchini putzen, waschen und raspeln. Die Zucchiniraspel in ein Sieb geben, salzen und ruhen lassen.

Die Zwiebel abziehen und fein würfeln. Die Möhren putzen, waschen und raspeln. Die Möhren- und die Zucchiniraspel mit der Hand etwas ausdrücken und zusammen in eine Schüssel geben.

Zwiebel und Eier zu den Raspeln geben, gut vermengen und mit Salz und Pfeffer nach Geschmack würzen.

In einer Pfanne etwas Ghee erhitzen, aus dem Teig kleine Röstis bilden und diese von beiden Seiten goldbraun backen.

Röstis aus der Pfanne nehmen, mit Frischkäse bestreichen, Räucherlachs darauflegen und Röstis servieren.

	100 g	Portion
KH	4,9	23,2
Fett	8,5	40,7
EW	4,5	21,6
Kcal	112	537
Kjoule	470	2246

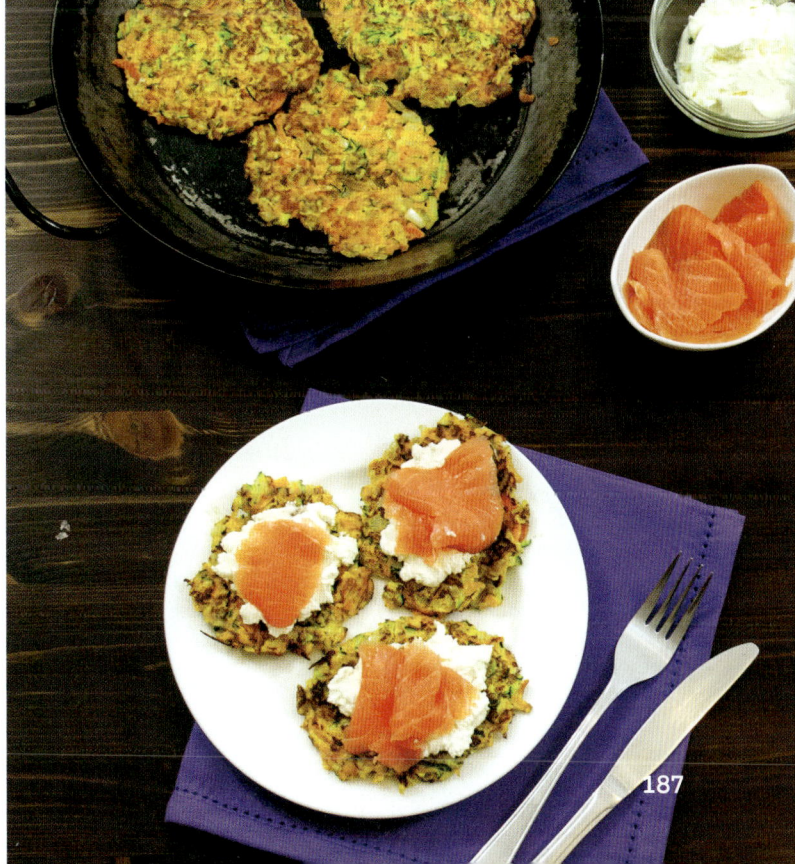

187

Bunte Gemüsespaghetti mit Tomaten-Thunfisch-Sauce Ⓜ Ⓐ

Zubereitung: 40 Minuten
Für 2 Portionen

Zutaten:
1 Zucchini
1 Aubergine
2 Möhren
2 l Gemüsebrühe
1 Zwiebel
1 Tomate
1 Peperoni
1 Stängel frisches Basilikum
150 g Thunfisch im eigenen Saft
   (Dose)
Ghee zum Braten (siehe S.116)
1 EL Tomatenmark
200 g Frischkäse

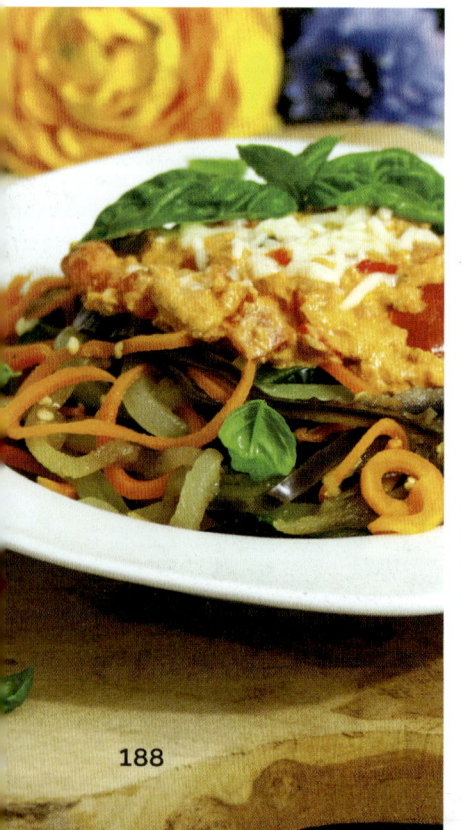

So wird's gemacht:

Zucchini, Aubergine, Möhren putzen, waschen (Möhren ggf. schälen) und mit dem Spiralschneider in Gemüsespaghetti schneiden.

Die Gemüsebrühe in einem großen Topf erhitzen. Zuerst die Möhrenspaghetti in der Gemüsebrühe ziehen lassen, bis sie beinahe gar sind. Anschließend die Auberginen- und die Zucchinispaghetti hinzugeben und alles bissfest garen.

Die Zwiebel abziehen und fein würfeln. Die Tomate waschen, Stielansatz entfernen und Fruchtfleisch in Würfel schneiden. Die Peperoni waschen, entkernen und in schmale Streifen schneiden. Das Basilikum waschen, trocken schütteln, die Blätter von den Stängeln zupfen und hacken. Den Thunfisch in ein Sieb abgießen.

Etwas Ghee in einem Topf erhitzen und die Zwiebelwürfel darin glasig dünsten. Das Tomatenmark und die Peperoni hinzugeben und kurz anbraten. Die Tomatenwürfel, den Thunfisch und den Frischkäse hinzugeben. Alles gut vermischen und vorsichtig etwas Gemüsebrühe von den Gemüsespaghetti zugeben, sodass eine cremige Sauce entsteht. Das Basilikum in die Sauce einrühren und alles mit Salz und Pfeffer abschmecken.

Das Gemüse aus der Brühe nehmen und in einem Sieb abtropfen lassen. Die bunten Gemüsespaghetti auf tiefe Teller geben und mit der Tomaten-Thunfisch-Sauce übergießen.

	100 g	Portion
KH	5,2	31,0
Fett	5,1	30,6
EW	5,0	29,7
Kcal	84	502
Kjoule	353	2097

Aubergine überbacken mit Katenschinken und Käse Ⓜ Ⓐ

Vorbereitung: 15 Minuten
Backen: 10 Minuten
Für 2 Portionen

Zutaten:

1 Zwiebel
125 g Katenschinken
Olivenöl zum Braten
1 TL Paprikapulver, rosenscharf
Salz
1 Aubergine
Pfeffer
100 g geraspelter Käse
  (z. B. Gouda)

Vorschläge für vegetarische Zutaten als Alternative für den Katenschinken findest du bei den »Tipps für Vegetarier« auf S. 82.

So wird's gemacht:

Den Ofen auf 160 °C Umluft oder 180 °C Ober-/Unterhitze vorheizen.

Zwiebel abziehen und würfeln. Katenschinken in Würfel schneiden. In einer Pfanne etwas Olivenöl erhitzen und Zwiebel sowie Katenschinken darin anbraten. Mit Paprikapulver würzen und nach Geschmack salzen (vorsichtig, denn der Katenschinken ist bereits relativ salzig).

Die Aubergine waschen, den Strunk abschneiden und Fruchtfleisch längs in Scheiben schneiden. Eine Aubergine ergibt ca. 6 Scheiben.

Die Auberginenscheiben auf ein mit Backpapier ausgelegtes Backblech legen und darauf die Zwiebel-Schinken-Masse verteilen. Auberginen mit Pfeffer und dem geriebenen Käse bestreuen und im Ofen ca. 10 Minuten goldgelb überbacken.

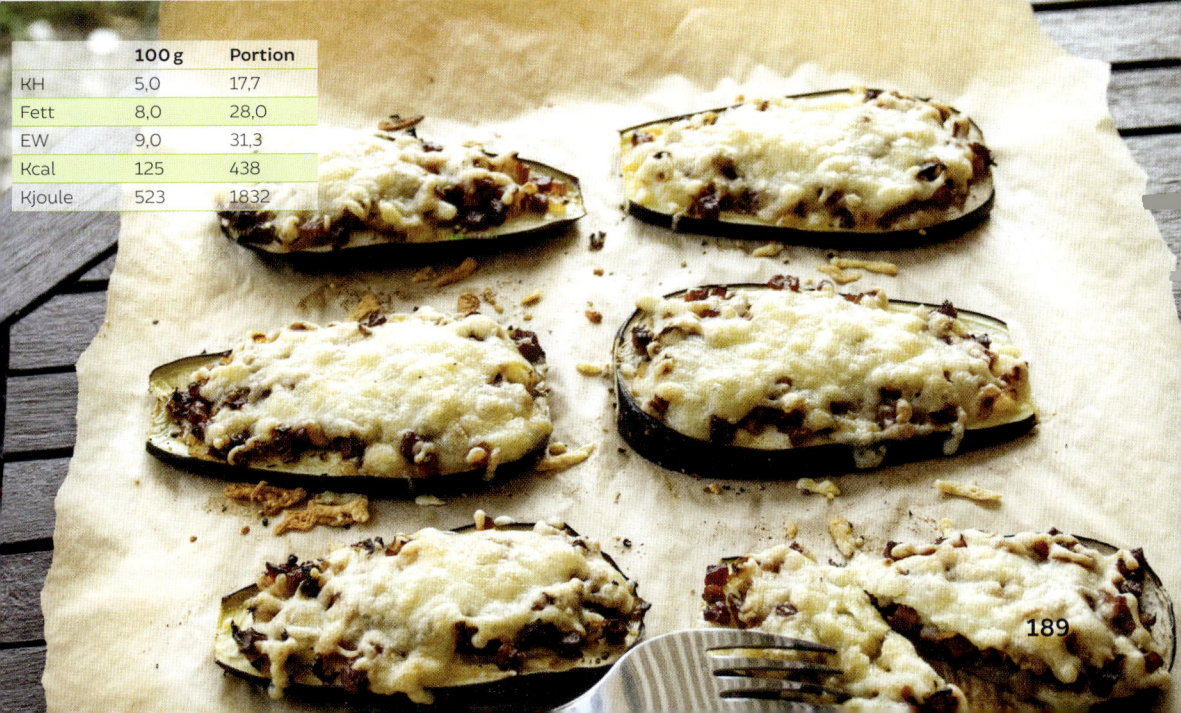

	100 g	Portion
KH	5,0	17,7
Fett	8,0	28,0
EW	9,0	31,3
Kcal	125	438
Kjoule	523	1832

189

Möhren-Sahne-Suppe mit feiner Senfnote Ⓜ Ⓐ Ⓥ

Zubereitung: 45 Minuten
Für 2 Portionen

Zutaten:
400 g Möhren
500 ml Gemüsebrühe
200 g Sahne
1 EL Erythrit
2 TL Dijon-Senf oder mittelscharfer Senf
Salz, Pfeffer

So wird's gemacht:

Die Möhren putzen, schälen und in Scheiben schneiden.

Die Gemüsebrühe in einem Topf erhitzen und die Möhren-scheiben darin bissfest garen.

Die Hälfte der Möhrenscheiben aus dem Topf nehmen und zur Seite stellen. Die übrigen Möhren im Topf mit dem Stabmixer fein pürieren.

Die entnommenen Möhrenscheiben wieder in den Topf geben und die Sahne angießen. Suppe mit Erythrit, Dijon-Senf, Salz und Pfeffer nach Geschmack würzen und heiß werden lassen.

Die Möhren-Sahne-Suppe auf tiefe Teller verteilen und servieren.

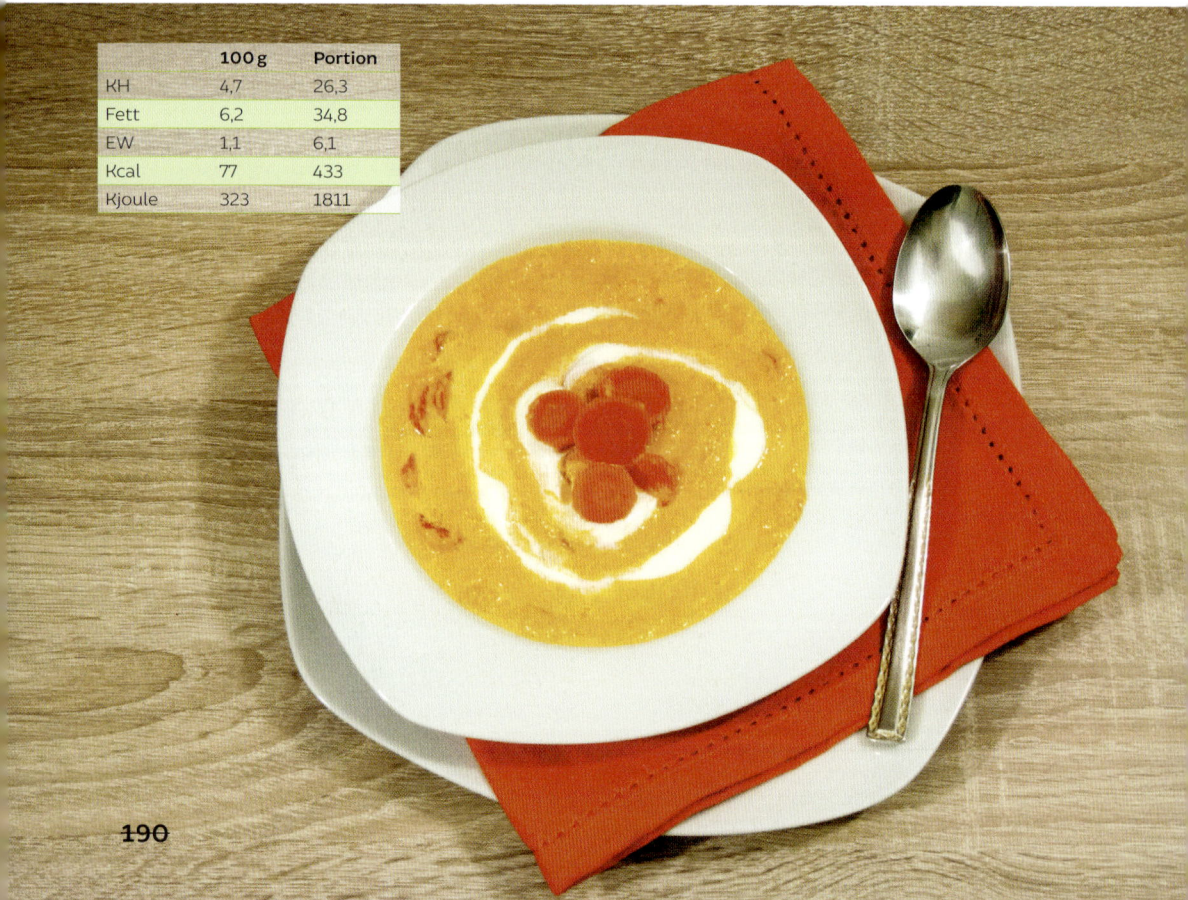

	100 g	Portion
KH	4,7	26,3
Fett	6,2	34,8
EW	1,1	6,1
Kcal	77	433
Kjoule	323	1811

Kohlrabipfanne mit Schinken-streifen und Tomaten Ⓜ Ⓐ

Zubereitung: 45 Minuten
Für 2 Portionen

Zutaten:

2 Kohlrabis (ca. 500 g)
Ghee zum Braten (siehe S. 116)
50 ml Gemüsebrühe
1 EL Tomatenmark
1 EL Paprikapulver, edelsüß
1 TL Paprikapulver, rosenscharf
150 g gekochter Schinken
200 g Kirschtomaten
200 g Crème fraîche
Salz, Pfeffer

So wird's gemacht:

Die Kohlrabis schälen und in Stifte schneiden. Das Ghee in einer Pfanne erhitzen und die Kohlrabistifte darin rundherum anbraten. Mit der Gemüsebrühe ablöschen und das Tomatenmark und das Paprikapulver einrühren.

Den gekochten Schinken in Streifen schneiden und zu den Kohlrabis geben.

Die Tomaten waschen, halbieren und ebenso in die Pfanne geben. Gemüse bissfest garen, dann Crème fraîche einrühren und alles mit Salz und Pfeffer abschmecken.

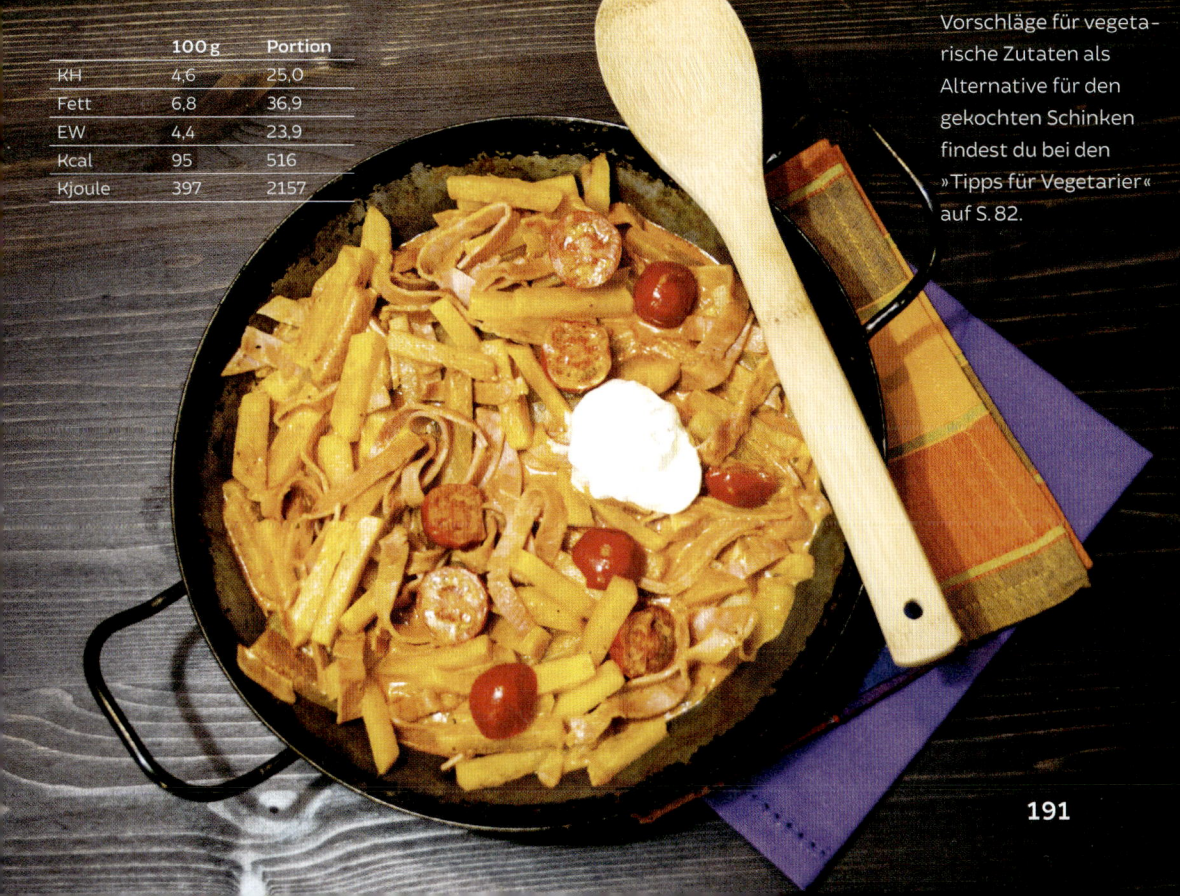

	100 g	Portion
KH	4,6	25,0
Fett	6,8	36,9
EW	4,4	23,9
Kcal	95	516
Kjoule	397	2157

Vorschläge für vegetarische Zutaten als Alternative für den gekochten Schinken findest du bei den »Tipps für Vegetarier« auf S. 82.

Seelachsnuggets auf gebratener Paprika mit Tomaten-Meerrettich-Dip Ⓜ Ⓐ

Zubereitung: 30 Minuten
Für 2 Portionen

Zutaten:

2 Seelachsfilets (ca. 300 g)
1 Ei (Größe M)
Salz, Pfeffer
30 g Kokosraspel
25 g geriebener Parmesan
Kokosöl zum Braten
2 Paprikaschoten
50 g Crème fraîche
1 EL Tomatenmark
1 TL Sahnemeerrettich
2 EL Sojasauce
2 EL Erythrit
Cayennepfeffer

So wird's gemacht:

Den Seelachs kalt abspülen, mit einem Küchenkrepp trocken tupfen und in mundgerechte Stücke schneiden.

Das Ei in einer kleinen Schüssel mit Salz und Pfeffer verquirlen.

Die Kokosraspel in einer weiteren Schüssel mit dem Parmesan vermischen.

Die Seelachsstücke erst in das Ei tunken und dann in der Kokosmischung panieren. Das Kokosöl in einer Pfanne erhitzen und die Seelachsnuggets darin bei mittlerer Hitze rundherum knusprig braten.

Die Paprikaschoten waschen, entkernen und in Streifen schneiden. Die Paprikastreifen in der Pfanne bissfest braten.

Die Crème fraîche in einer Schüssel mit dem Tomatenmark, dem Sahnemeerrettich, der Sojasauce, dem Erythrit und etwas Cayennepfeffer zu einem Dip verrühren.

Die Seelachsnuggets auf der gebratenen Paprika mit dem Dip servieren.

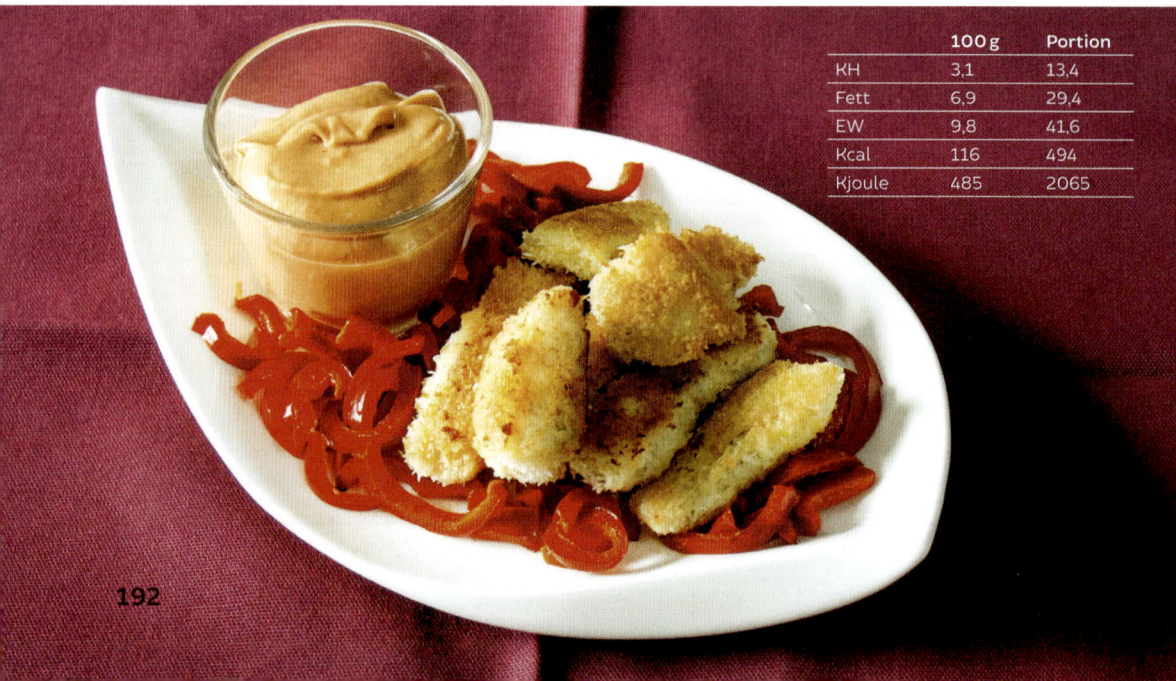

	100 g	Portion
KH	3,1	13,4
Fett	6,9	29,4
EW	9,8	41,6
Kcal	116	494
Kjoule	485	2065

Mozzarella-Hackbällchen mit Tomaten-Paprika-Sauce Ⓜ Ⓐ

Zubereitung: 35 Minuten
Für 2 Portionen

Zutaten:

1 Zwiebel
8 Tomaten
1 Paprikaschote
½ Kugel Mozzarella
1 Ei (Größe M)
300 g Rinderhackfleisch
1 EL Flohsamenschalen
½ TL Kreuzkümmel
Salz, Pfeffer
Ghee oder Olivenöl zum Braten
  (siehe S. 116)
1 EL Tomatenmark
1 TL Paprikapulver, rosenscharf
1 EL Erythrit
1 EL Worcestersauce
Tabasco

	100 g	Portion
KH	3,5	19,2
Fett	5,3	29,2
EW	8,4	46,0
Kcal	94	520
Kjoule	395	2173

So wird's gemacht:

Die Zwiebel abziehen und in feine Würfel schneiden. Die Tomaten waschen und die Stielansätze entfernen. 6 Tomaten achteln, die Kerne entfernen und das Fruchtfleisch würfeln. Die beiden restlichen Tomaten in Scheiben schneiden.

Die Paprikaschote waschen, Strunk und Kerne entfernen und Fruchtfleisch ebenfalls klein schneiden. Den Mozzarella in einem Sieb abtropfen lassen und eine Hälfte klein würfeln. Die Hälfte der Zwiebeln in einer Schüssel mit Ei, Rinderhackfleisch, Flohsamenschalen, Kreuzkümmel, Salz und Pfeffer zu einer homogenen Hackfleischmasse verkneten.

Etwas Hackfleischmasse in der Hand flachdrücken, einen Mozzarellawürfel auf das Hackfleisch legen, die Hackfleischmasse um den Mozzarellawürfel herumlegen und festdrücken. Auf diese Weise kleine mit jeweils einem Mozzarellawürfel gefüllte Hackfleischbällchen formen. Ghee in einer Pfanne erhitzen und die Hackfleischbällchen darin rundherum goldbraun braten.

Während die Bällchen braten, etwas Ghee in einem kleinen Topf erhitzen und darin die restlichen Zwiebeln goldbraun anbraten. Die Paprikastücke hinzugeben und braten, bis sie bissfest gegart sind. Die Tomatenwürfel, das Tomatenmark, das Paprikapulver und das Erythrit hinzugeben und heiß werden lassen. Mit dem Pürierstab die Tomaten-Paprika-Mischung fein pürieren. Dann mit Worcestersauce, Tabasco, Salz und Pfeffer abschmecken.

Die Mozzarella-Hackbällchen mit der Tomaten-Paprika-Sauce und mit einigen Scheiben Tomaten als Beilage servieren.

Als vegetarische Alternative für das Rinderhackfleisch kannst du Sojagranulat verwenden. Weitere Vorschläge für vegetarische Zutaten findest du bei den »Tipps für Vegetarier« auf S. 82.

193

Zucchinischiffchen mit Mozzarella Ⓜ Ⓐ Ⓢ

Vorbereitung: 20 Minuten
Backen: 20 Minuten
Für 2 Portionen

Zutaten:
2 Zucchini
10 kleine Tomaten
  (z. B. Kirschtomaten)
200 g Mozzarella
4 Eier (Größe M)
Salz, Pfeffer
1 Stängel frisches Basilikum

So wird's gemacht:

Den Backofen auf 160 °C Umluft oder 180 °C Ober-/ Unterhitze vorheizen.

Die Zucchini waschen, putzen und längs in Hälften schneiden. Aus den Zucchinihälften keilförmig mit einem Messer das Fruchtfleisch herausschneiden, sodass die Hälften gefüllt werden können. Das Zucchinifruchtfleisch klein schneiden. Die Tomaten waschen und halbieren. Den Mozzarella in einem Sieb abtropfen lassen und in Scheiben schneiden. Jeweils in eine Zucchinihälfte ein Ei aufschlagen. Die Zucchinihälften mit den Mozzarellascheiben, den Tomaten und dem klein geschnittenen Zucchinifruchtfleisch füllen. Mit Salz und Pfeffer würzen und auf einem mit Backpapier ausgelegten Backblech im Ofen 20 Minuten backen.

Das Basilikum waschen, trocken schütteln und die Blätter abzupfen. Die Zucchinischiffchen vor dem Servieren mit den Basilikumblättern garnieren .

	100 g	Portion
KH	2,9	22,2
Fett	4,1	31,6
EW	6,4	49,0
Kcal	73	556
Kjoule	303	2324

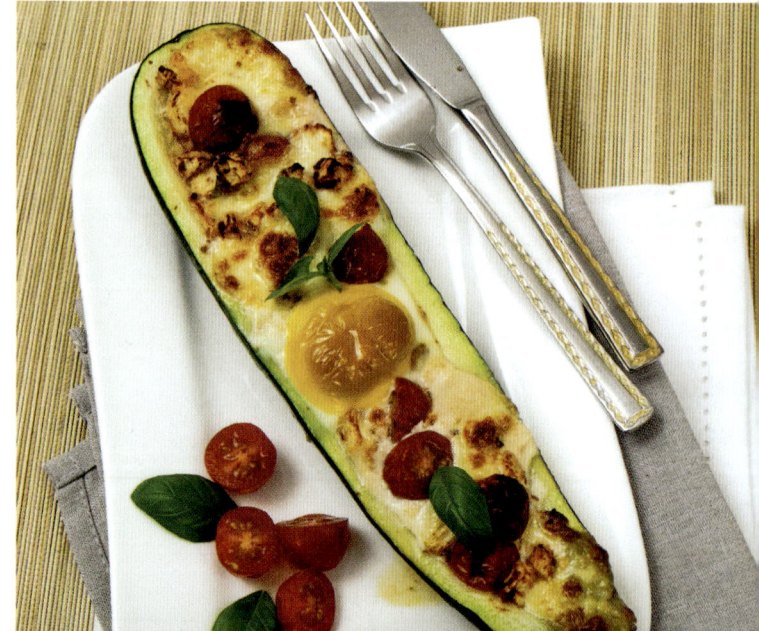

Scharfe Tomatensuppe mit Seelachs Ⓜ Ⓐ

Zubereitung: 45 Minuten
Für 2 Portionen

Zutaten:

1 Zwiebel
Ghee zum Braten (siehe S. 116)
3 Knoblauchzehen
1 Spitzpaprika
150 ml Gemüsebrühe
½ TL Chiliflocken
2 Lorbeerblätter
400 g stückige Tomaten (Dose)
100 g Tomaten
2 Seelachsfilets (ca. 450 g)
100 g Crème fraîche
Cayennepfeffer
Salz, Pfeffer

	100 g	Portion
KH	3,0	20,7
Fett	3,2	22,6
EW	7,1	49,6
Kcal	69	481
Kjoule	287	2011

So wird's gemacht:

Die Zwiebel abziehen und in Würfel schneiden. Etwas Ghee in einem Topf erhitzen und die Zwiebelwürfel darin glasig anbraten.

Die Knoblauchzehen abziehen und fein würfeln. Die Spitzpaprika waschen, die Kerne entfernen und das Fruchtfleisch klein schneiden. Knoblauch und Paprika in den Topf geben und unter gelegentlichem Rühren 5 Minuten anbraten. Dann mit der Gemüsebrühe ablöschen. Die Chiliflocken einrühren, die Lorbeerblätter und die stückigen Tomaten hinzufügen. Die Tomaten waschen, vierteln, den Stielansatz entfernen und die Viertel in die Suppe geben.

Den Seelachs kalt abspülen, mit Küchenkrepp trocken tupfen und in mundgerechte Stücke schneiden. Die Seelachsstücke ebenfalls in die Suppe geben und 10 Minuten gar ziehen lassen.

Die Crème fraîche in die Tomatensuppe einrühren, Lorbeerblätter entfernen und Suppe mit Cayennepfeffer, Salz und Pfeffer abschmecken.

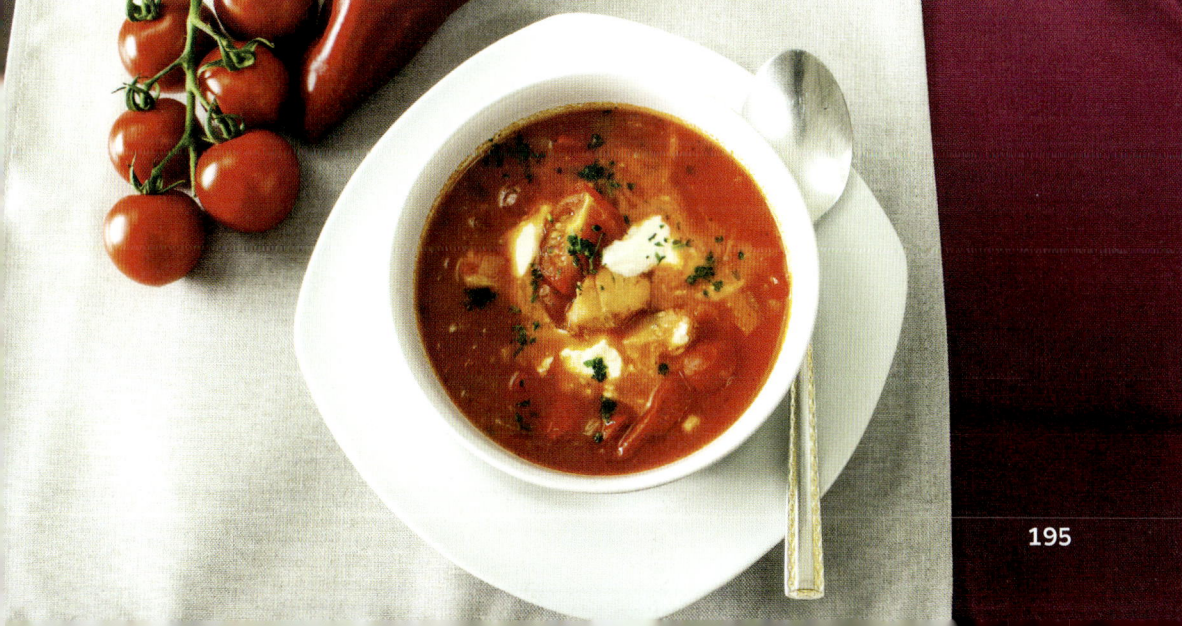

195

Zucchini-Schinken-Geschnetzeltes mit Feta ⓂⒶ

Zubereitung: 30 Minuten
Für 2 Portionen

Zutaten:

2 Schinkenschnitzel
Ghee zum Braten (siehe S. 116)
1 Zwiebel
2 Zucchini
2 EL Tomatenmark
100 ml Wasser oder Gemüse-
    brühe
Chiliflocken
Salz, Pfeffer
100 g Feta

Vorschläge für vegetarische Zutaten als Alternative für das Schinkenschnitzel findest du bei den »Tipps für Vegetarier« auf S. 82.

So wird's gemacht:

Die Schinkenschnitzel in Streifen schneiden. Etwas Ghee in einer Pfanne erhitzen und die Schnitzelstreifen darin rundherum anbraten.

Die Zwiebel abziehen und in Ringe schneiden. Die Zwiebelringe zum Fleisch geben und mitbraten.

Die Zucchini waschen, putzen und in Scheiben schneiden. Die Zucchinischeiben ebenfalls in die Pfanne geben.

Das Tomatenmark in der Pfanne anrösten und alles mit etwas Wasser oder Brühe ablöschen. Gerade so viel Flüssigkeit einrühren, dass eine sämige Sauce entsteht. Mit Chiliflocken, Salz und Pfeffer nach Geschmack würzen.

Das Zucchini-Schinken-Geschnetzelte auf zwei Teller verteilen. Den Feta mit den Händen grob zerbröseln und das heiße Geschnetzelte mit dem kühlen Käse garnieren.

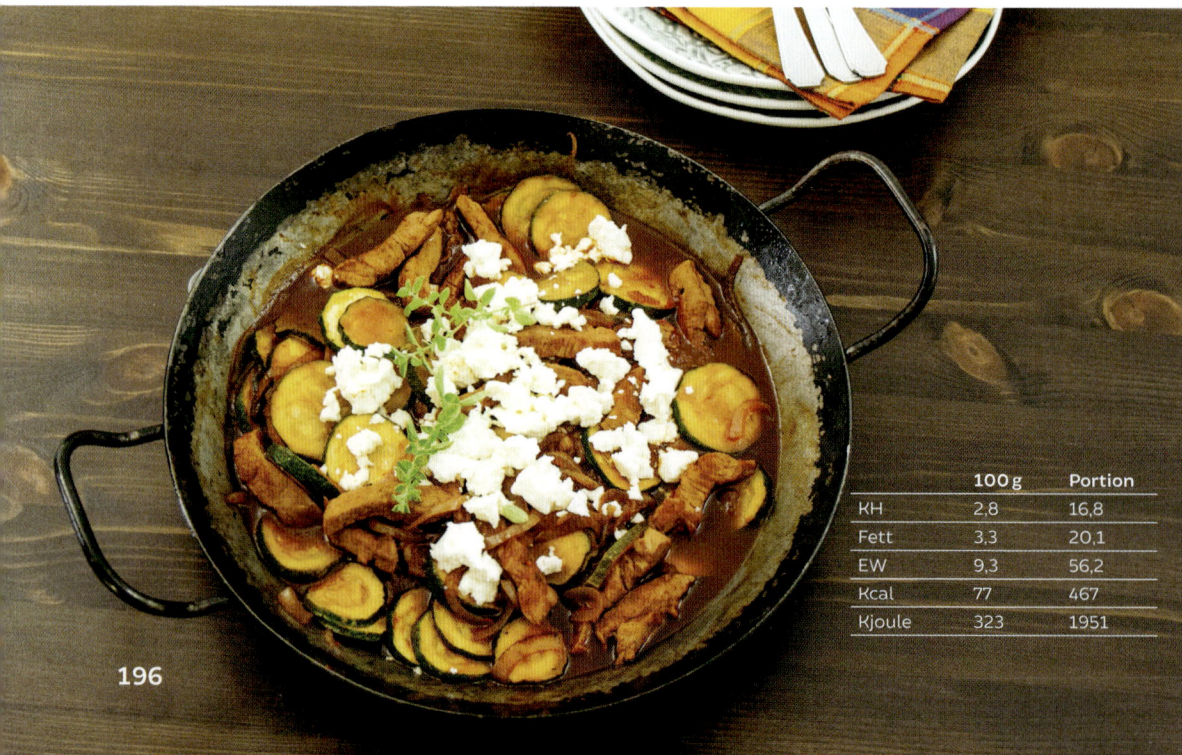

	100 g	Portion
KH	2,8	16,8
Fett	3,3	20,1
EW	9,3	56,2
Kcal	77	467
Kjoule	323	1951

Bunte Gemüsefächer mit Geflügel Ⓜ Ⓐ

Vorbereitung: 10 Minuten
Backen: 30 Minuten
Für 2 Portionen

Zutaten:
1 Aubergine
1 Zucchini
2 EL Olivenöl
2 EL Tomatenmark
1 EL Paprikapulver, rosenscharf
Salz, Pfeffer
1 Kugel Mozzarella
50 g Hähnchenbrust
*   (in Scheiben)*
50 g Cheddar (in Scheiben)
50 g Truthahnsalami
*   (in Scheiben)*
Etwas Ghee zum Einfetten

So wird's gemacht:

Den Backofen auf 180 °C Umluft oder 200 °C Ober-/Unterhitze vorheizen.

Die Aubergine und die Zucchini putzen und waschen. Beide Gemüse mehrmals quer einschneiden und dabei darauf achten, dass das Gemüse nicht vollständig durchgeschnitten wird, sondern an der Auflageseite noch zusammenhält.

Das Olivenöl in einer Schüssel mit dem Tomatenmark, dem Paprikapulver, Salz und Pfeffer zu einer Paste verrühren. Die Einschnitte der Aubergine und der Zucchini etwas auseinanderbiegen und die Schnittflächen mit der Paste bestreichen. Den Mozzarella in einem Sieb abtropfen lassen und in dünne Scheiben schneiden. Jeweils eine Scheibe Mozzarella zusammen mit einer Scheibe Hähnchenbrust in die Einschnitte der Aubergine drücken. In die Einschnitte der Zucchini kommen in gleicher Weise der Cheddar und die Salamischeiben.

Den Auberginenfächer und den Zucchinifächer in eine mit Ghee gefettete Auflaufform legen und im Ofen 30 Minuten backen, bis das Gemüse weich ist.

Vorschläge für vegetarische Zutaten als Alternative für das Geflügelfleisch findest du bei den »Tipps für Vegetarier« auf S. 82.

	100 g	Portion
KH	4,1	22,3
Fett	6,1	32,9
EW	7,6	41,0
Kcal	99	536
Kjoule	415	2241

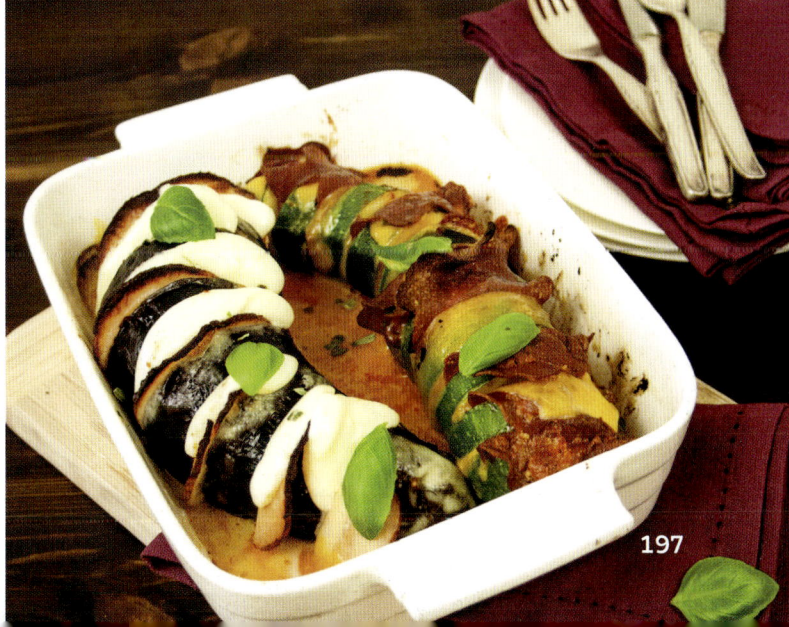

Champignon-Puten-Pfanne Ⓜ Ⓐ

Zubereitung: 45 Minuten
Für 2 Portionen

Zutaten:

400 g Putenfleisch
500 g Champignons
300 g kleine Tomaten
(z. B. Cherrytomaten)
5 Knoblauchzehen
1 Gemüsezwiebel
2 EL Olivenöl
½ TL Kreuzkümmel
1 EL Oregano
1 EL Thymian
Salz, Pfeffer
2 Stängel frische Petersilie
100 g Fetakäse

Vorschläge für vegetarische
Zutaten als Alternative für das
Putenfleisch findest du bei den
»Tipps für Vegetarier« auf S. 82.

So wird's gemacht:

Das Putenfleisch kalt abspülen, mit einem Küchenkrepp trocken tupfen und in mundgerechte Stücke schneiden.
Die Champignons putzen und vierteln. Die Tomaten waschen und halbieren. Den Knoblauch und die Zwiebel abziehen. Den Knoblauch in feine Würfel schneiden und die Zwiebel in Spalten.
Olivenöl in einer Pfanne erhitzen und die Putenstücke darin rundherum goldbraun braten. Das Fleisch aus der Pfanne nehmen und warm stellen.
Die Zwiebeln in die Pfanne geben und anbraten. Wenn sie braun werden, den Knoblauch dazugeben. Die Champignons in die Pfanne geben, anbraten und schmoren lassen, bis sie keine Flüssigkeit mehr abgeben. Dann mit den Gewürzen, Salz und Pfeffer abschmecken.
Die Tomaten zu den Champignons geben und kurz schmoren lassen, bis sie etwas weicher werden, aber nicht matschig.
Dann das Putenfleisch hinzufügen und eine Minute erhitzen.
Petersilie waschen, trocken schütteln und hacken. Den Fetakäse mit den Händen grob zerbröseln und wie die Petersilie über die Champignon-Puten-Pfanne streuen.

	100 g	Portion
KH	2,5	14,7
Fett	3,6	21,6
EW	11,3	68,0
Kcal	88	528
Kjoule	367	2206

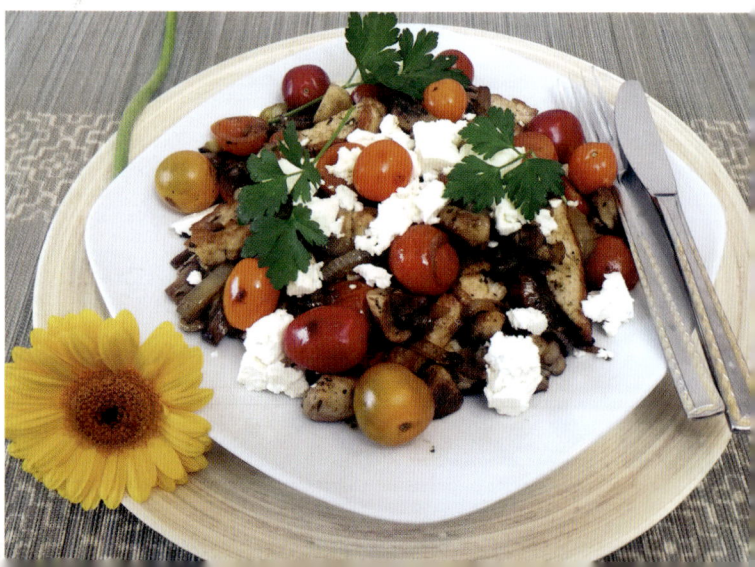

Gebackener Brokkoli mit Pinienkernen Ⓜ Ⓐ Ⓥ

Vorbereitung: 10 Minuten
Backen: 25 Minuten
Für 2 Portionen

Zutaten:

500 g Brokkoli
50 g Tomatenmark
10 g Worcestersauce
1 EL Paprikapulver, edelsüß
3 EL Olivenöl
1 EL Balsamico
10 g Erythrit
1 EL Oregano
Wasser oder Gemüsebrühe
Salz, Pfeffer
1 Kugel Mozzarella
25 g Pinienkerne

So wird's gemacht:

Den Backofen auf 140 °C Umluft oder 160 °C Ober-/ Unterhitze vorheizen.

Den Brokkoli waschen, putzen und längs in Viertel schneiden. Die Brokkoliviertel in eine Auflaufform legen.

Aus dem Tomatenmark, der Worcestersauce, dem Paprikapulver, dem Olivenöl, dem Balsamico, dem Erythrit und dem Oregano in einer Schüssel eine Paste rühren. Dabei so viel Wasser oder Gemüsebrühe hinzufügen, bis die Paste cremig und zähflüssig wird. Die Tomatenpaste mit Salz, Pfeffer und evtl. weiterem Erythrit abschmecken.

Den Brokkoli mit der Paste übergießen und 20 Minuten im Ofen bissfest garen.

Den Mozzarella abtropfen lassen und in Scheiben schneiden. Die Mozzarellascheiben über dem heißen Brokkoli verteilen und den Auflauf nochmals im Ofen überbacken, bis der Mozzarella zerfließt.

Die Pinienkerne in einer kleinen Pfanne ohne Öl anrösten und vor dem Servieren über den Auflauf streuen.

	100 g	Portion
KH	7,4	28,1
Fett	8,6	32,9
EW	7,4	28,3
Kcal	129	492
Kjoule	540	2056

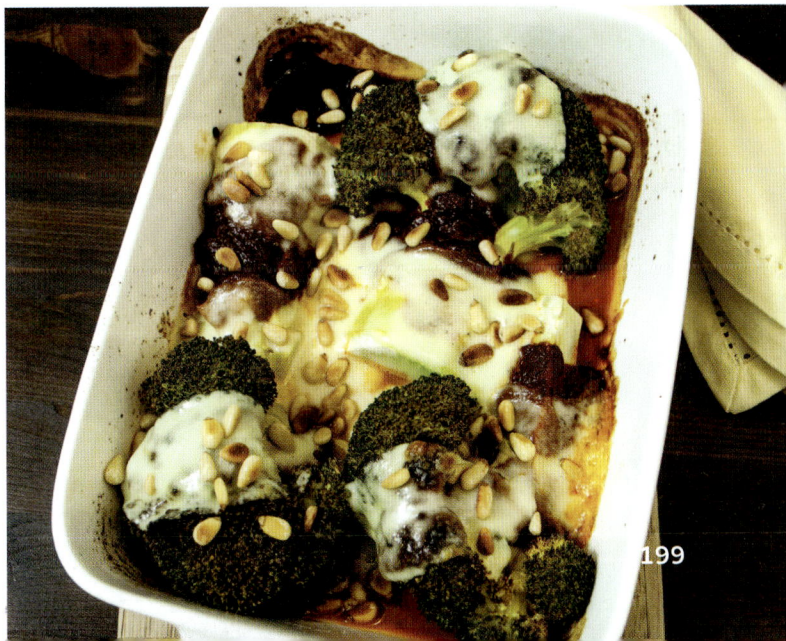

Bunter Tomaten-Hüttenkäse-Kuchen Ⓜ Ⓐ Ⓥ

Vorbereitung: 20 Minuten
Backen: 30 Minuten
Für 2 Portionen

Zutaten:

20 g Kokosmehl
10 g Flohsamenschalen
20 g geschrotete Leinsamen
200 g Schmand
3 Eier (Größe M)
200 g Hüttenkäse
1 TL Paprikapulver, edelsüß
Salz, Pfeffer
2 Frühlingszwiebeln
300 g bunte Tomaten

So wird's gemacht:

Den Backofen auf 160 °C Umluft oder 180 °C Ober-/Unterhitze vorheizen.

Das Kokosmehl, die Flohsamenschalen und die Leinsamen in einer Schüssel vermischen. Den Schmand in einer zweiten Schüssel mit einem Ei verquirlen, dann unter die Kokosmehlmischung rühren. Das Ganze zu einem festen Teig verkneten. Eine Springform (26 cm) mit Backpapier auslegen und den Teig darin als Boden mit dem Löffelrücken gleichmäßig verteilen.

Den Hüttenkäse in einer Schüssel mit zwei Eiern, dem Paprikapulver, Salz und Pfeffer nach Geschmack verrühren. Die Frühlingszwiebeln putzen, waschen und in feine Ringe schneiden. Die Ringe unter die Hüttenkäsemasse rühren und die Masse anschließend in die Springform geben und auf dem Kuchenboden verteilen.

Tomaten waschen, jeweils einmal längs halbieren und Stielansatz entfernen. Die Tomatenhälften mit der Schnittfläche nach oben auf der Hüttenkäsemasse verteilen.

Den Kuchen im Ofen 30 Minuten backen. Anschließend Kuchen vorsichtig aus der Form lösen, in Stücke schneiden und heiß servieren.

	100 g	Portion
KH	3,2	15,1
Fett	9,2	43,3
EW	6,8	32,3
Kcal	123	581
Kjoule	515	2429

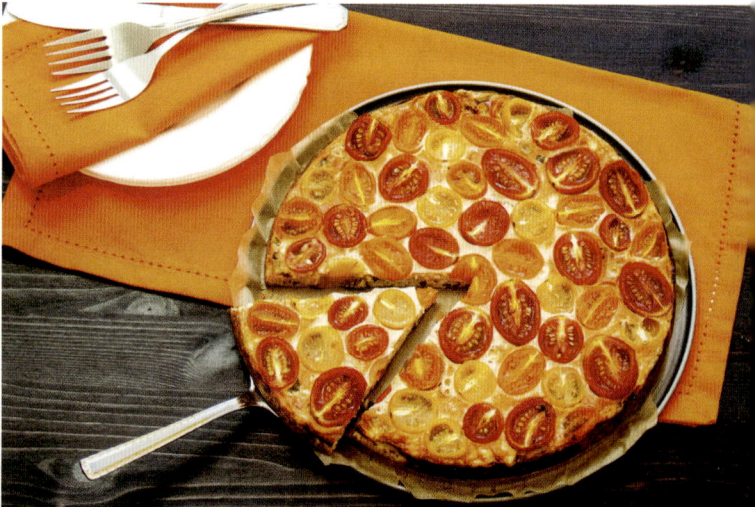

Balsamico-Ofengemüse mit Hähnchen Ⓜ Ⓐ

Vorbereitung: 20 Minuten
Backen: 30 Minuten
Für 2 Portionen

Zutaten:
1 rote Zwiebel
3 Knoblauchzehen
2 Paprikaschoten
2 Möhren
100 g Brokkoli
2 Hähnchenschenkel ohne Haut
   und Knochen (ca. 300 g)
4 EL Olivenöl
3 EL Balsamico
1 EL Erythrit
1 EL Rosmarin
1 EL Oregano
Salz, Pfeffer

Vorschläge für vegetarische Zutaten als Alternative für das Hähnchenfleisch findest du bei den »Tipps für Vegetarier« auf S. 82.

So wird's gemacht:

Den Backofen auf 180 °C Umluft oder 200 °C Ober-/ Unterhitze vorheizen.

Die Zwiebel und die Knoblauchzehen abziehen. Die Zwiebel in Spalten und die Knoblauchzehen in feine Scheiben schneiden. Die Paprikaschoten waschen, entkernen und in Streifen schneiden. Die Möhren putzen, schälen und längs in etwa fingerlange Streifen schneiden. Den Brokkoli waschen und in Röschen teilen.

Das Hähnchenfleisch kalt abspülen und mit Küchenpapier trocken tupfen.

Das Olivenöl mit dem Balsamico, dem Erythrit, dem Rosmarin, dem Oregano, Salz und Pfeffer in einer Schüssel verrühren.

Das Gemüse und das Hähnchenfleisch in eine große Schüssel geben. Die Olivenöl-Balsamico-Vinaigrette darübergießen und alles gut vermischen, sodass das gesamte Gemüse und das Fleisch mit der Vinaigrette benetzt sind.

Das Fleisch-Gemüse-Gemisch gleichmäßig auf einem Backblech verteilen. Blech in den Ofen schieben und alles 30 Minuten garen.

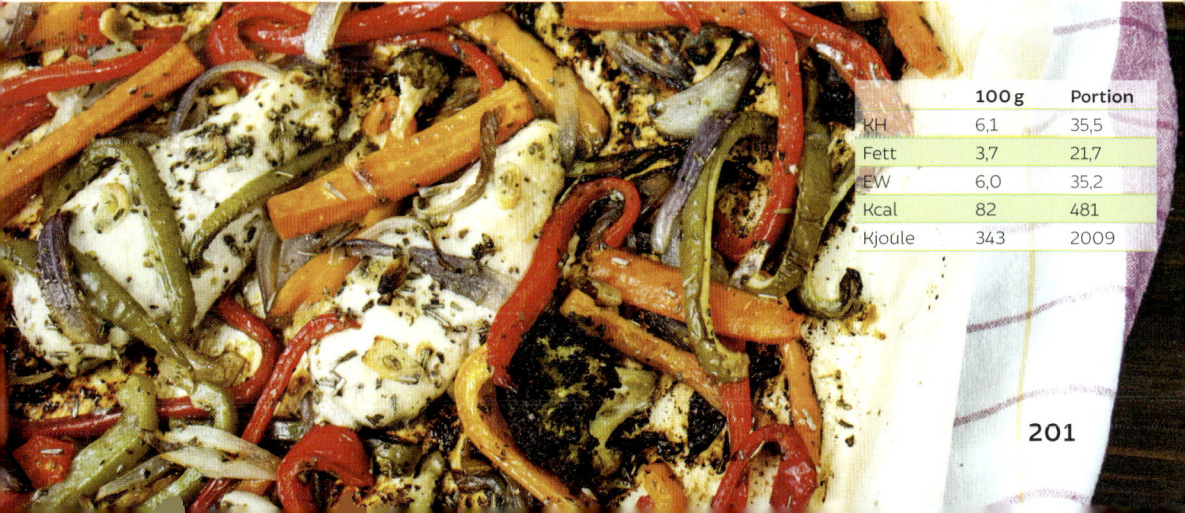

	100 g	Portion
KH	6,1	35,5
Fett	3,7	21,7
EW	6,0	35,2
Kcal	82	481
Kjoule	343	2009

Zucchini-Spaghetti nach Thai-Art mit Rindfleischstreifen Ⓜ Ⓐ

Zubereitung: 30 Minuten
Für 2 Portionen

Zutaten:

2 Zucchini
1 Paprikaschote
200 g Rindfleisch (Minutensteaks)
2 EL Olivenöl
2 EL Tomatenmark
50 ml Sojasauce
100 ml Gemüsebrühe
1 EL Paprikapulver, edelsüß
½ TL Chiliflocken
2 EL Erythrit
Salz, Pfeffer

Vorschläge für vegetarische Zutaten als Alternative für das Rindfleisch findest du bei den »Tipps für Vegetarier« auf S. 82.

So wird's gemacht:

Die Zucchini waschen, den Strunk entfernen und das Fruchtfleisch mit einem Spiralschneider in Spaghettiform schneiden.

Die Paprika waschen, entkernen und in feine Streifen schneiden.

Das Rindfleisch in Streifen schneiden und in einer Pfanne mit Olivenöl scharf von allen Seiten anbraten. Die Rindfleischstreifen aus der Pfanne nehmen und zur Seite stellen.

Die Paprikastreifen in die Pfanne geben und unter gelegentlichem Rühren anbraten. Das Tomatenmark hinzugeben und kurz anrösten. Das Gemüse mit der Sojasauce und der Gemüsebrühe ablöschen. Paprikapulver, Chiliflocken und Erythrit einrühren und die Sauce mit Salz und Pfeffer würzen.

Die Zucchinispaghetti in die Pfanne geben und bei mittlerer Temperatur bissfest garen.

Die Rindfleischstreifen zum Gemüse geben und erwärmen. Dann servieren.

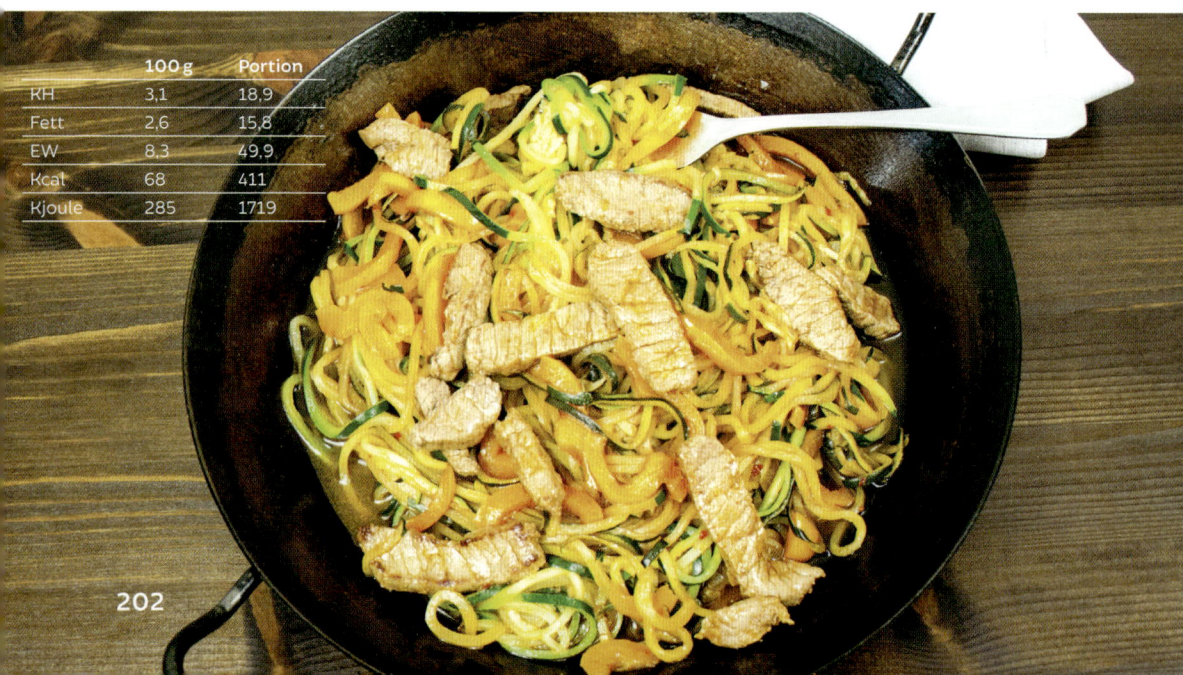

	100 g	Portion
KH	3,1	18,9
Fett	2,6	15,8
EW	8,3	49,9
Kcal	68	411
Kjoule	285	1719

Pute auf Frischkäse-Tomaten mit Pinienkernen Ⓜ Ⓐ

Zubereitung: 30 Minuten
Für 2 Portionen

Zutaten:

400 g Putenbrust
Ghee oder Olivenöl zum Braten
*   (siehe S. 116)*
500 g Kirschtomaten
1 EL Tomatenmark
100 g Frischkäse
1 EL Paprikapulver, edelsüß
1 EL Paprikapulver, rosenscharf
1 EL Basilikum
½ EL Estragon
Salz, Pfeffer
20 g Pinienkerne
100 g Feldsalat

So wird's gemacht:

Das Putenfleisch kalt abspülen, mit Küchenkrepp trocken tupfen und in kleine Steaks schneiden. Ghee in einer Pfanne erhitzen und Putensteaks darin rundherum goldbraun anbraten.

Die Tomaten waschen, vom Grün befreien und halbieren. Die Tomatenhälften zum Putenfleisch geben und kurz mit-braten. Das Tomatenmark und den Frischkäse einrühren. Mit dem Paprikapulver, dem Basilikum, dem Estragon, Salz und Pfeffer nach Geschmack würzen.

Die Pinienkerne in einer kleinen Pfanne ohne Öl kurz rösten, bis sie leicht angebräunt sind.

Den Feldsalat waschen, trocken schütteln und auf Tellern verteilen. Das Tomaten-Fleisch-Gemisch dazugeben und mit den Pinienkernen bestreuen.

Vorschläge für vegetarische Zutaten als Alternative für das Putenfleisch findest du bei den »Tipps für Vegetarier« auf S. 82.

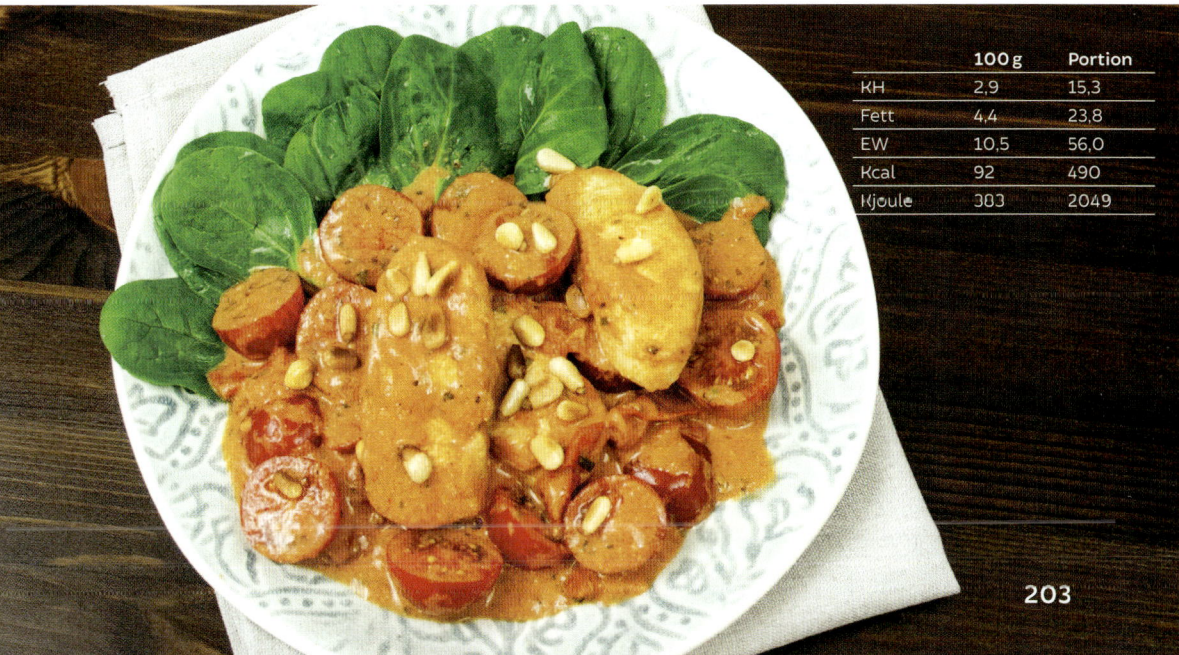

	100 g	Portion
KH	2,9	15,3
Fett	4,4	23,8
EW	10,5	56,0
Kcal	92	490
Kjoule	383	2049

Zucchinisticks Ⓜ Ⓐ

Vorbereitung: 10 Minuten
Backen: 20 Minuten
Für 2 Portionen

Zutaten:

2–3 Zucchini (ca. 800 g)
2 Knoblauchzehen
2 EL Olivenöl
Salz, Pfeffer
200 g geriebener Parmesan
2 EL Oregano
1 EL Estragon

	100 g	Portion
KH	1,6	13,4
Fett	4,3	35,0
EW	5,0	40,6
Kcal	63	517
Kjoule	265	2162

So wird's gemacht:

Den Backofen auf 160 °C Umluft oder 180 °C Ober-/ Unterhitze vorheizen.

Die Zucchini putzen, waschen und längs vierteln. Die Zucchinisticks mit der Schale nach unten auf einem mit Backpapier ausgelegten Backblech verteilen.

Die Knoblauchzehen abziehen und in feine Würfel schneiden. Knoblauch in einer Schüssel mit dem Olivenöl, Salz und Pfeffer verrühren. Das Olivenöl mit einem Lebensmittelpinsel auf die Schnittflächen der Zucchinisticks verteilen. Blech in den Ofen schieben und Zucchinisticks 10 Minuten im Ofen backen.

Den geriebenen Parmesan in einer Schüssel mit dem Oregano und dem Estragon vermischen. Die Sticks mit dem gewürzten Parmesan bestreuen, erneut in den Ofen schieben und ca. 10 Minuten bis zur gewünschten Bräunung überbacken.

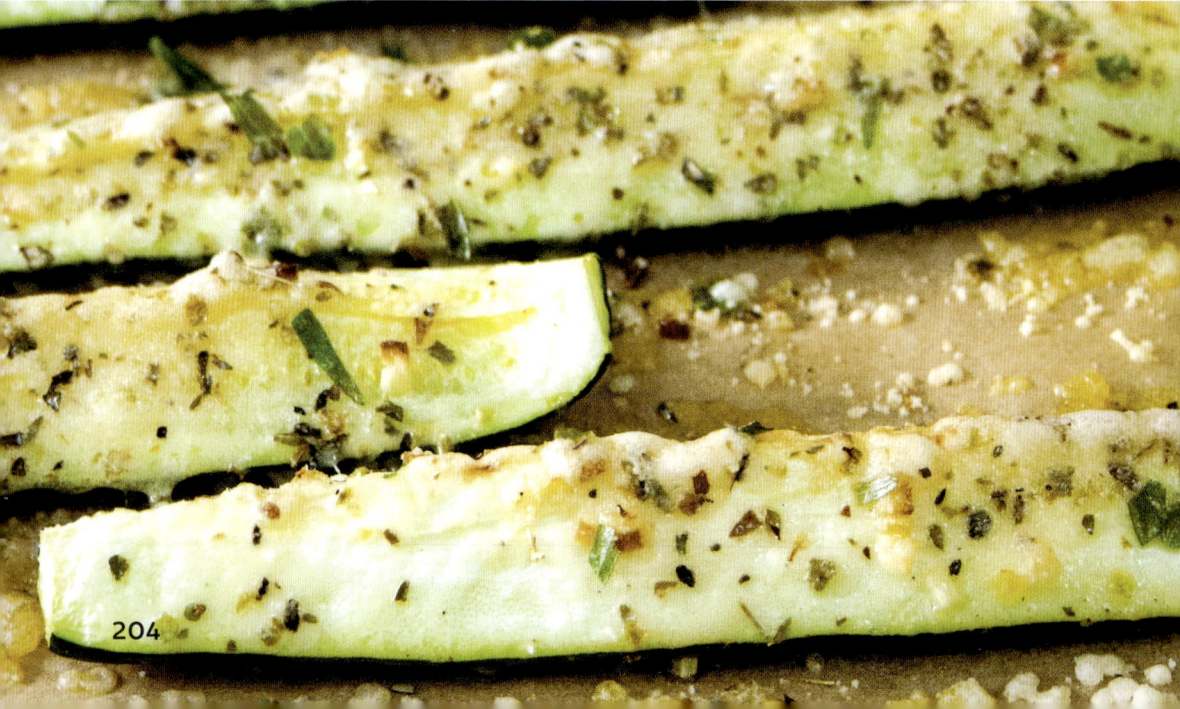

Keftedes mit gegrillter Paprika und Tomaten Ⓜ Ⓐ

Zubereitung: 45 Minuten
Für 2 Portionen

Zutaten:
1 Zwiebel
2 Knoblauchzehen
1 Bund Petersilie
300 g Rinderhackfleisch
1 Msp. Kreuzkümmel
1 TL Oregano
Olivenöl zum Einfetten
Salz, Pfeffer
3 Paprikaschoten (bunt)
100 g Feta
1 Zitrone
Ghee zum Braten (siehe S. 116)
4 Tomaten

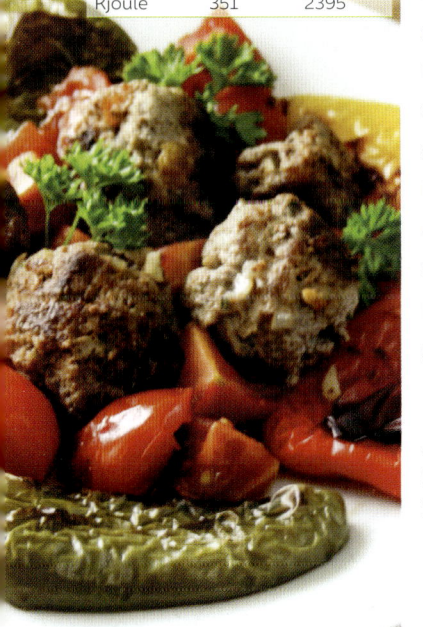

	100 g	Portion
KH	4,1	27,9
Fett	4,7	32,1
EW	6,1	41,6
Kcal	84	573
Kjoule	351	2395

So wird's gemacht:

Den Backofen auf 200 °C vorheizen und auf Oberhitze stellen zum späteren Grillen.

Die Zwiebel und die Knoblauchzehen abziehen und fein würfeln. Petersilie waschen, trocken schütteln, Blättchen abzupfen und hacken.

Die Hälfte der Petersilie zusammen mit dem Hackfleisch, den Zwiebel- und Knoblauchwürfeln, dem Kreuzkümmel und dem Oregano in eine Schüssel geben. Die Zutaten mit Salz und Pfeffer würzen und gut vermengen.

Die Paprikas waschen, halbieren, entkernen und mit der Hautseite nach oben auf ein leicht gefettetes Blech verteilen. Blech in den Ofen schieben und Paprikas grillen, bis die Haut deutlich geröstet ist.

Inzwischen den Feta in ca. 1 cm große Würfel schneiden. Aus dem Hackfleisch um jeweils einen Fetawürfel Bällchen formen. Die Zitrone halbieren und eine Hälfte der Zitrone in Spalten schneiden.

Die Hackbällchen in einer Pfanne mit etwas Ghee rundherum 10–12 Minuten knusprig braten. Dabei die Zitronenspalten mit in die Pfanne geben.

Die Tomaten waschen und vierteln. In einer weiteren Pfanne mit Ghee die Tomatenstücke scharf anbraten. Die Paprikas aus dem Ofen nehmen und zu den Tomaten geben. Die zweite Hälfte der Zitrone auspressen und den Saft über die Tomaten und die Paprikas träufeln. Alles mit der restlichen Petersilie, Salz und Pfeffer würzen.

Die Keftedes (Hackfleischbällchen) auf den Tomaten und den gegrillten Paprikas anrichten.

Als vegetarische Alternative für das Rinderhackfleisch kannst du Sojagranulat verwenden. Weitere Vorschläge für vegetarische Zutaten findest du bei den »Tipps für Vegetarier« auf auf S. 82.

Hähnchenbrust in Champignon-Senf-Sahne mit Möhren Ⓜ Ⓐ

Zubereitung: 45 Minuten
Für 2 Portionen

Zutaten:
500 g Champignons
Ghee zum Braten (siehe S. 116)
1 Zwiebel
2 Möhren
100 g Sahne
2 Hähnchenbrüste
50 g Crème fraîche
1 EL mittelscharfer Senf
Salz, Pfeffer

So wird's gemacht:

Die Champignons putzen und in Scheiben schneiden. Ghee in einer großen Pfanne erhitzen und die Champignons darin braten, bis sie keine Flüssigkeit mehr verlieren.

Die Zwiebel abziehen, halbieren und in Streifen schneiden. Zwiebel zu den Champignons geben und anbraten.

Die Möhren putzen, schälen und in Scheiben schneiden.

Die Champignons mit der Sahne ablöschen und die Möhrenscheiben hinzugeben.

Die Hähnchenbrüste kalt abspülen, mit Küchenpapier trocken tupfen und in einer weiteren Pfanne in etwas Ghee rundherum goldbraun anbraten.

Die Crème fraîche und den Senf in das Gemüse einrühren.

Die Hähnchenbrüste dazugeben und alles 15 Minuten ziehen lassen, bis das Hähnchenfleisch gar ist. Mit Salz und Pfeffer abschmecken und servieren.

Vorschläge für vegetarische Zutaten als Alternative für das Hähnchenfleisch findest du bei den »Tipps für Vegetarier« auf S. 82.

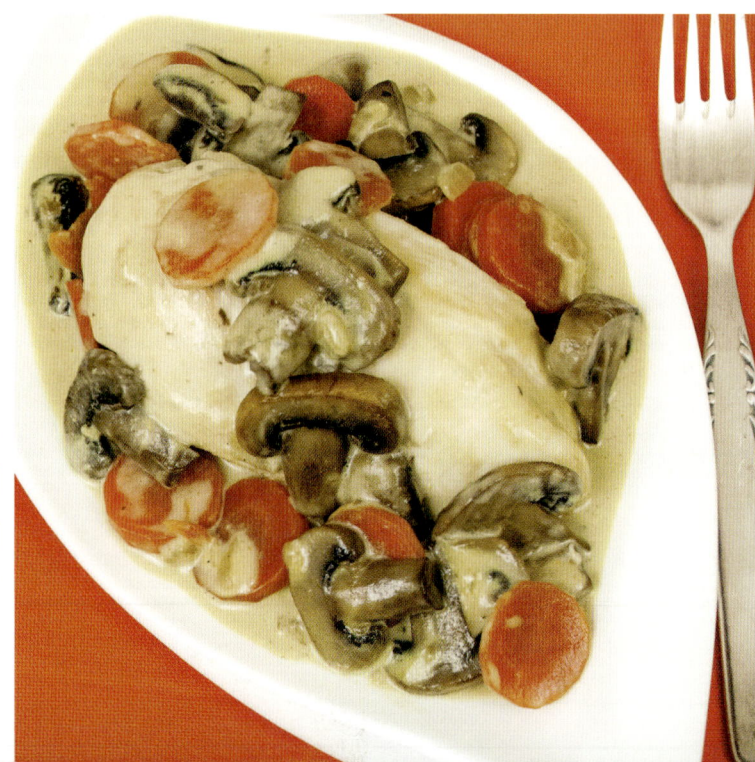

	100 g	Portion
KH	3,4	23,4
Fett	4,5	30,7
EW	7,1	48,8
Kcal	83	565
Kjoule	345	2361

Auberginen-Knoblauch-Hähnchen Ⓜ Ⓐ

Zubereitung: 45 Minuten
Für 2 Portionen

Zutaten:
2 Auberginen
1 Zwiebel
4 Knoblauchzehen
Ghee zum Braten (siehe S. 116)
2 Hähnchenbrüste
100 g Sahne
50 g Crème fraîche
Oregano
Estragon
Salz, Pfeffer
1 Stängel frisches Basilikum

Vorschläge für vegetarische Zutaten als Alternative für das Hähnchenfleisch findest du bei den »Tipps für Vegetarier« auf S. 82.

So wird's gemacht:

Die Auberginen waschen, den Strunk entfernen und Fruchtfleisch in Scheiben schneiden. Die Auberginenscheiben in einer großen Pfanne ohne Öl unter gelegentlichem Rühren anrösten und dünsten, bis das Fruchtfleisch beginnt, weich zu werden.

Die Zwiebel und die Knoblauchzehen abziehen. Die Zwiebel in halbe Ringe und den Knoblauch in dünne Scheiben schneiden. Die Auberginenscheiben in der Pfanne zur Seite schieben und die Zwiebelringe an der freien Stelle in etwas Ghee anbraten. Den Knoblauch dazugeben und kurz mitbraten.

Währenddessen die Hähnchenbrüste kalt abbrausen, mit Küchenkrepp trocken tupfen und in einer zweiten Pfanne in etwas Ghee rundherum goldbraun anbraten.

Das Gemüse mit der Sahne ablöschen und die Crème fraîche einrühren. Die Hähnchenbrüste in die Sahne legen. Mit 5 EL Wasser die Röststoffe aus der heißen Hähnchenpfanne lösen und zum Gemüse geben. Alles mit Oregano, Estragon, Salz und Pfeffer würzen.

Basilikum waschen, trocken schütteln, Blätter abzupfen und vor dem Servieren über das Auberginen-Knoblauch-Hähnchen streuen.

	100 g	Portion
KH	4,7	29,7
Fett	4,8	30,3
EW	6,4	40,8
Kcal	84	537
Kjoule	353	2243

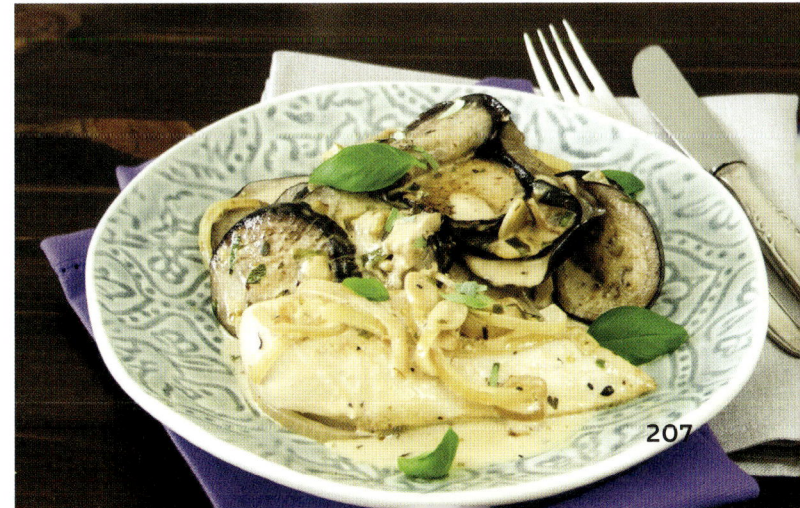

207

Rucola-Puten-Pfanne mit Blumenkohlreis Ⓜ Ⓐ

Zubereitung: 40 Minuten
Für 2 Portionen

Zutaten:

1 Blumenkohl
Ghee zum Braten (siehe S. 116)
Muskatnuss
Salz, Pfeffer
2 Putenschnitzel (ca. 400 g)
125 g Katenschinken
1 Peperoni
1 EL Paprikapulver, edelsüß
3 Knoblauchzehen
50 g Rucola

Vorschläge für vegetarische Zutaten als Alternative für das Putenfleisch und den Katenschinken findest du bei den »Tipps für Vegetarier« auf S. 82.

So wird's gemacht:

Den Blumenkohl waschen, abtropfen lassen und zu Reisgröße klein raspeln. Eine große Pfanne erhitzen und den Blumenkohlreis darin unter gelegentlichem Rühren mit etwas Ghee anbraten. Mit Muskatnuss, Salz und Pfeffer würzen. Die Temperatur herunterstellen und den Blumenkohlreis dämpfen, bis er gar ist.

Die Putenschnitzel kalt abspülen, mit Küchenkrepp trocken tupfen und in Streifen schneiden. Etwas Ghee in einer Pfanne erhitzen und die Putenstreifen darin anbraten. Katenschinken würfeln, zum Fleisch geben und mitbraten.

Die Peperoni waschen, entkernen und in feine Streifen schneiden. Peperoni in die Pfanne geben und alles mit Paprikapulver, Salz und Pfeffer würzen.

Die Knoblauchzehen abziehen und fein würfeln. Kurz bevor die Putenstreifen gar sind, den Knoblauch mit in die Pfanne geben und glasig dünsten.

Den Rucola waschen, verlesen und trocken schütteln. Den Rucola in der Pfanne zusammenfallen lassen. Den Blumenkohlreis hinzugeben, alles noch einmal kurz erhitzen und dann servieren.

	100 g	Portion
KH	2,1	10,6
Fett	2,8	14,4
EW	13,6	70,1
Kcal	89	455
Kjoule	370	1903

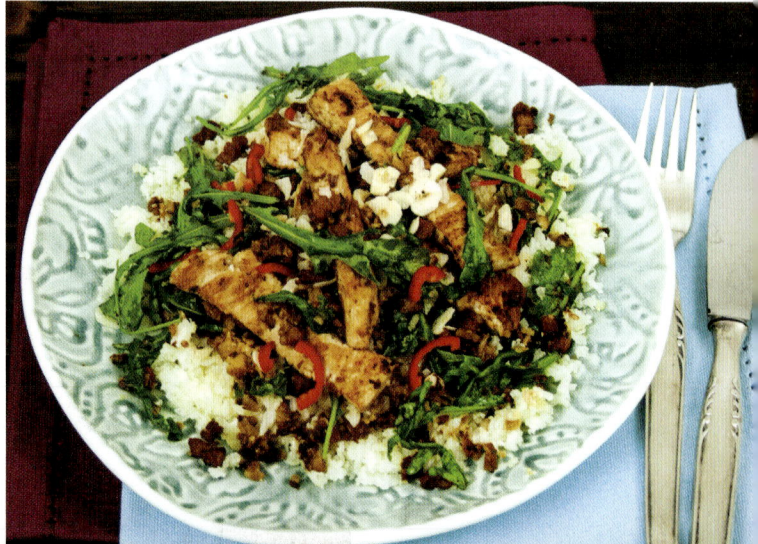

Putenschnitzel auf gebratenem Gemüse Ⓜ Ⓐ

Zubereitung: 40 Minuten
Für 2 Portionen

Zutaten:

1 Gemüsezwiebel
250 g Champignons
Ghee oder Olivenöl zum Braten
(siehe S. 116)
2 Paprikaschoten
1 Zucchini
2 Tomaten
1 EL Paprikapulver, rosenscharf
1 EL Paprikapulver, edelsüß
1 EL Majoran
1 EL Oregano
1 TL Estragon
Salz, Pfeffer
100 g Crème fraîche
2 Putenschnitzel (ca. 300 g)

Vorschläge für vegetarische Zutaten als Alternative für das Putenfleisch findest du bei den »Tipps für Vegetarier« auf S. 82.

So wird's gemacht:

Die Zwiebel abziehen, halbieren und in Streifen schneiden. Die Champignons putzen und in Scheiben schneiden. Zwiebeln und Champignons in einer großen Pfanne in etwas Ghee anbraten, bis das Gemüse Röststellen bekommt. Die Paprikaschoten waschen, entkernen und in schmale Streifen schneiden. Paprika in die Pfanne geben. Die Zucchini waschen, putzen und in Scheiben schneiden. Auch die Zucchinischeiben in der Pfanne mitbraten. Die Tomaten waschen, vierteln und die Tomatenviertel in Scheiben schneiden. Als Letztes auch die Tomaten in die Pfanne geben. Alles mit Paprikapulver, Majoran, Oregano, Estragon, Salz und Pfeffer nach Geschmack würzen. Zum Schluss die Crème fraîche einrühren und heiß werden lassen. Die Putenschnitzel kalt abspülen, mit Küchenkrepp trocken tupfen. Zum Ende der Garzeit des Gemüses die Putenschnitzel in einer zweiten Pfanne in etwas Ghee von beiden Seiten goldbraun braten. Die Putenschnitzel nach Geschmack mit Pfeffer und Salz würzen. Das Gemüse auf Teller geben und die Putenschnitzel auf dem Gemüsebett anrichten.

	100 g	Portion
KH	3,9	26,5
Fett	3,4	23,4
EW	7,2	49,1
Kcal	76	518
Kjoule	318	2165

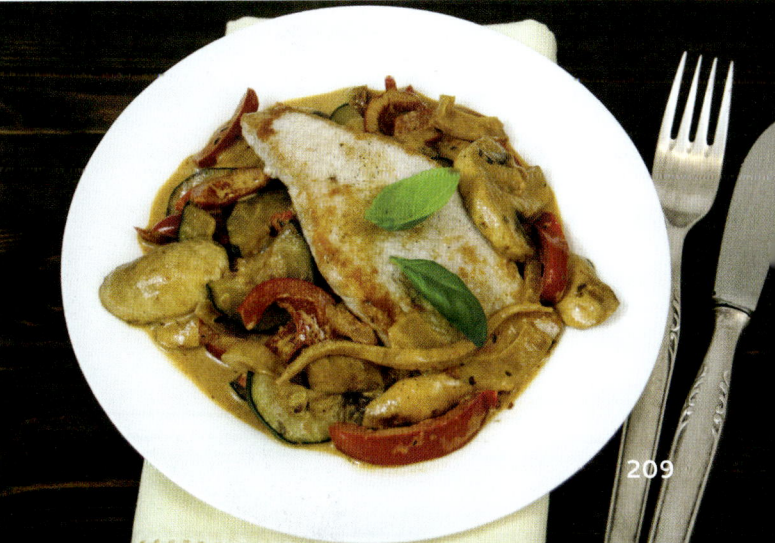

Knurrhahn-Fischsuppe mit Gemüse Ⓜ Ⓐ

Zubereitung: 40 Minuten
Für 2 Portionen

Zutaten:
1 rote Paprikaschote
2 Schalotten
100 g Möhren
1 EL Olivenöl
400 ml Gemüsebrühe oder
  Fischfond
200 g Knurrhahn
3 EL Worcestersauce
1 EL Petersilie
Salz, Pfeffer

So wird's gemacht:

Die Paprikaschote waschen, entkernen und in Streifen schneiden. Die Schalotten schälen und fein würfeln.
Die Möhren putzen, schälen und ebenso würfeln.
In einem mittleren Topf Olivenöl auf mittlerer Stufe erhitzen.
Die Schalotten, Möhren und Paprika darin anschwitzen.
Mit Gemüsebrühe oder Fischfond ablöschen und alles 10 Minuten köcheln lassen.
Den Knurrhahn in kleine Stücke schneiden, in die Suppe geben und 20 Minuten ziehen lassen.
Suppe mit Worcestersauce, Petersilie, Salz und Pfeffer würzen und servieren.

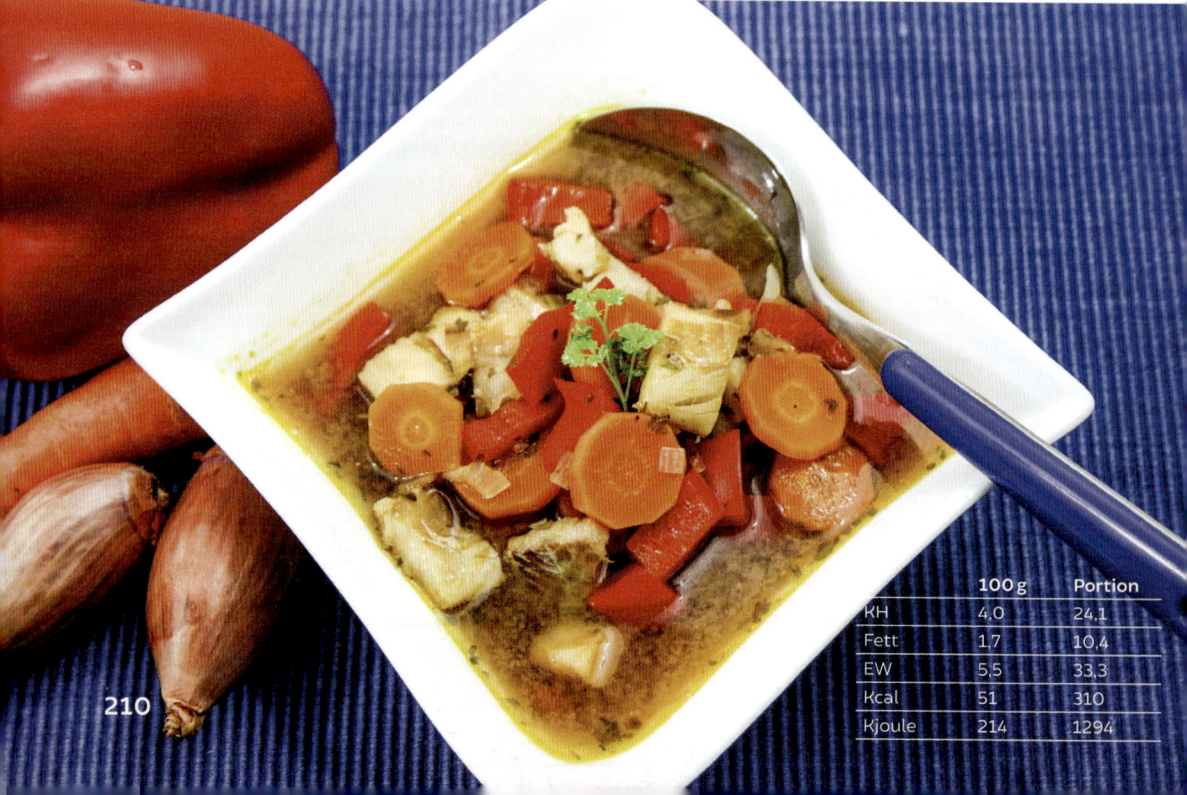

	100 g	Portion
KH	4,0	24,1
Fett	1,7	10,4
EW	5,5	33,3
Kcal	51	310
Kjoule	214	1294

Kohlrabi-Möhren-Pfanne Ⓜ Ⓐ

Zubereitung: 40 Minuten
Für 2 Portionen

Zutaten:

250 g Möhren
1 Kohlrabi (ca. 400 g)
Ghee zum Braten (siehe S. 116)
100 ml Gemüsebrühe
200 g Sahne
1 EL Estragon
Muskatnuss
Salz, Pfeffer
200 g Putenschnitzel

Vorschläge für vegetarische
Zutaten als Alternative für das
Putenfleisch findest du bei den
»Tipps für Vegetarier« auf S. 82.

So wird's gemacht:

Die Möhren putzen, waschen und in Streifen schneiden. Den Kohlrabi schälen und ebenso in Streifen schneiden.

Etwas Ghee in einer Pfanne erhitzen und das Gemüse darin unter gelegentlichem Rühren anbraten. Mit der Gemüsebrühe und der Sahne ablöschen. Mit Estragon, Muskatnuss, Salz und Pfeffer würzen. Das Gemüse köcheln lassen, bis es bissfest gegart ist.

Die Putenschnitzel in einer weiteren Pfanne in etwas Ghee von beiden Seiten braten und mit Pfeffer und Salz würzen.

Die Putenschnitzel mit den Kohlrabi-Möhren anrichten.

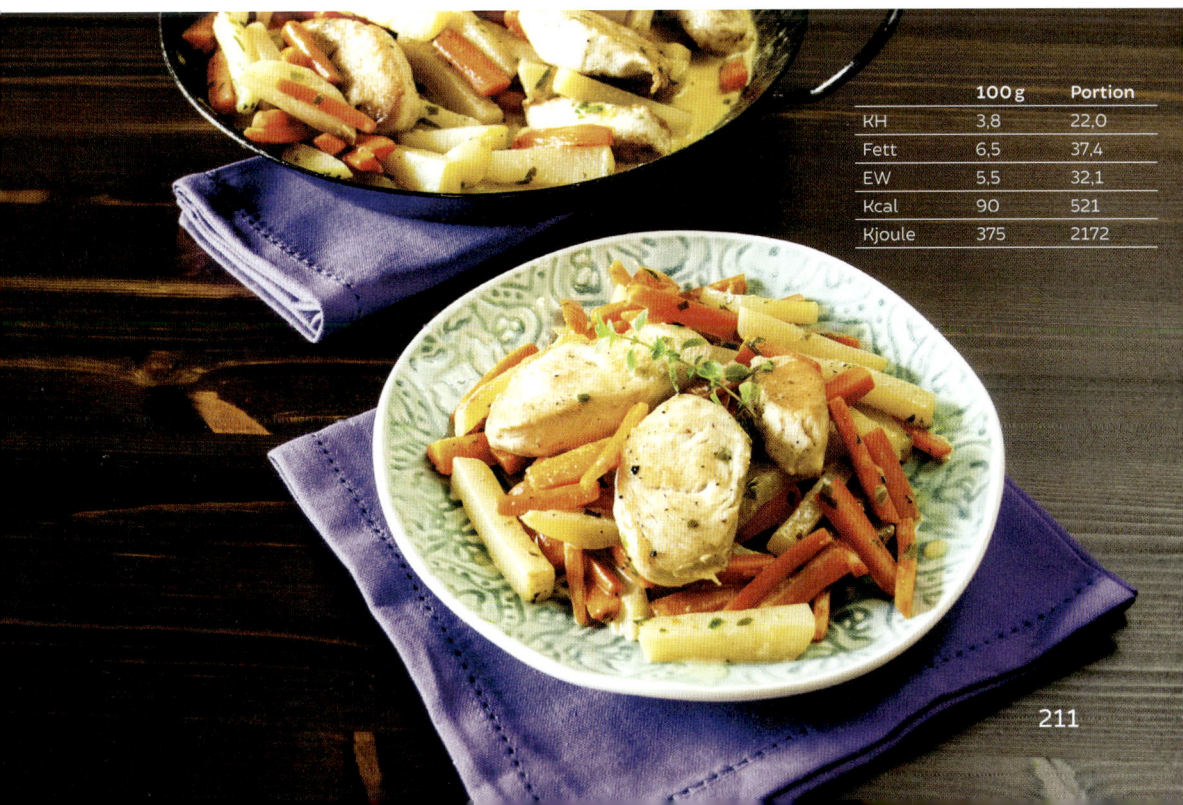

	100 g	Portion
KH	3,8	22,0
Fett	6,5	37,4
EW	5,5	32,1
Kcal	90	521
Kjoule	375	2172

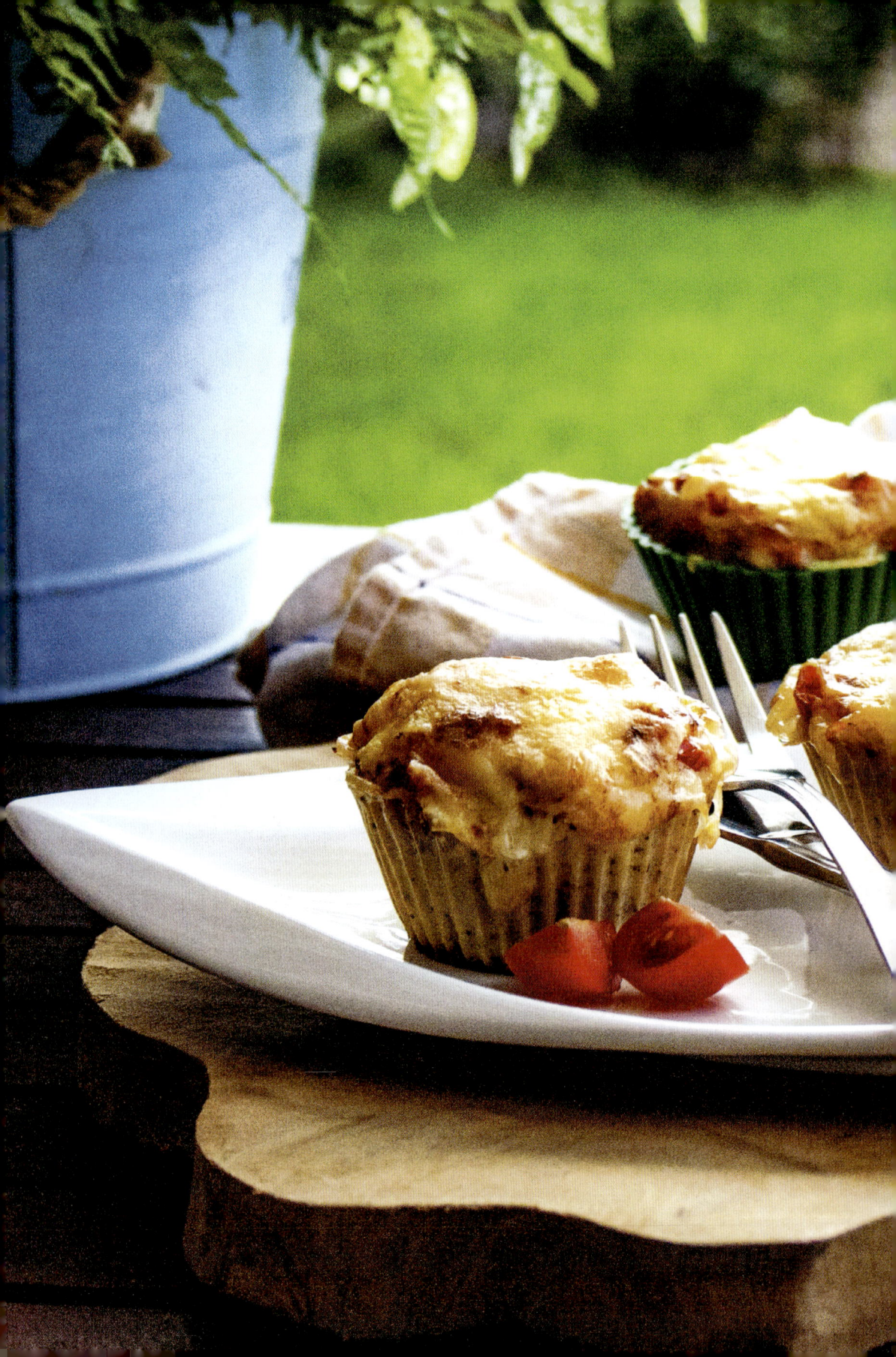

Rezepte:
Snacks

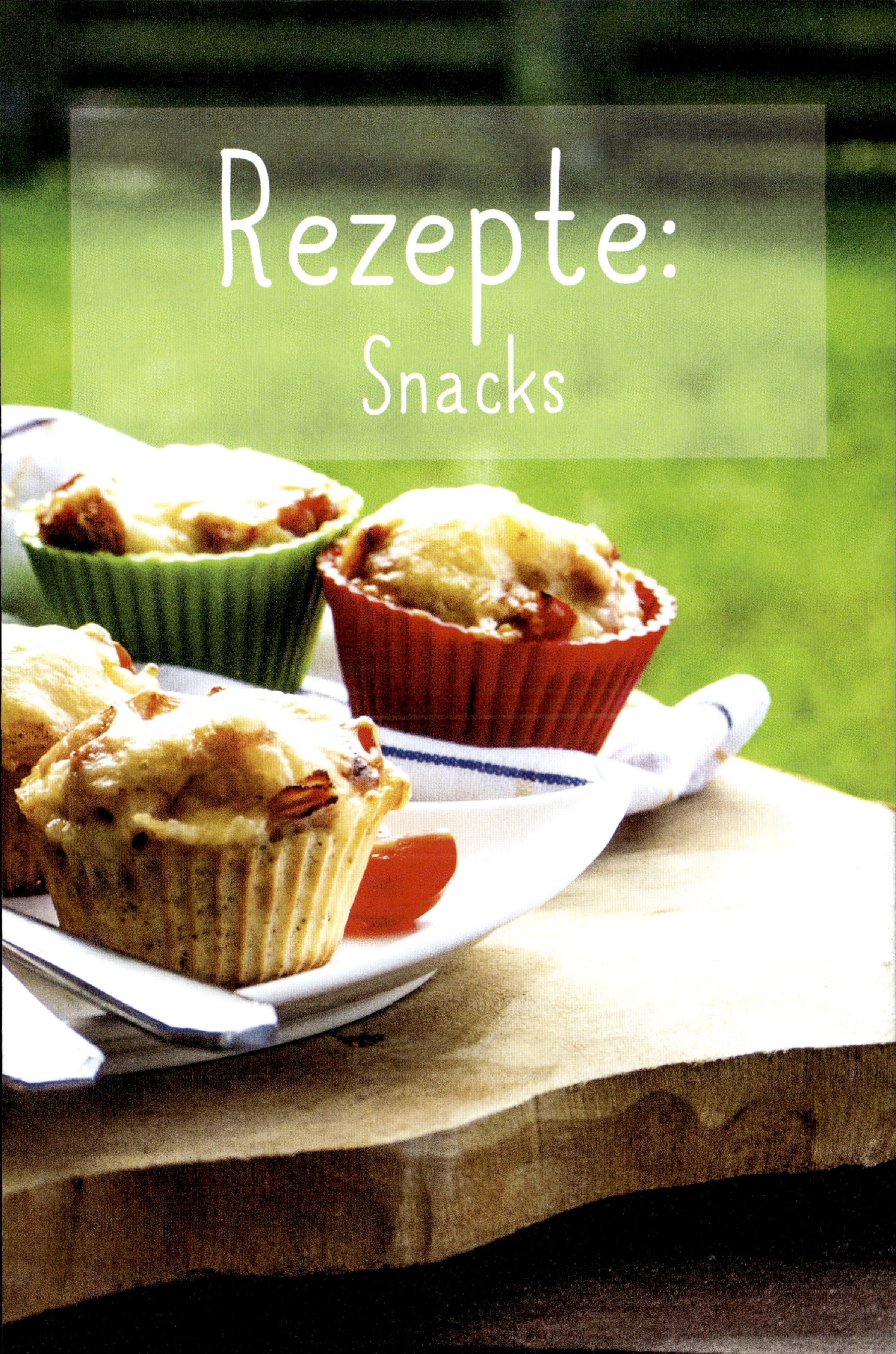

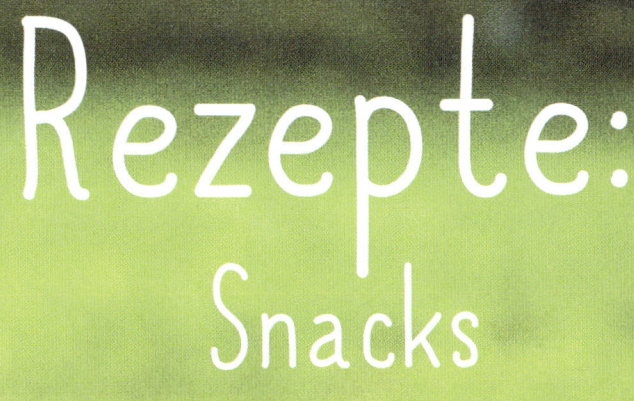

Zucchini-Aprikosen-Törtchen (S)(V)

Vorbereitung: 10 Minuten
Backen: 30 Minuten
Für 2 Portionen (4 Törtchen)

Zutaten:
1 Ei (Größe M)
250 g Quark (40 % Fett)
50 g blanchierte, gemahlene
Mandeln
20 g Kokosmehl
1 EL Flohsamenschalen
½ TL Backpulver
Ghee zum Einfetten
1 kleine Zucchini
8 Aprikosen (frisch oder
ungezuckert aus der Dose)

	100 g	Portion	Törtchen
KH	4,9	22,5	11,3
Fett	5,1	23,2	11,6
EW	3,8	17,3	8,6
Kcal	82	375	188
Kjoule	343	1570	785

So wird's gemacht:

Den Backofen auf 140 °C Umluft oder 160 °C Ober-/
Unterhitze vorheizen.

Das Ei in einer Schüssel mit dem Quark cremig verrühren.

Die Mandeln, das Kokosmehl, die Flohsamenschalen und das
Backpulver vermischen, zur Quark-Ei-Masse geben und alles
zu einem Teig verrühren.

Vier Tarteletteformen mit Ghee leicht einfetten. Den Teig auf
die Tarteletteformen aufteilen, glatt streichen und
15 Minuten im Ofen vorbacken.

Die Tartelettes kurz etwas abkühlen lassen. Anschließend die
Törtchen aus den Formen lösen und auf ein mit Backpapier
belegtes Backblech legen.

Die Zucchini putzen, waschen und in Scheiben schneiden.

Vier Aprikosen waschen, vierteln und entkernen. Die anderen
vier Aprikosen waschen, halbieren und entkernen.

Die Zucchinischeiben und die Aprikosenviertel auf die
Tartelettes verteilen und diese nochmals 15 Minuten im Ofen
fertig backen.

Die Aprikosenhälften mit dem Stabmixer pürieren. Das
frische Aprikosenmus nach dem Backen auf die Zucchini-
Aprikosen-Törtchen geben und diese sofort servieren.

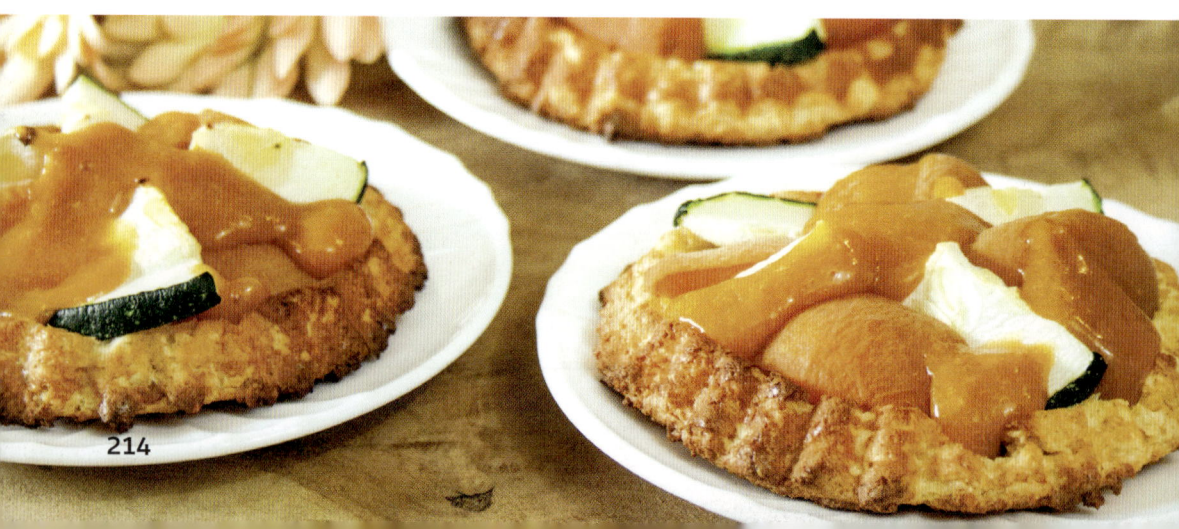

Avocadospalten im Baconmantel mit Kokos-Knoblauch-Dip Ⓢ

Vorbereitung: 10 Minuten
Backen: 10 Minuten
Für 2 Portionen

Zutaten:
1 Knoblauchzehe
1 TL Erythrit
½ TL Kokosöl
100 g griechischer Joghurt
1 Avocado
Paprikapulver, edelsüß
Cayennepfeffer
8 Scheiben Bacon

Vorschläge für vegetarische Zutaten als Alternative für den Bacon findest du bei den »Tipps für Vegetarier« auf S. 82.

So wird's gemacht:

Den Backofen auf 160 °C Umluft oder 180 °C Ober-/ Unterhitze vorheizen.

Die Knoblauchzehe abziehen und fein hacken. Den Knoblauch in eine kleine hitzebeständige Schüssel füllen, das Erythrit und das Kokosöl hinzugeben. Die Schüssel für 2–3 Minuten in den Backofen schieben, sodass der Knoblauch kurz erwärmt wird und das Aroma sich entfaltet. Den Knoblauch wieder abkühlen lassen und anschließend unter den griechischen Joghurt rühren.

Die Avocado einmal längs in der Mitte durchschneiden und durch Drehen teilen. Jeweils eine Hälfte mit einem scharfen Messer in 4 Spalten schneiden. Bei der Avocadohälfte mit dem Kern einfach die Spalten vom Kern schneiden. Die Schale von den Spalten abziehen. Die Avocadospalten kräftig mit Paprikapulver und Cayennepfeffer würzen. Jeweils eine Avocadospalte in eine Scheibe Bacon einwickeln.

Die Avocadospalten auf ein mit Backpapier ausgelegtes Backblech geben und 10 Minuten im Ofen backen, bis der Bacon knusprig ist. Aus dem Ofen nehmen, Avocadospalten kurz auf etwas Küchenkrepp abtropfen lassen und mit dem Kokos-Knoblauch-Dip servieren.

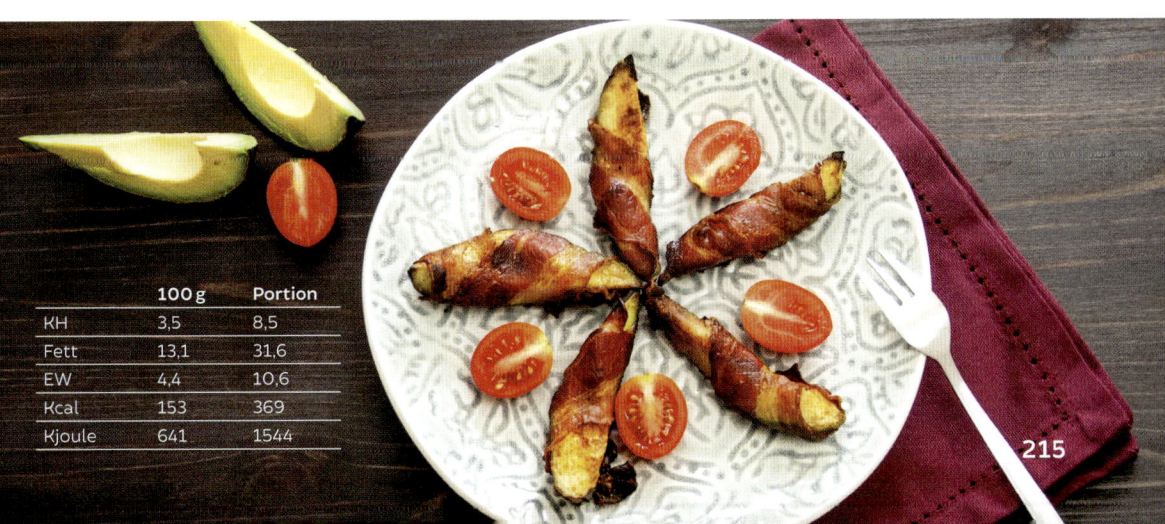

	100 g	Portion
KH	3,5	8,5
Fett	13,1	31,6
EW	4,4	10,6
Kcal	153	369
Kjoule	641	1544

Spinat-Ricotta-Töpfchen Ⓢ Ⓥ

Vorbereitung: 20 Minuten
Backen: 20 Minuten
Für 2 Portionen

Zutaten:

1 kleine Zwiebel
Ghee zum Braten (siehe S. 116)
200 g TK-Spinat
Muskatnuss
Paprikapulver, edelsüß
Salz, Pfeffer
150 g Kirschtomaten
2 Eier (Größe M)
100 g Ricotta
1 EL Basilikum
Ghee zum Einfetten

So wird's gemacht:

Den Backofen auf 160 °C Umluft oder 180 °C Ober-/
Unterhitze vorheizen.

Die Zwiebel abziehen und in feine Würfel schneiden. Das Ghee
in einer Pfanne erhitzen und die Zwiebel darin ca. 5 Minuten
anschwitzen. Den Spinat hinzufügen, mit Muskatnuss,
Paprikapulver, Salz und Pfeffer würzen und weitere 5 Minuten
mitgaren.

Die Tomaten waschen und in Viertel schneiden. Die Eier in
einer Schüssel aufschlagen und mit einer Gabel verquirlen.
Die Tomatenstücke, den Ricotta, das Basilikum und den
angebratenen Spinat zu den Eiern geben. Alles miteinander
verrühren, in zwei kleine mit Ghee gefettete Auflaufformen
(ca. 10 cm Durchmesser) füllen und 20 Minuten im Ofen
backen.

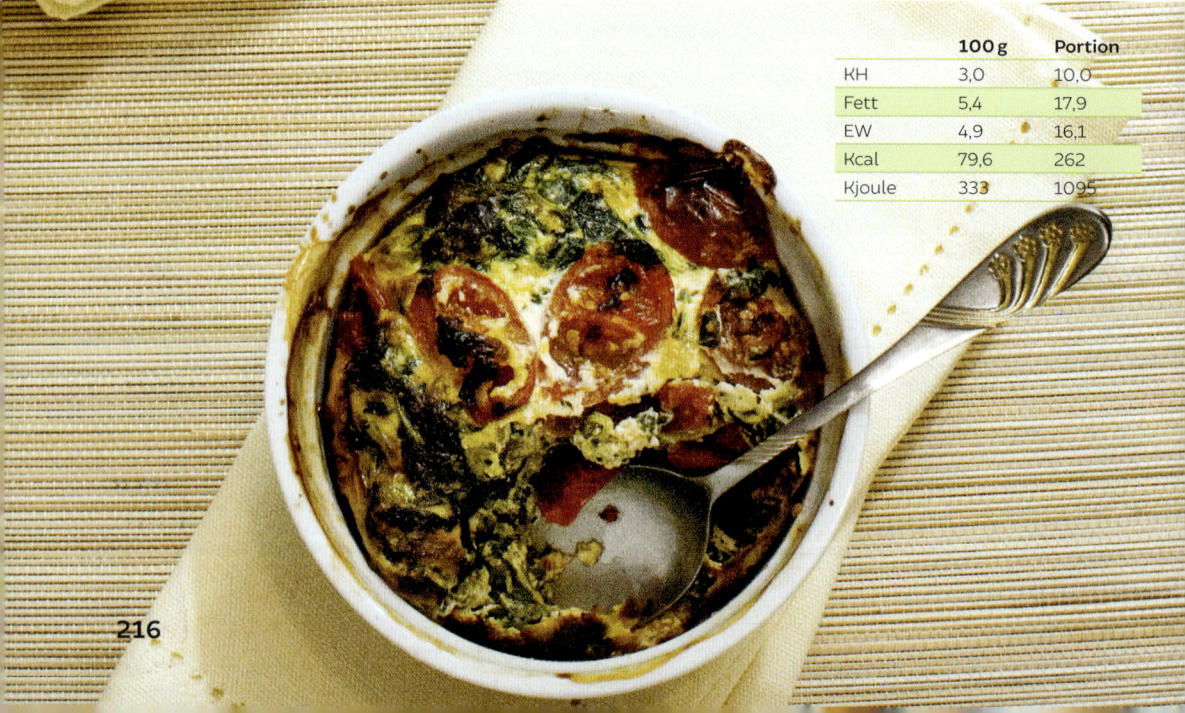

	100 g	Portion
KH	3,0	10,0
Fett	5,4	17,9
EW	4,9	16,1
Kcal	79,6	262
Kjoule	333	1095

Haselnusswaffeln Ⓢ Ⓥ

Zubereitung: 60 Minuten
Kühlen: 30 Minuten
Für 10 Haselnusswaffeln

Zutaten:
50 g Haferkleie
50 g Kokosraspel
100 g Erythrit
50 g gemahlene Mandeln
Mark einer Vanilleschote
5 g Flohsamenschalen
15 g weiche Butter
150 ml Wasser
100 g gehackte Haselnüsse
200 g Schokolade (90 % Kakao-anteil)
50 g Haselnussmus

So wird's gemacht:

Nacheinander die Haferkleie, die Kokosraspel und 50 g Erythrit in einer Kaffeemühle fein mahlen. Die gemahlenen Zutaten in einer Schüssel mit den Mandeln, dem Vanillemark, den Flohsamenschalen, der weichen Butter und dem Wasser zu einem glatten Teig verrühren.

Ein Waffeleisen für dünne Waffeln (Waffeleisen für Eiswaffeln bzw. Hörnchenautomat) mit etwas Ghee einfetten und aus dem Teig 20 kleine Waffeln backen.

Haselnüsse in einer Pfanne ohne Fett rösten, bis sie zu duften beginnen. Aus der Pfanne nehmen, auf einen Teller legen und abkühlen lassen.

Die Schokolade in einer Schüssel im Wasserbad schmelzen. Die übrigen 50 g Erythrit, das Haselnussmus und die Hasel-nüsse in die Schokolade einrühren.

Die Haselnusscreme auf eine Waffel streichen und eine zweite als Deckel daraufgeben. Die gefüllten Haselnusswaf-feln ca. 30 Minuten kühlen, bis die Creme fest geworden ist.

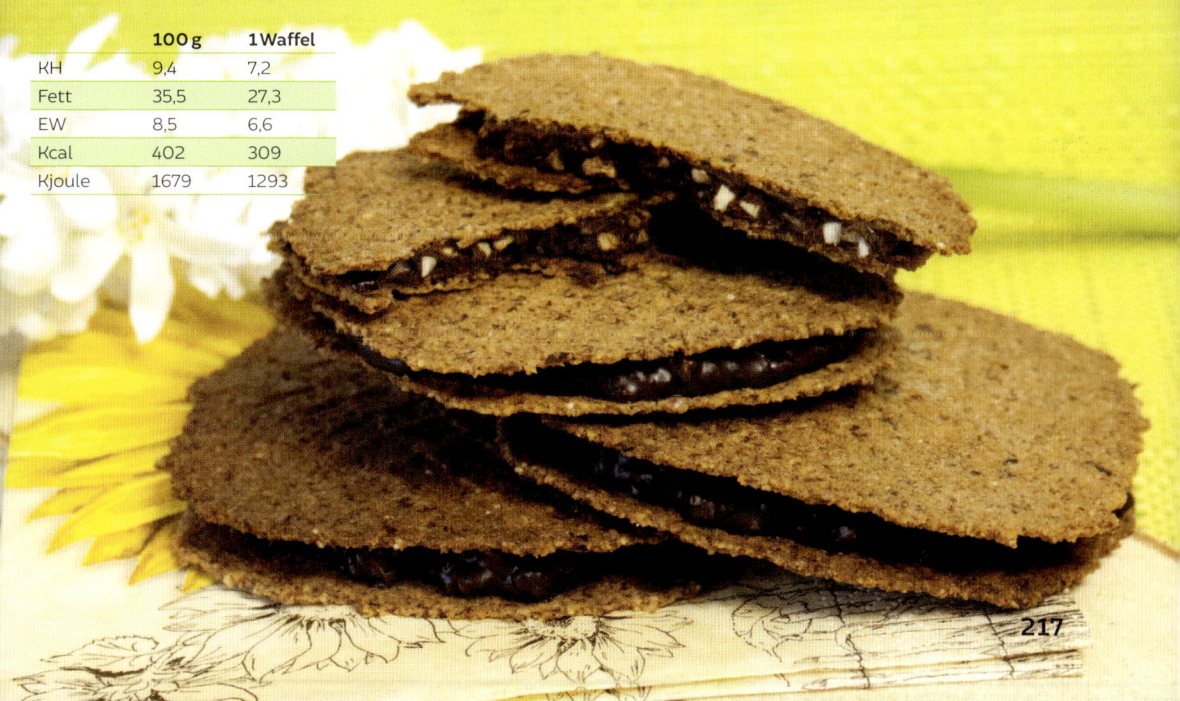

	100 g	1 Waffel
KH	9,4	7,2
Fett	35,5	27,3
EW	8,5	6,6
Kcal	402	309
Kjoule	1679	1293

Quark-Vanille-Küchlein mit Brombeeren ⓢ Ⓥ

Vorbereitung: 10 Minuten
Backen: 20 Minuten
Für 2 Portionen

Zutaten:
1 Ei (Größe M)
250 g Quark (40 % Fett)
40 g Erythrit
Mark ½ Vanilleschote
Ghee zum Einfetten
50 g Brombeeren (frisch oder TK)

So wird's gemacht:

Den Ofen auf 140 °C Umluft oder 160 °C Ober-/Unterhitze vorheizen.

Das Ei in einer Schüssel mit dem Quark, dem Erythrit und dem Vanillemark cremig rühren. Die Hälfte der Masse in 2 kleine gefettete Kuchen- oder Auflaufformen füllen. Frische Brombeeren vorsichtig waschen und trocken tupfen. Früchte gleichmäßig auf die Formen verteilen und anschließend die restliche Quarkmasse darübergeben. Die Küchlein 20 Minuten im Ofen backen. Dann herausnehmen und etwas abkühlen lassen. Die Küchlein schmecken noch warm sehr gut, aber auch kalt, sie werden direkt aus der Form gelöffelt.

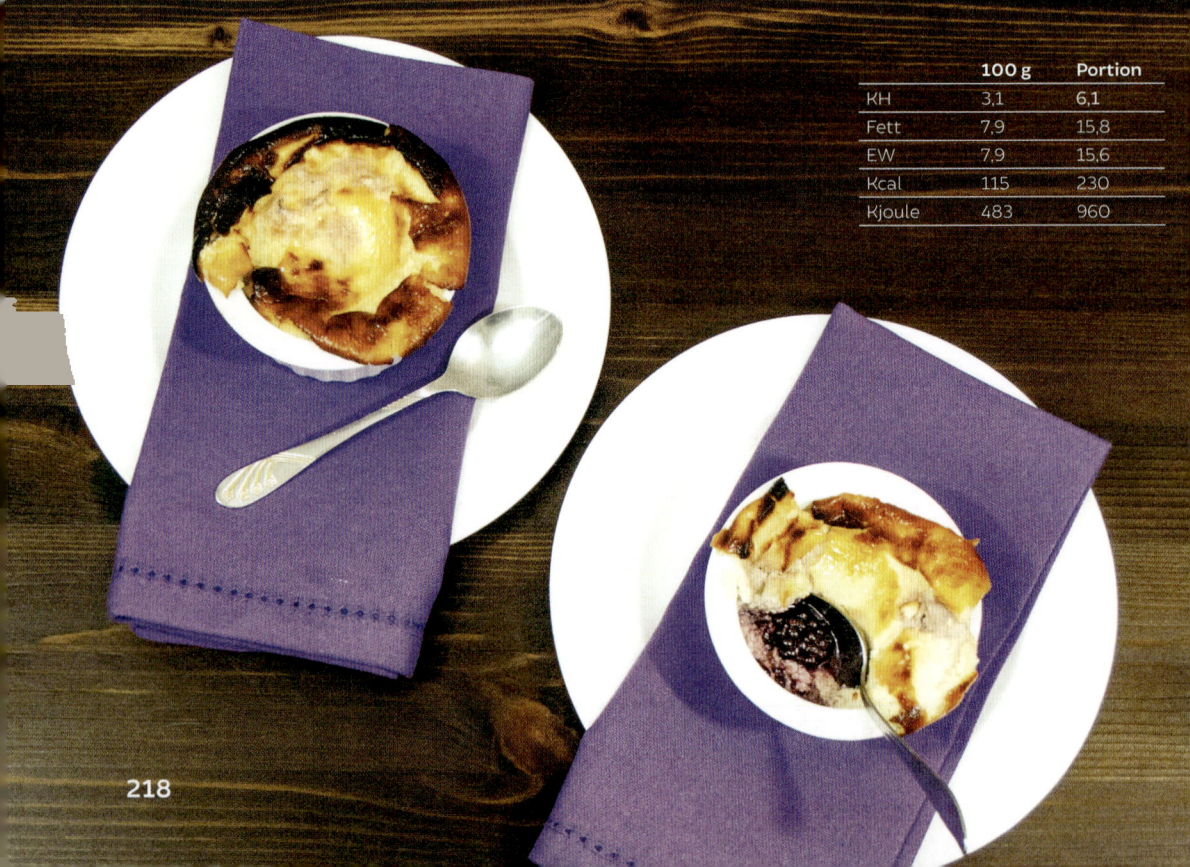

	100 g	Portion
KH	3,1	6,1
Fett	7,9	15,8
EW	7,9	15,6
Kcal	115	230
Kjoule	483	960

Kokospralinen Ⓢ Ⓥ

Vorbereitung: 30 Minuten
Kühlen: 30 Minuten
Für 10 Pralinen
1 Portion: 2 Pralinen

Zutaten:

100 g Kokosmilch
30 g Kokosöl
50 g Erythrit
100 g Kokosraspel
10 g Chia-Samen
50 g Sahne
50 g Schokolade(90 % Kakao-
anteil)

	100 g	Portion	Praline
KH	4,9	3,9	1,9
Fett	41,1	32,1	16,0
EW	3,6	2,8	1,4
Kcal	411	321	160
Kjoule	1719	1341	670

So wird's gemacht:

Kokosmilch, Kokosöl und Erythrit in einen kleinen Topf geben und erhitzen, bis sich das Erythrit aufgelöst und das Kokosöl verflüssigt hat. Anschließend die Kokosraspel einrühren. Den Topf von der Herdplatte nehmen und Masse etwas abkühlen lassen. Die Chia-Samen einrühren, die Masse quellen und vollständig abkühlen lassen.

Die abgekühlte Masse portionsweise zu Pralinen formen. Entweder einfach mit der Hand oder etwas aufwendiger mit Pralinenformen. Zuerst die Masse sorgfältig in die Form drücken und anschließend vorsichtig herausheben.

Für die Schokoladenglasur die Sahne in einem Topf erwärmen und die Schokolade unter Rühren langsam darin schmelzen lassen. Vorsicht mit der Hitze: Die Glasur darf nicht zu heiß werden (ca. 35 °C).

Die Chia-Kokos-Pralinen mit der Schokoladenglasur überziehen und im Kühlschrank etwa 30 Minuten lang vollständig auskühlen lassen.

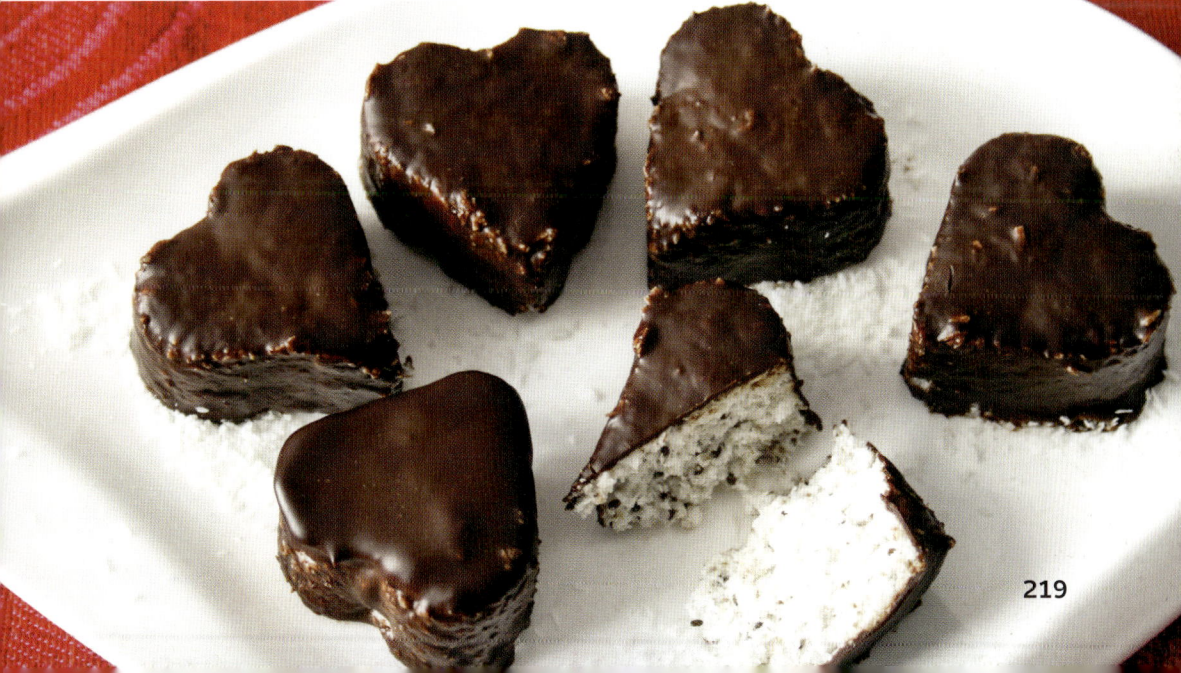

Pizzasuppe Ⓢ

Zubereitung: 40 Minuten
Für 2 Portionen

Zutaten:

1 kleine Zwiebel
1 Knoblauchzehe
50 g Champignons
50 g kleine Tomaten
   (z. B. Kirschtomaten)
1 Paprikaschote
Olivenöl zum Braten
100 g Rinderhackfleisch
10 g Tomatenmark
200 ml Gemüsebrühe
200 g stückige Tomaten (Dose)
1 TL Paprikapulver, edelsüß
½ TL Paprikapulver, rosenscharf
1 TL Oregano
1 TL Majoran
½ TL Estragon
Salz, Pfeffer
50 g Schmelzkäse
10 g geriebener Emmentaler
1 Stängel frisches Basilikum

So wird's gemacht:

Die Zwiebel und den Knoblauch abziehen und klein schneiden. Die Champignons putzen und vierteln. Die Tomaten waschen und vierteln. Die Paprikaschote putzen, waschen und klein schneiden.

Olivenöl in einer Pfanne erhitzen und Zwiebeln darin anbraten. Die Champignons hinzugeben und ebenfalls braten, bis die Pilze keine Flüssigkeit mehr verlieren. Anschließend Pilze und Zwiebeln zur Seite schieben und das Rinderhackfleisch krümelig braten.

Die Paprikastücke und den Knoblauch dazugeben und mitbraten. Das Tomatenmark einrühren und alles mit der Gemüsebrühe ablöschen. Die stückigen Dosentomaten und die Gewürze einrühren. Die frischen Tomaten und den Schmelzkäse hinzugeben und die Suppe 10 Minuten köcheln lassen. Basilikum waschen, trocken schütteln, Blätter abzupfen und hacken.

Die Pizzasuppe mit Salz und Pfeffer abschmecken. Nach Belieben mit geriebenem Emmentaler und frischem Basilikum bestreuen.

Als vegetarische Alternative für das Rinderhackfleisch kannst du Sojagranulat verwenden. Weitere Vorschläge für vegetarische Zutaten findest du bei den »Tipps für Vegetarier« auf S. 82.

	100 g	Portion
KH	3,8	16,8
Fett	4,7	21,1
EW	4,3	19,3
Kcal	74	332
Kjoule	310	1388

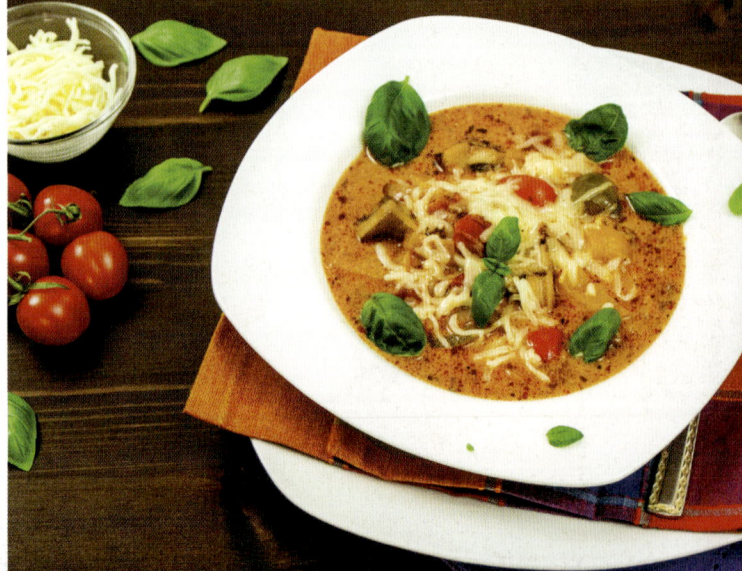

Bunter Salat mit Camembert und Thunfisch Ⓢ

Zubereitung: 20 Minuten
Für 2 Portionen

Zutaten:
1 rote Zwiebel
½ Salatgurke
2 kleine Tomaten
1 rote Paprikaschote
1 Frühlingszwiebel
200 g Hüttenkäse
Paprikapulver, edelsüß
Salz, Pfeffer
40 g Camembert
100 g Thunfisch im eigenen Saft
  (Dose)

So wird's gemacht:

Die rote Zwiebel abziehen und in feine Ringe schneiden.

Das Gemüse putzen und waschen. Die Salatgurke in Scheiben schneiden. Die Tomaten vierteln. Die Paprika in Würfel schneiden. Die Frühlingszwiebel in Ringe schneiden.

Den Hüttenkäse in einer Schüssel mit Paprikapulver, Salz und Pfeffer glatt rühren.

Den Camembert in mundgerechte Stücke schneiden.

Den Thunfisch in einem Sieb abtropfen lassen und mit der Gabel in Stücke teilen.

Alle Zutaten in eine Salatschüssel geben, vermischen und mit Salz und Pfeffer abschmecken.

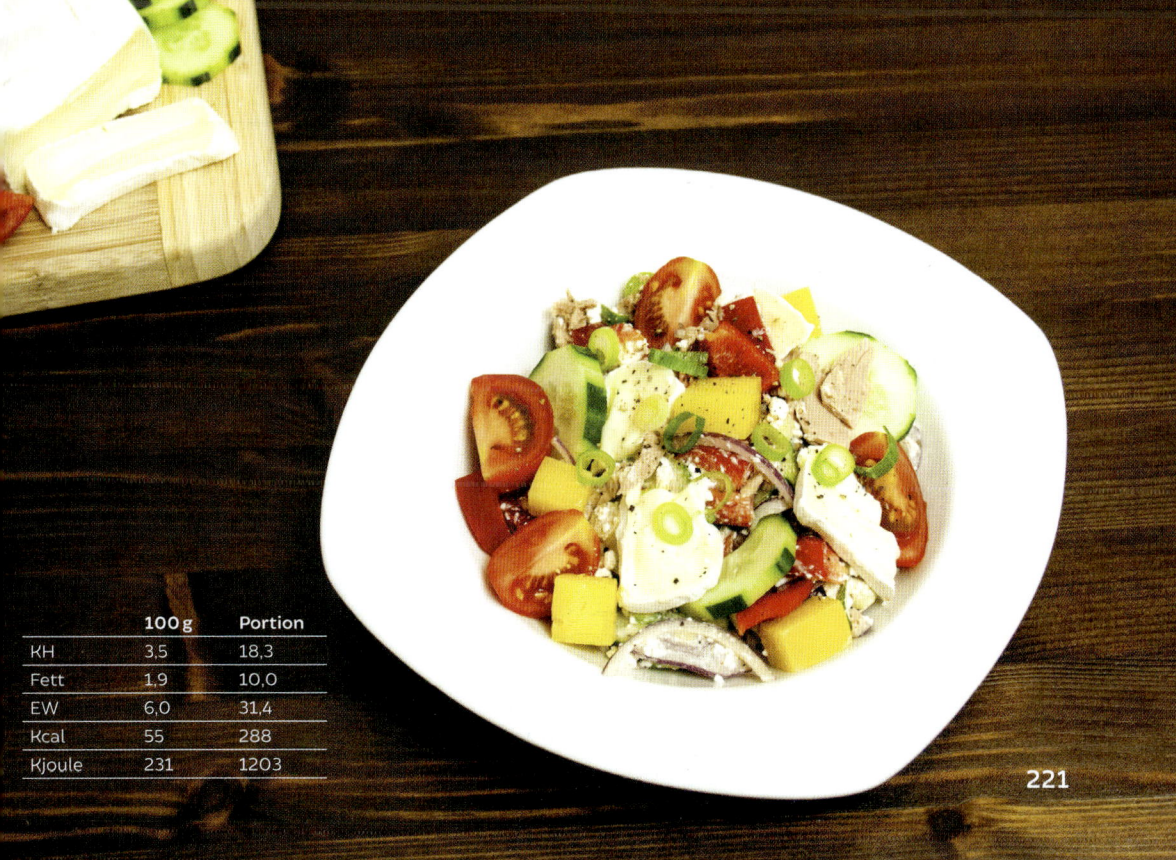

	100 g	Portion
KH	3,5	18,3
Fett	1,9	10,0
EW	6,0	31,4
Kcal	55	288
Kjoule	231	1203

Panna Cotta mit Beeren Ⓢ

Vorbereitung: 20 Minuten
Kühlen: 60 Minuten
Für 2 Portionen

Zutaten:
3 Blatt Gelatine
150 g Sahne
60 g Erythrit
½ TL gemahlene Vanille oder das
  Mark einer Vanilleschote
150 g gemischte TK-Beeren (z. B.
  Himbeeren und Brombeeren)

So wird's gemacht:

Die Gelatine in einer Schüssel mit kaltem Wasser einweichen.
Die Sahne in einer Schüssel mit dem Handmixer steif
schlagen, anschließend 30 g Erythrit und die Vanille
unterrühren.

Die Gelatine aus dem Wasser nehmen, abtropfen lassen und
in einem kleinen Topf mit 3 EL Wasser erwärmen, bis sie geschmolzen ist. Die flüssige Gelatine nach und nach unter die
Sahne rühren.

Die Panna-Cotta-Masse in Glasschalen füllen und eine
Stunde kalt stellen.

Die Beeren mit dem restlichen Erythrit in einem Topf
5 Minuten leicht köcheln lassen.

Die Panna Cotta in den Dessertschalen servieren oder auf
Dessertteller stürzen und mit dem Beerenkompott
servieren.

	100 g	Portion
KH	5,7	10,5
Fett	12,5	23,0
EW	1,3	2,3
Kcal	143	262
Kjoule	597	1093

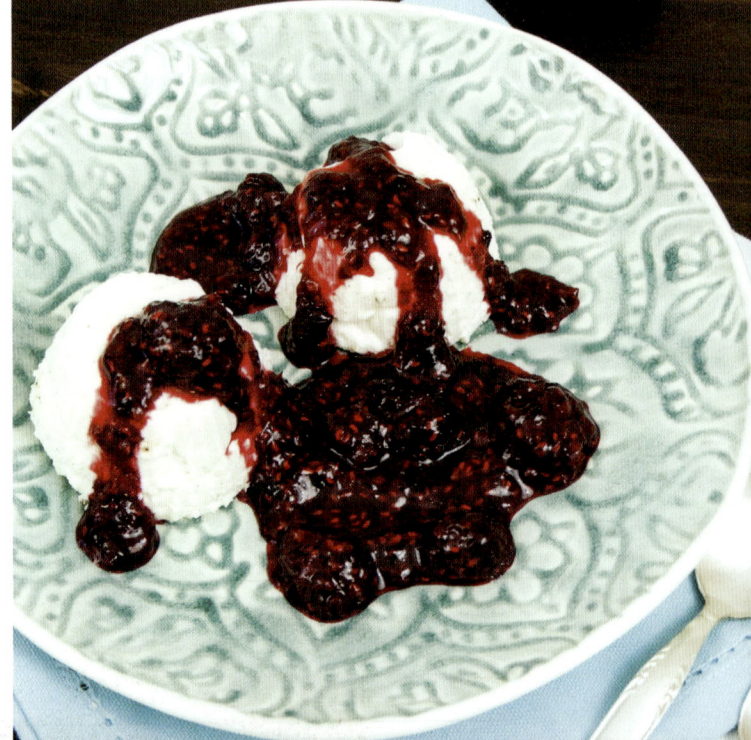

Luftige Avocado-Orangen-Mousse Ⓢ Ⓥ

Zubereitung: 10 Minuten

Für 2 Portionen

Zutaten:

½ reife Avocado

1 Orange

25 g Erythrit

100 g Sahne

Mandelsplitter

So wird's gemacht:

Die Avocado halbieren, den Kern entfernen und mit einem Löffel das Fruchtfleisch aus der Schale holen.

Die Orange waschen, halbieren und den Saft aus einer Orangenhälfte pressen. Aus der anderen Orangenhälfte Scheiben zum Garnieren schneiden.

Das Avocadofruchtfleisch in einer Schüssel mit dem Orangensaft und dem Erythrit mit dem Stabmixer fein pürieren.

Die Sahne in einer Schüssel steif schlagen und unter das Avocadopüree heben.

Die Avocado-Orangen-Mousse in Dessertgläser füllen und mit Orangenscheibchen und Mandelsplittern garnieren.

	100 g	Portion
KH	4,1	6,7
Fett	15,0	24,4
EW	1,5	2,5
Kcal	161	261
Kjoule	671	1091

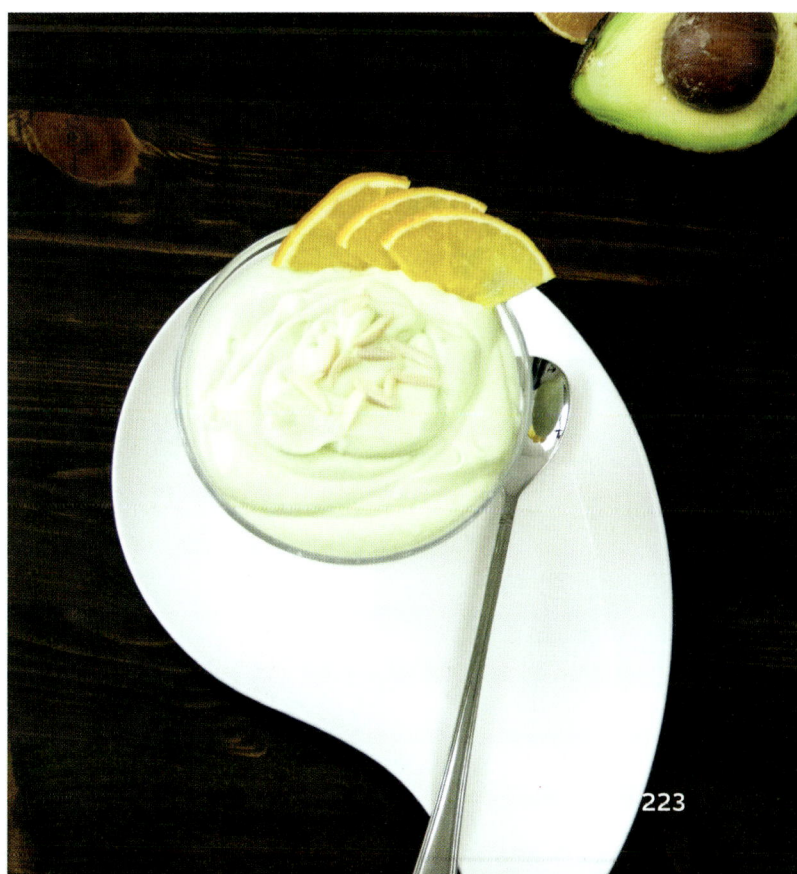

Süßer Quarkauflauf mit Blaubeeren Ⓢ Ⓥ

Zubereitung: 30 Minuten
Für 2 Portionen

Zutaten:

250 g Quark (40 % Fett)
1 Ei (Größe M)
30 g Erythrit
1 TL gemahlene Vanille oder das
  Mark einer Vanilleschote
Ghee zum Einfetten
30 g Blaubeeren (frisch oder TK)

So wird's gemacht:

Den Backofen auf 160 °C Umluft oder 180 °C Ober-/ Unterhitze vorheizen.

Den Quark in einer Schüssel mit dem Ei, dem Erythrit und der Vanille verrühren. Die Quarkmasse in eine kleine mit Ghee gefettete Auflaufform füllen und die Blaubeeren darüberstreuen.

Den Quarkauflauf in den Ofen schieben und 20–25 Minuten backen.

	100 g	Portion
KH	3,1	5,7
Fett	8,5	15,6
EW	8,4	15,4
Kcal	122	225
Kjoule	512	942

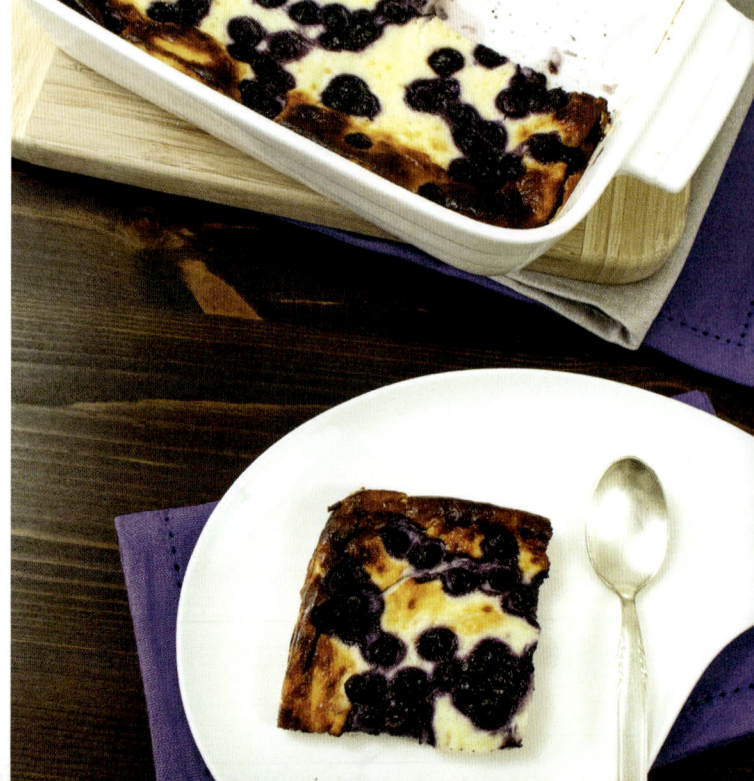

Erdbeer-Ricotta-Creme mit Chia Ⓢ Ⓥ

Vorbereitung: 15 Minuten
Kühlen: 60 Minuten
Für 2 Portionen

Zutaten:
250 g Erdbeeren
30 g Erythrit
Mark einer Vanilleschote
10 g Chia-Samen
80 g Ricotta
100 g Sahne

	100 g	Portion
KH	4,5	10,5
Fett	9,3	22,0
EW	2,9	6,8
Kcal	119	279
Kjoule	496	1166

So wird's gemacht:

Die Erdbeeren waschen und die Blättchen entfernen. 150 g der Erdbeeren in einer Schüssel mit dem Stabmixer pürieren. Erythrit, Vanillemark, Chia-Samen und Ricotta in das Erdbeerpüree einrühren. Die Masse mindestens eine Stunde im Kühlschrank stehen lassen, damit die Chia-Samen quellen können.

Zwei Erdbeeren für die Garnierung zur Seite legen und die restlichen Erdbeeren in Viertel schneiden.

Die Sahne in einer Schüssel steif schlagen. Zwei Drittel der Sahne unter die Erdbeer-Ricotta-Masse heben. Creme in Dessertgläser füllen. Als Nächstes die klein geschnittenen Erdbeeren darauf schichten, anschließend die restliche Sahne auf die Erdbeeren geben und zum Schluss das Dessert mit einer ganzen Erdbeere dekorieren.

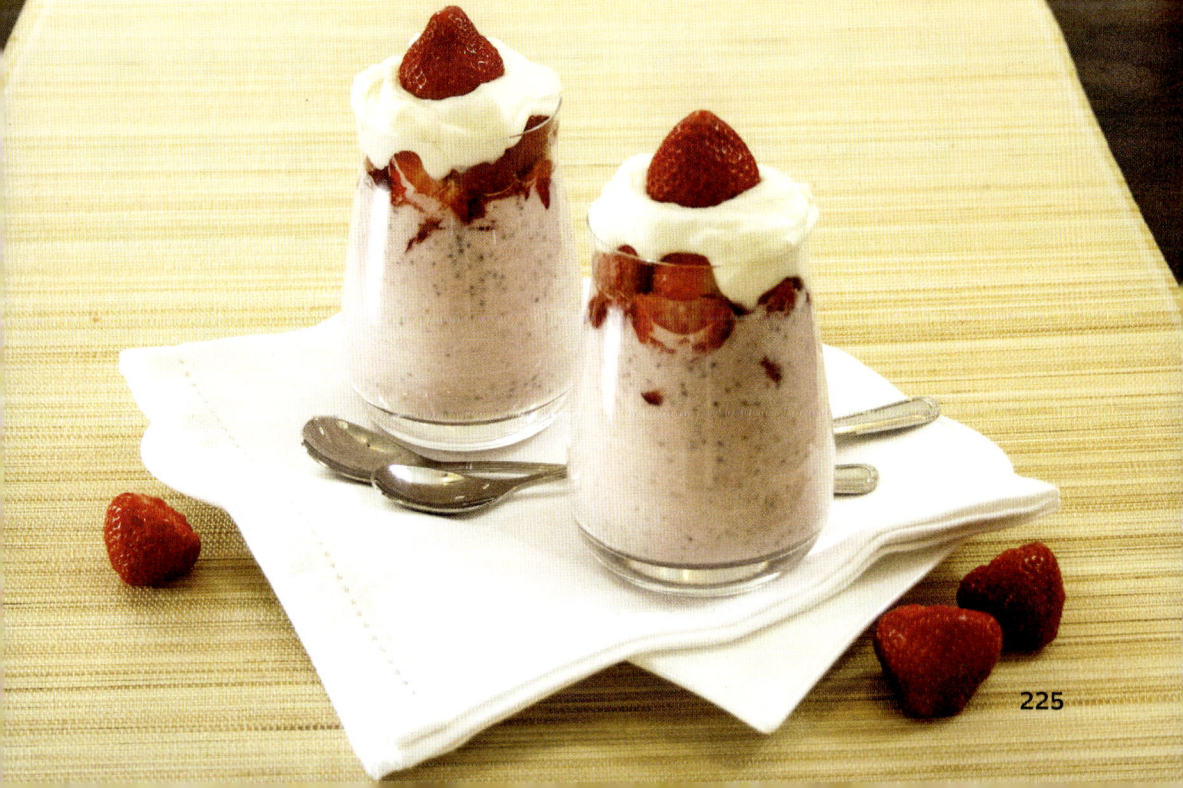

Gefüllte Auberginenschnitzel mit scharfer Tomatensauce Ⓢ Ⓥ

Zubereitung: 40 Minuten
Für 2 Portionen

Zutaten:
1 kleine Aubergine
50 g Feta
50 g Frischkäse
Salz, Pfeffer
1 Ei (Größe M)
25 g blanchierte, gemahlene Mandeln
Ghee zum Braten (siehe S. 116)
1 Zwiebel
3 Knoblauchzehen
250 g Tomaten
Chiliflocken
Cayennepfeffer

So wird's gemacht:

Die Aubergine waschen, putzen und längs in Scheiben schneiden. Die Abschnitte der Aubergine, die keine Scheibe mehr ergeben, in Würfel schneiden.

Den Feta zerkrümeln und in einer Schüssel mit dem Frischkäse, Salz und Pfeffer zu einer homogenen Masse verrühren. Das Ei mit Salz und Pfeffer in einem flachen Gefäß verquirlen. Die Mandeln in ein weiteres flaches Gefäß füllen.

Jeweils zwei gleich große Auberginenscheiben einander zuordnen. Etwas Fetapaste auf eine Scheibe streichen und diese mit der anderen Auberginenscheibe wie bei einem Sandwich bedecken. Die gefüllten Auberginenscheiben zuerst im Ei wenden und anschließend mit den Mandeln panieren. Das Ghee in einer Pfanne erhitzen und die Auberginenschnitzel darin von beiden Seiten langsam goldbraun ausbacken.

Die Zwiebel und den Knoblauch abziehen und würfeln. Etwas Ghee in einem Topf erhitzen und die Zwiebel- und Knoblauchwürfel darin anschwitzen.

Die Tomaten waschen, klein schneiden und mit den Auberginenwürfeln in den Topf geben. Das Gemüse kräftig mit Chiliflocken, Cayennepfeffer, Pfeffer und Salz würzen und weich kochen. Mit dem Stabmixer zu einer scharfen Tomatensauce pürieren und diese zu den gefüllten Auberginenschnitzeln servieren.

	100 g	Portion
KH	5,1	22,1
Fett	5,7	24,6
EW	3,5	15,2
Kcal	84	360
Kjoule	351	1505

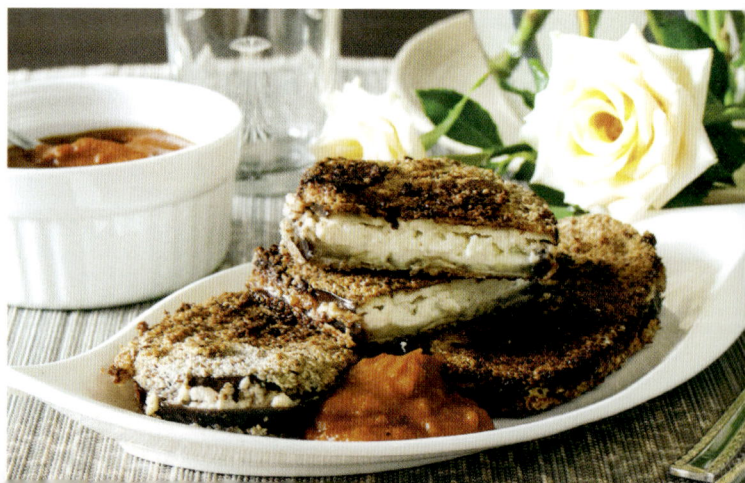

Blumenkohl-Cheddar-Schnitte Ⓢ Ⓥ

Vorbereitung: 10 Minuten
Backen: 17–18 Minuten
Für 2 Portionen

Zutaten:
500 g TK-Blumenkohl
1 Ei (Größe M)
½ TL Muskatnuss
1 TL Paprikapulver, edelsüß
Salz, Pfeffer
4 Scheiben Cheddar-Käse
    (ca. 100 g)

	100 g	Portion
KH	2,0	6,5
Fett	6,0	19,9
EW	7,5	24,7
Kcal	93	306
Kjoule	387	1279

So wird's gemacht:

Den Backofen auf 160 °C Umluft oder 180 °C Ober-/ Unterhitze vorheizen.

Den Blumenkohl auftauen und in einem Sieb gut abtropfen lassen. Die Röschen grob klein schneiden und in einer Schüssel mit dem Stabmixer pürieren.

Das Ei in einer Schüssel aufschlagen, mit einer Gabel kurz verquirlen und zum Blumenkohlpüree geben. Alles mit Muskatnuss, Paprikapulver, Salz und Pfeffer würzen und zu einer homogenen Masse verrühren.

Ein Backblech mit Backpapier auslegen und darauf aus der Blumenkohlmasse 8 Quadrate formen. Die Blumenkohl-quadrate etwa 15 Minuten im Ofen backen.

Nach dem Backen die Quadrate mit einem Pfannenwender vorsichtig vom Backpapier lösen und 4 Quadrate beiseite-legen. 4 Quadrate mit den 4 Scheiben Cheddar-Käse belegen und zum Überbacken nochmals für 2–3 Minuten in den Ofen schieben.

Jeweils ein Blumenkohlquadrat mit Käse und eines ohne Käse zu einer Schnitte zusammenklappen und heiß servieren.

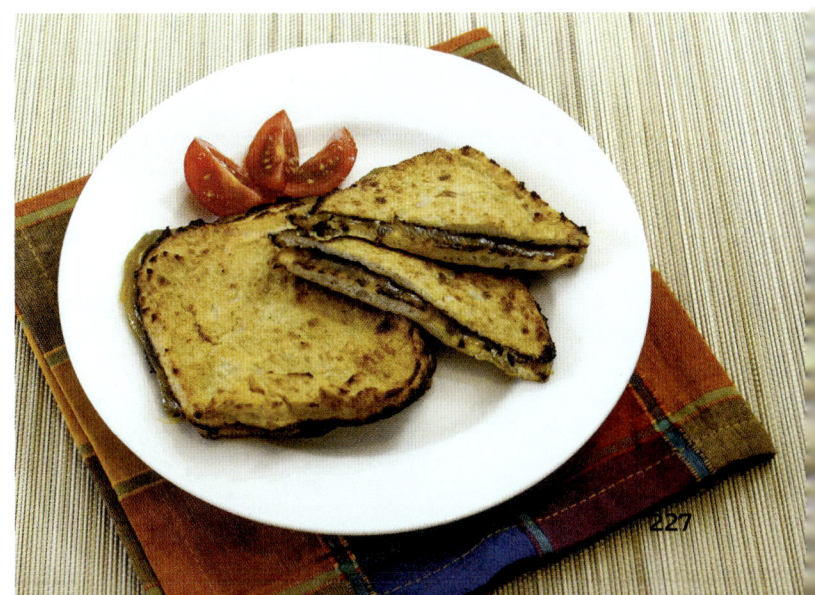

227

Saftige Schoko-Kokos-Brownies Ⓢ Ⓥ

Vorbereitung: 15 Minuten
Backen: 20 Minuten
Für 2 Portionen (4 Brownies)

Zutaten:
15 g Kokosöl
25 g Schokolade (90 % Kakao-anteil)
1 Ei (Größe M)
20 g Erythrit
½ TL Backpulver
15 g gemahlene Mandeln

So wird's gemacht:

Den Backofen auf 140 °C Umluft oder 160 °C Ober-/Unterhitze vorheizen.

Das Kokosöl zusammen mit der Schokolade in einer Schüssel im Wasserbad schmelzen.

Das Ei in einer Schüssel mit dem Erythrit schaumig schlagen. Das Backpulver mit den Mandeln mischen und in die Eimasse rühren. Die geschmolzene Schokolade langsam unter Rühren zu der Eimasse gießen und alles zu einem cremigen dunklen Teig verarbeiten.

Ein Backblech mit Backpapier auslegen und den Teig darauf-gießen. Den Teig etwa fingerdick glatt streichen und 20 Minuten im Ofen backen.

Nach dem Backen rechteckige Brownies aus dem Kuchen schneiden.

	100 g	Portion
KH	3,9	2,7
Fett	31,9	21,6
EW	10,1	6,8
Kcal	346	233
Kjoule	1444	975

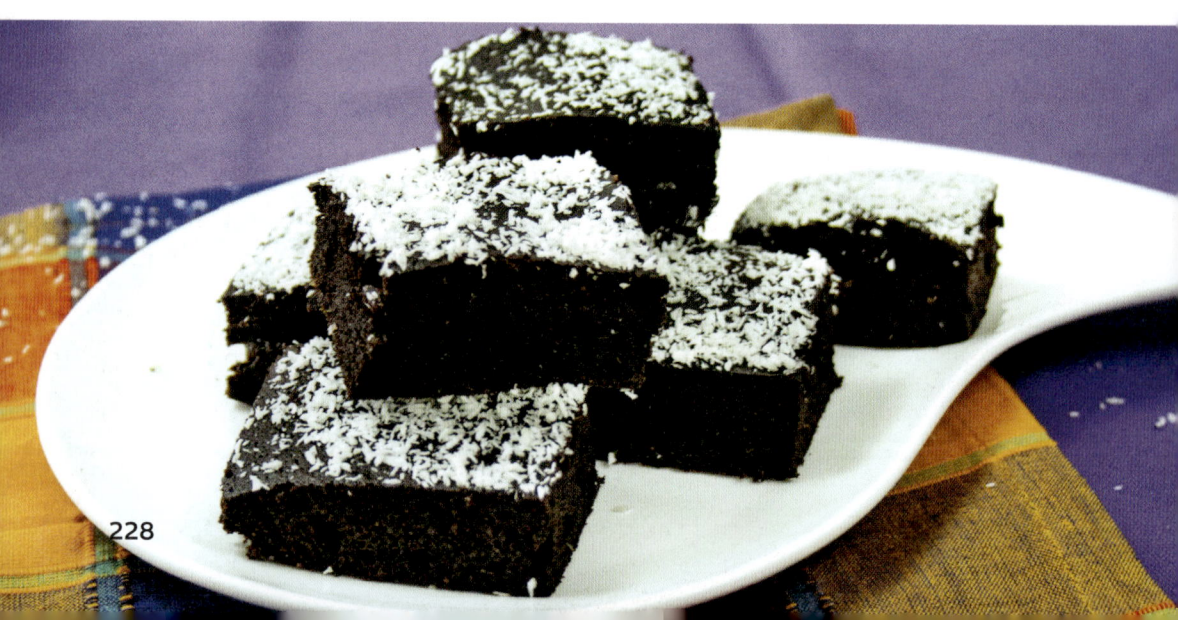

Blumenkohl-Mozzarella-Bällchen Ⓢ Ⓥ

Vorbereitung: 20 Minuten
Backen: 20 Minuten
Für 2 Portionen

Zutaten:

1 Blumenkohl
1 Zwiebel
Ghee zum Braten (siehe S. 116)
1 Mozzarella
20 g Parmesan
1 EL Flohsamenschalen
1 TL Paprikapulver, edelsüß
Muskatnuss
Salz, Pfeffer

So wird's gemacht:

Den Backofen auf 160 °C Umluft oder 180 °C Ober-/Unterhitze vorheizen.

Den Blumenkohl vom Grün befreien, waschen und fein raspeln.

Die Zwiebel abziehen und fein würfeln. In einer kleinen Pfanne etwas Ghee erhitzen und die Zwiebel darin unter Rühren anrösten.

Den Mozzarella in einem Sieb abtropfen lassen und fein hacken.

Alle Zutaten mit dem Parmesan, den Flohsamenschalen, dem Paprikapulver, Muskatnuss, Salz und Pfeffer in einer Schüssel gut vermischen. Aus der Masse kleine Bällchen formen und diese auf ein mit Backpapier belegtes Blech legen und im Backofen 20 Minuten goldbraun backen.

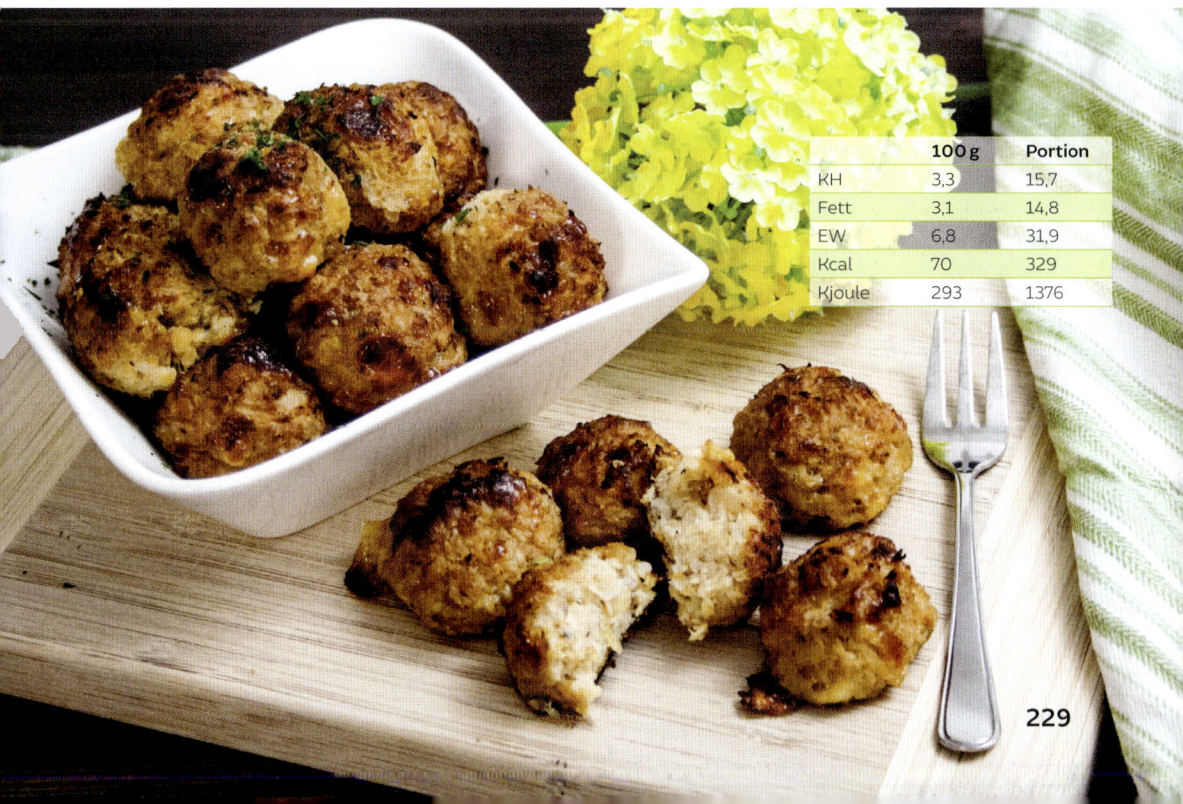

	100 g	Portion
KH	3,3	15,7
Fett	3,1	14,8
EW	6,8	31,9
Kcal	70	329
Kjoule	293	1376

Schüttelpizza Ⓢ

Vorbereitung: 25 Minuten
Backen: 20 Minuten
Für 2 Portionen

Zutaten:
1 kleine Zwiebel
1 Knoblauchzehe
Olivenöl zum Braten
50 g Rinderhackfleisch
Salz, Pfeffer
1 kleine Paprikaschote
2 kleine Tomaten
½ Kugel Mozzarella
1 Ei (Größe M)
20 g geriebener Emmentaler
100 g Hüttenkäse
1 TL Flohsamenschalen
1 TL Oregano
Basilikum

Als vegetarische Alternative für das Rinderhackfleisch kannst du Sojagranulat verwenden. Weitere Vorschläge für vegetarische Zutaten findest du bei den »Tipps für Vegetarier« auf S. 82.

So wird's gemacht:

Den Backofen auf 160 °C Umluft oder 180 °C Ober-/Unterhitze vorheizen.

Die Zwiebel abziehen und in Ringe schneiden. Die Knoblauchzehe abziehen und fein würfeln.

Olivenöl in einer Pfanne erhitzen und Rinderhackfleisch darin krümelig braten. Mit Salz und Pfeffer würzen. Die Zwiebelringe und den Knoblauch hinzugeben und anbraten.

Die Pfanne anschließend vom Herd nehmen.

Die Paprika putzen, waschen und klein schneiden.

Die Tomaten waschen, vierteln und die Kerne entfernen.

Das Tomatenfruchtfleisch klein schneiden. Den Mozzarella in einem Sieb abtropfen lassen und würfeln.

Das Ei in einer großen Schüssel verquirlen. Bis auf 10 g des geriebenen Emmentalers alle Zutaten hinzugeben und gut durchmischen (»schütteln«). Die Masse auf einem mit Backpapier ausgelegten Blech verteilen und mit dem restlichen Käse bestreuen. Die Schüttelpizza 20 Minuten im Ofen backen.

	100 g	Portion
KH	3,8	11,5
Fett	6,0	18,1
EW	8,1	24,4
Kcal	103	309
Kjoule	429	1290

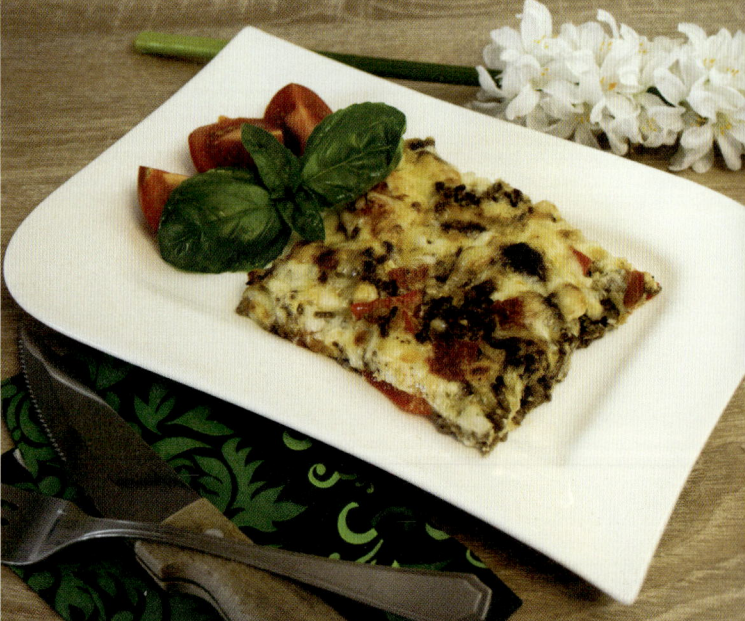

Schinken-Käse-Muffins Ⓢ

Vorbereitung: 15 Minuten
Backen: 20 Minuten
Für 6 Portionen (6 Muffins)

Zutaten:

2 Eier (Größe M)
50 g Frischkäse
100 g blanchierte, gemahlene Mandeln
30 g geriebener Parmesan
1 EL Oregano
Ghee zum Einfetten
3 Kirschtomaten
150 g Kochschinken
50 g geriebener Emmentaler

So wird's gemacht:

Den Backofen auf 140 °C Umluft oder 160 °C Ober-/ Unterhitze vorheizen.

Die Eier in einer Schüssel mit dem Frischkäse verrühren. Die Mandeln, den Parmesan und den Oregano unterrühren. Den Teig in 6 leicht gefettete Muffinformen füllen.

Die Tomaten waschen und halbieren. Den Schinken in Stücke schneiden. Tomatenhälften und Schinkenstücke auf die Muffinformen verteilen und mit dem Käse bestreuen.

Muffins in den Ofen geben und 20 Minuten backen.

Vorschläge für vegetarische Zutaten als Alternative für den Koch-schinken findest du bei den »Tipps für Vegetarier« auf S. 82.

	100 g	Portion
KH	2,4	2,6
Fett	16,9	18,2
EW	15,3	16,5
Kcal	225	242
Kjoule	940	1012

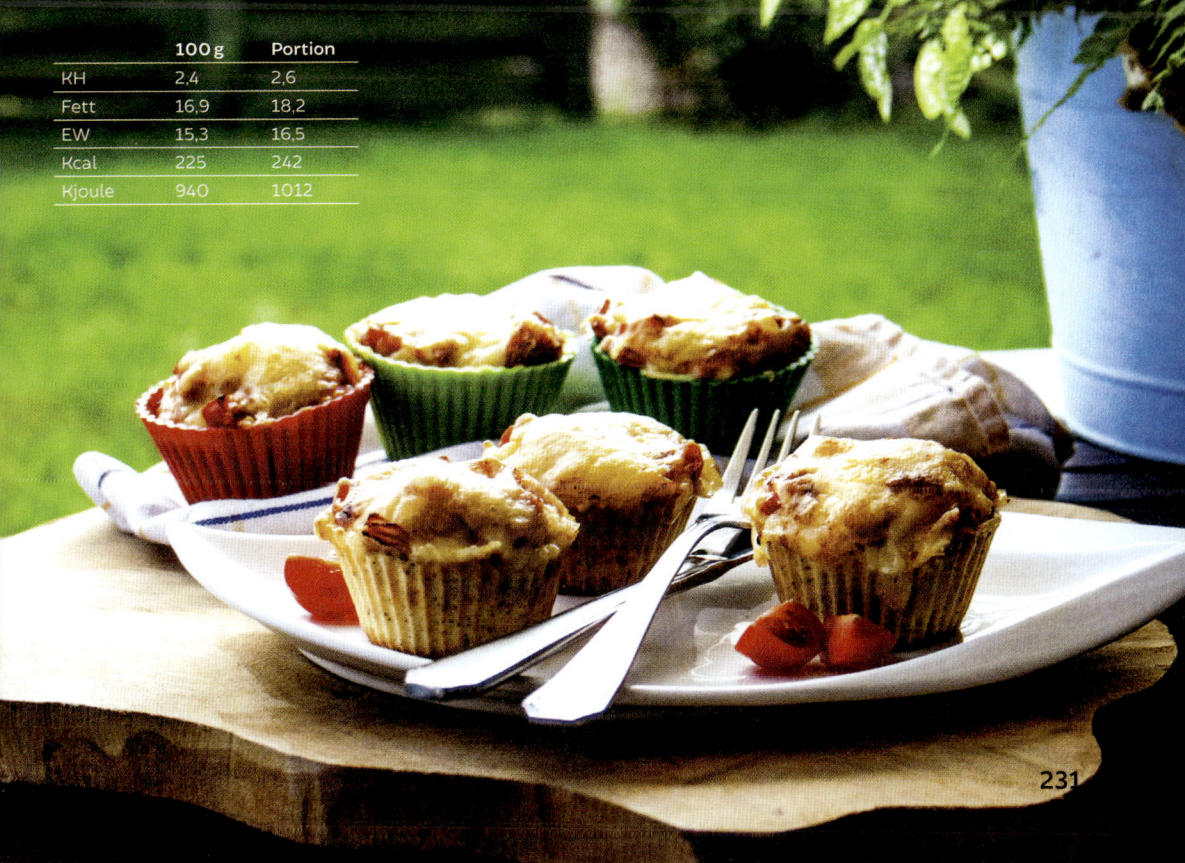

Zitronen-Käsesahne-Creme Ⓢ Ⓥ

Zubereitung: 10 Minuten
Für 2 Portionen

Zutaten:
1 kleine unbehandelte Zitrone
100g Frischkäse
50g Erythrit
100g Sahne

So wird's gemacht:

Die Zitrone gründlich waschen. Die Schale der Zitrone abreiben (ca. 2 Teelöffel Zitronenschale) und danach den Saft auspressen.

Den Frischkäse in einer Schüssel mit dem Zitronensaft, dem Erythrit und einen Teelöffel abgeriebene Zitronenschale verquirlen.

Die Sahne in einer zweiten Schüssel steif schlagen und dann unter den Zitronen-Frischkäse rühren.

Die Creme in Dessertschalen oder -gläser füllen und mit der restlichen Zitronenschale bestreuen.

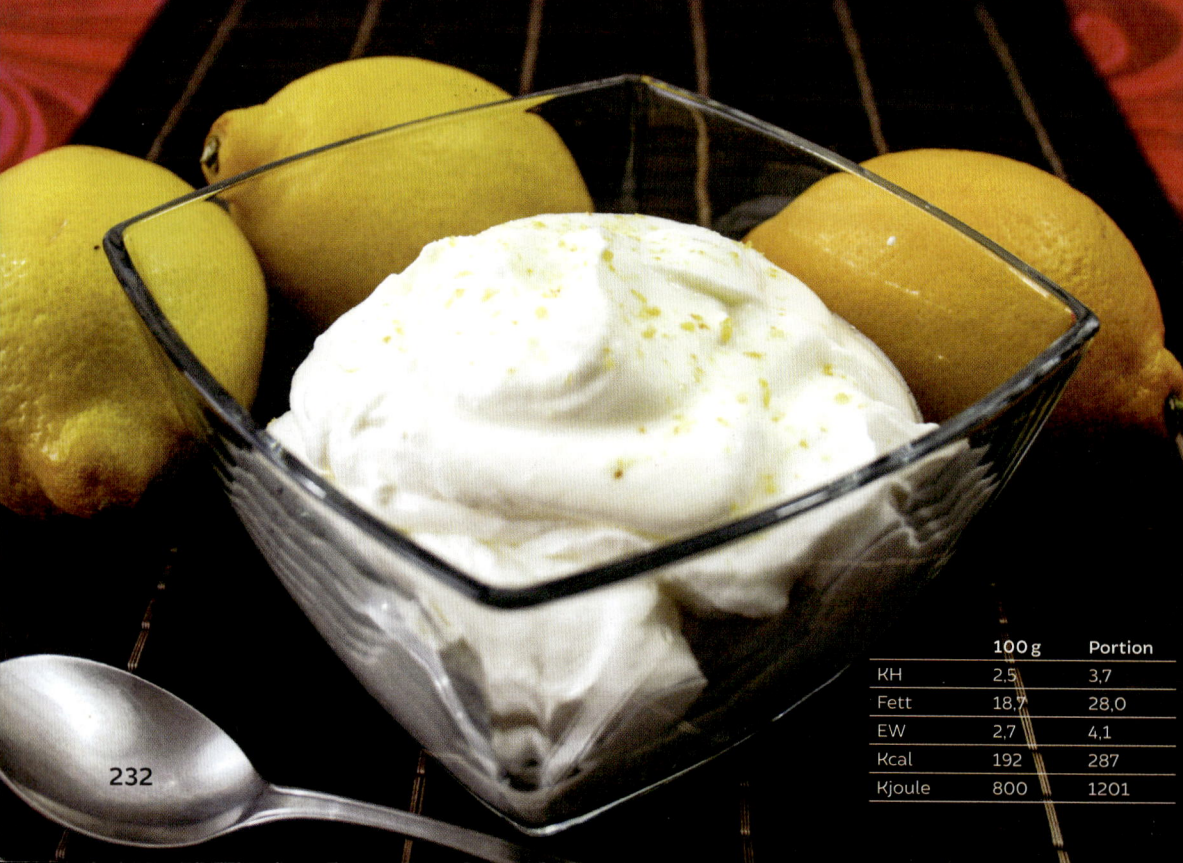

	100 g	Portion
KH	2,5	3,7
Fett	18,7	28,0
EW	2,7	4,1
Kcal	192	287
Kjoule	800	1201

Beerendessert mit Rumaroma Ⓢ Ⓥ

Zubereitung: 10 Minuten
Für 2 Portionen

Zutaten:
250 g gemischte Beeren (TK oder frisch)
130 g Erythrit
1 Fl. Rumaroma
150 g Sahne
Vanille aus der Vanillemühle
150 g griechischer Joghurt

So wird's gemacht:

Frische Beeren putzen, vorsichtig waschen und trocken tupfen. Einige Beeren für die spätere Garnierung zur Seite legen. Die übrigen Beeren zusammen mit 80 g Erythrit und dem Rumaroma in einem Gefäß pürieren.

Die Sahne in einer Schüssel mit dem restlichen Erythrit und der Vanille steif schlagen und dann den griechischen Joghurt unterheben.

Die pürierten Beeren in Dessertgläser oder -schalen füllen, die Joghurt-Sahne-Creme auf die Beerenmasse füllen und das Dessert mit den ganzen Beeren garnieren.

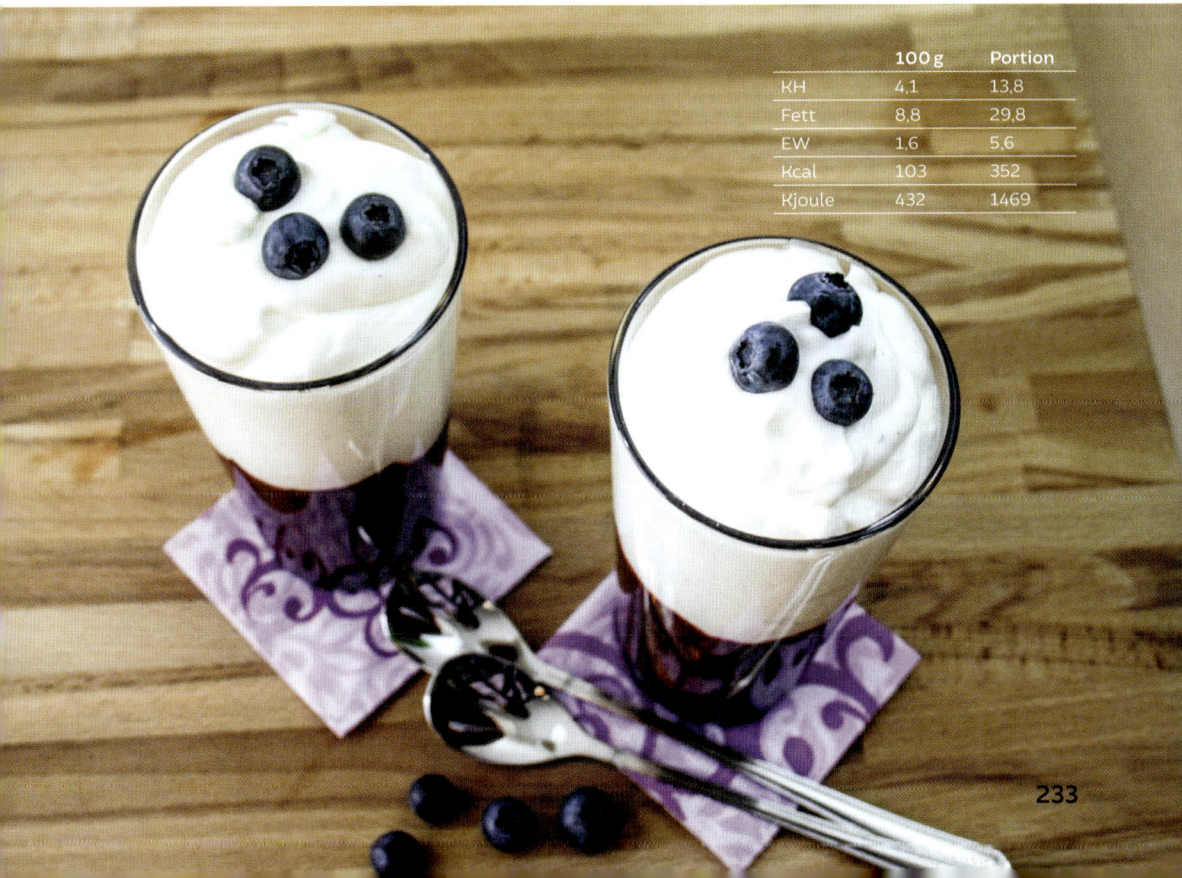

	100 g	Portion
KH	4,1	13,8
Fett	8,8	29,8
EW	1,6	5,6
Kcal	103	352
Kjoule	432	1469

Schokoladencreme mit Avocado ⓢⓥ

Zubereitung: 15 Minuten
Für 2 Portionen

Zutaten:
½ Avocado
100 g Sahne
20 g Erythrit
20 g Schokolade (90 % Kakao-
    anteil)

So wird's gemacht:

Die Avocado halbieren und den Kern entfernen. Mit einem Löffel das Fruchtfleisch aus einer Hälfte lösen. Das Avocado-fruchtfleisch mit der Sahne und dem Erythrit in einen Behälter geben und mit dem Stabmixer fein pürieren.

Die Schokolade in einer Schüssel im Wasserbad schmelzen lassen. Die flüssige Schokolade mit dem Handmixer unter die Avocadocreme rühren.

Die Schokoladencreme in Dessertgläser füllen und servieren.

	100 g	Portion
KH	3,8	5,7
Fett	19,9	29,9
EW	2,2	3,3
Kcal	206	309
Kjoule	862	1292

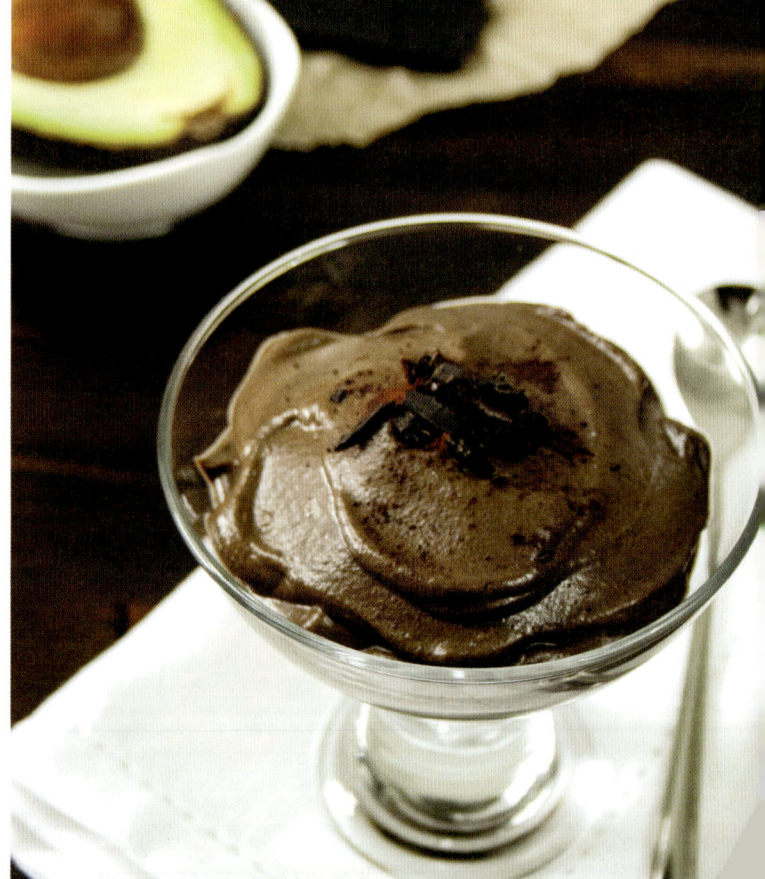

Hüttenkäsetaler Ⓢ Ⓥ

Zubereitung: 20 Minuten
Für 2 Portionen

Zutaten:
200 g Hüttenkäse
2 Eier (Größe M)
2 EL Flohsamenschalen
2 TL gemischte Kräuter
Salz, Pfeffer
Ghee zum Braten (siehe S. 116)
100 g Kirschtomaten

So wird's gemacht:

Den Hüttenkäse in einer Schüssel mit den Eiern, den Floh-samenschalen, den Kräutern, Salz und Pfeffer verrühren.
Den Teig 5 Minuten quellen lassen.
Das Ghee in einer Pfanne erhitzen und löffelweise etwas Teig in die Pfanne geben, sodass kleine Pfannkuchen entstehen.
Pfannkuchen von beiden Seiten goldbraun backen.
Die Tomaten waschen, in Schnitze schneiden und zu den Hüttenkäsetalern servieren.

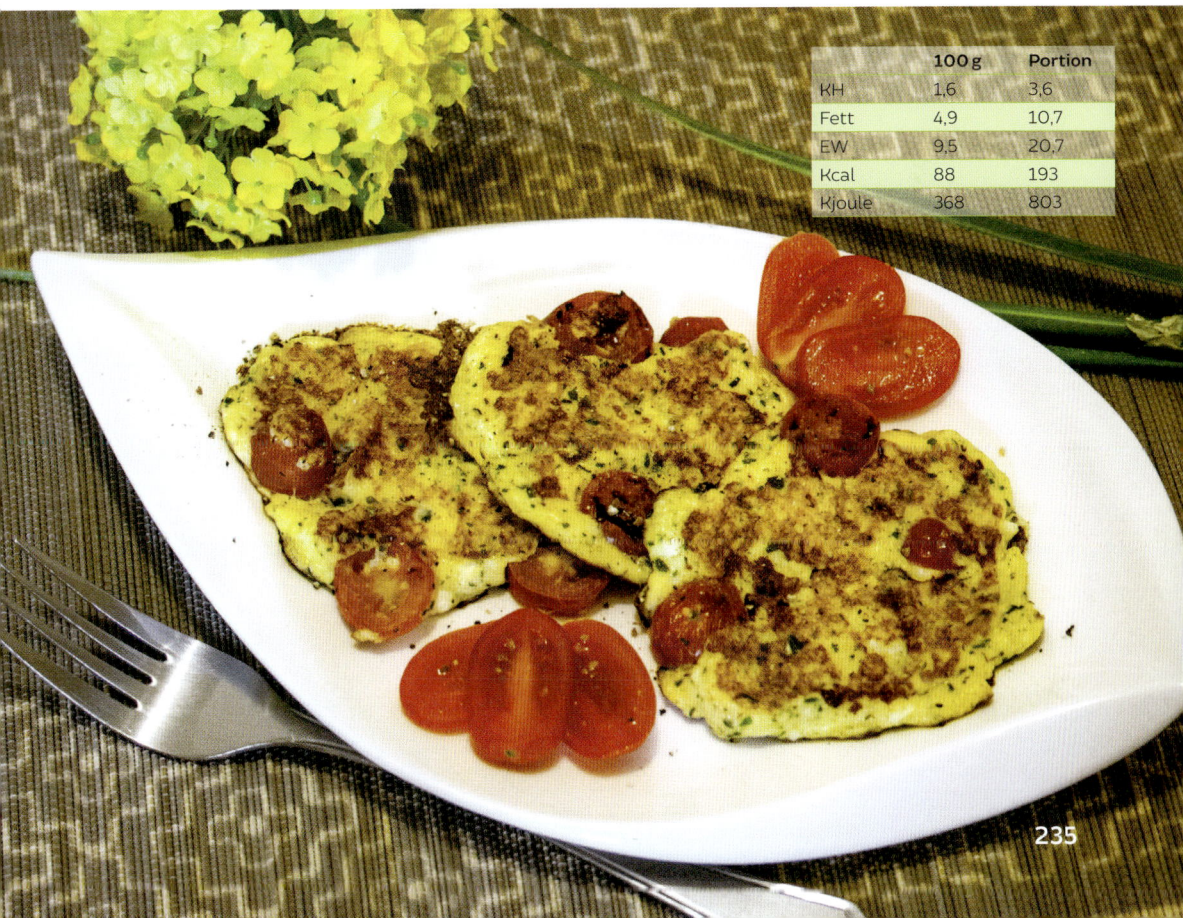

	100 g	Portion
KH	1,6	3,6
Fett	4,9	10,7
EW	9,5	20,7
Kcal	88	193
Kjoule	368	803

Blaubeer-Ricotta-Creme Ⓢ Ⓥ

Zubereitung: 10 Minuten
Für 2 Portionen

Zutaten:
50 g TK-Blaubeeren
30 g Erythrit
100 g Ricotta
100 g Sahne

So wird's gemacht:

Die Blaubeeren auftauen lassen und mit dem Erythrit in einer Schüssel mit dem Stabmixer fein pürieren. Ricotta unterrühren.

Die Sahne in einem Gefäß mit dem Handmixer steif schlagen und unter die Blaubeer-Ricotta-Masse heben.

Die Blaubeer-Ricotta-Creme in Dessertgläser füllen und servieren.

	100 g	Portion
KH	4,0	5,7
Fett	15,2	21,3
EW	4,1	5,7
Kcal	170	238
Kjoule	711	995

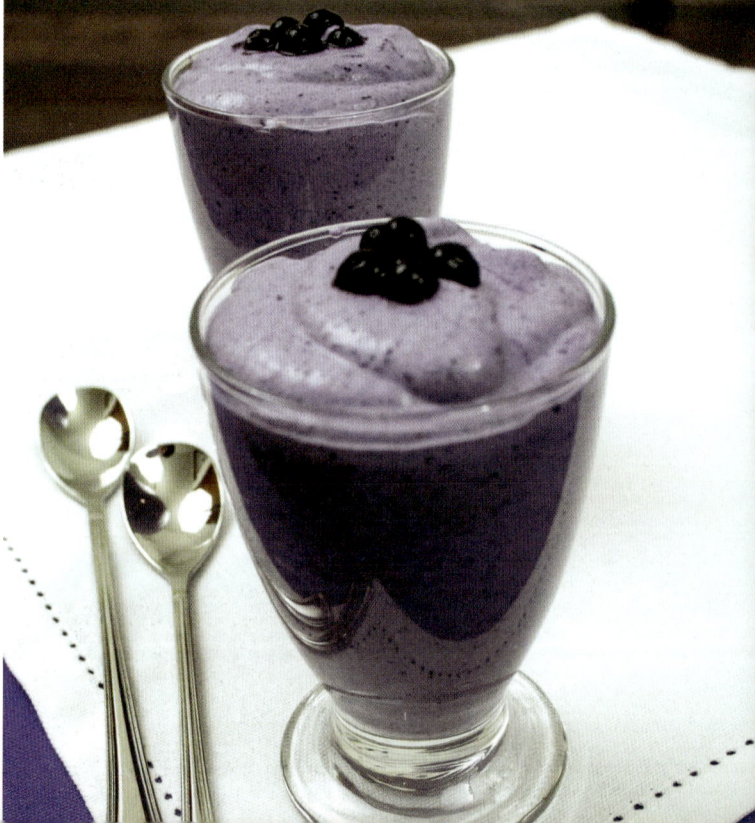

Gefüllte Spitzpaprika im Baconmantel Ⓢ

Vorbereitung: 15 Minuten
Backen: 20 Minuten
Für 2 Portionen

Zutaten:

1 Spitzpaprika
80 g Frischkäse
1 TL Paprikapulver, edelsüß
1 TL Estragon
Cayennepfeffer
Salz
4 Scheiben Bacon

Vorschläge für vegetarische Zutaten als Alternative für den Bacon findest du bei den »Tipps für Vegetarier« auf S. 82.

So wird's gemacht:

Den Ofen auf 160 °C Umluft oder 180 °C Ober-/Unterhitze vorheizen.

Die Spitzpaprika waschen, längs durchschneiden und die Kerne entfernen.

Den Frischkäse in einer Schüssel mit dem Paprikapulver, dem Estragon, Cayennepfeffer und Salz verrühren. Frischkäsemasse in die Spitzpaprikahälften füllen.

Die gefüllten Spitzpaprikahälften mit jeweils 2 Scheiben Bacon umwickeln und auf ein Backblech legen. Blech in den Ofen schieben, Spitzpaprika 20 Minuten backen und anschließend heiß servieren.

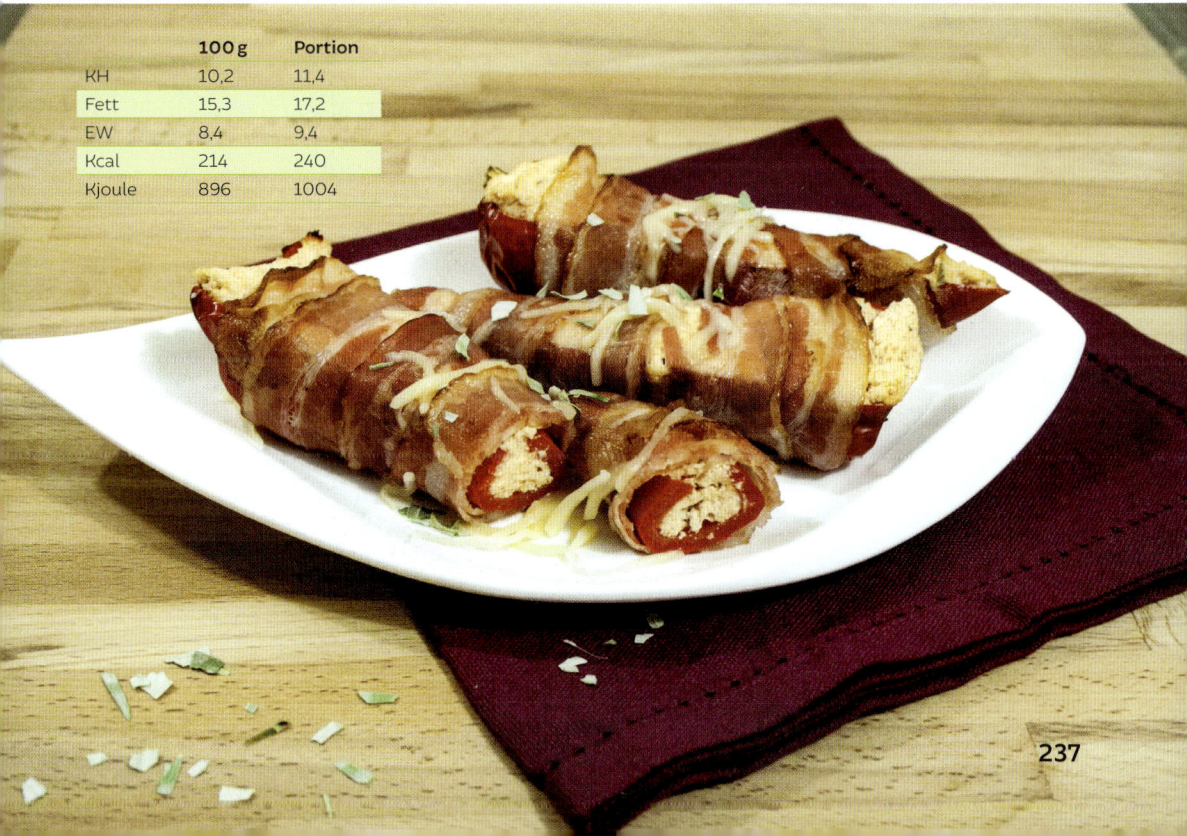

	100 g	Portion
KH	10,2	11,4
Fett	15,3	17,2
EW	8,4	9,4
Kcal	214	240
Kjoule	896	1004

237

Aprikosen-Mascarpone-Creme Ⓢ Ⓥ

Zubereitung: 15 Minuten
Für 2 Portionen

Zutaten:

100 g Mascarpone
50 g griechischer Joghurt
20 g Erythrit
1 TL Zitronensaft
100 g Aprikosen (frisch oder
ungezuckert aus der Dose)

So wird's gemacht:

Den Mascarpone in einer Schüssel mit dem griechischen Joghurt, dem Erythrit und dem Zitronensaft cremig rühren. Frische Aprikosen waschen, halbieren und Kern entfernen. Dosenaprikosen in ein Sieb abgießen und abtropfen lassen. Eine halbe Aprikose zum Dekorieren zur Seite legen. Die übrigen Aprikosen mit dem Stabmixer fein pürieren. Abwechselnd die Mascarpone-Creme und das Aprikosen-püree in Gläser oder Schüsseln schichten. Die halbe Aprikose in Streifen schneiden und damit das Dessert dekorieren.

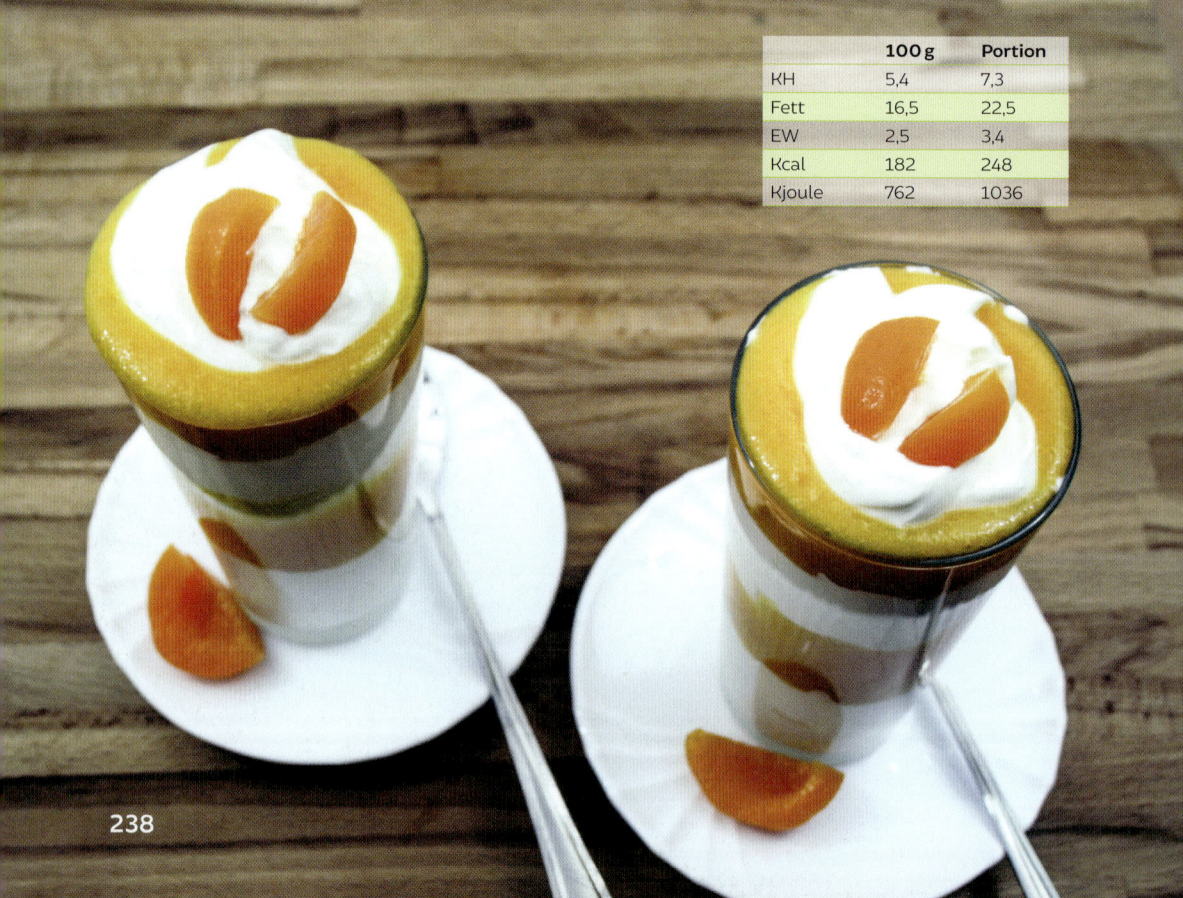

	100 g	Portion
KH	5,4	7,3
Fett	16,5	22,5
EW	2,5	3,4
Kcal	182	248
Kjoule	762	1036

Himbeer-Joghurt-Mascarpone-Creme Ⓢ Ⓥ

Zubereitung: 10 Minuten
Für 4 Portionen

Zutaten:
200 g Himbeeren (TK oder frisch)
200 g Mascarpone
200 g griechischer Joghurt
4 EL Erythrit
10 g gehackte Mandeln

So wird's gemacht:

Die Himbeeren auftauen lassen. Frische Himbeeren putzen, vorsichtig waschen und abtropfen lassen.

Den Mascarpone in einer Schüssel mit dem Joghurt, dem Erythrit und 50 g der Himbeeren mit dem Stabmixer zu einer homogenen Masse pürieren.

Die Creme abwechselnd mit den übrigen Himbeeren in Dessertgläser füllen. Die Himbeer-Joghurt-Mascarpone-Creme mit Himbeeren und gehackten Mandeln garnieren.

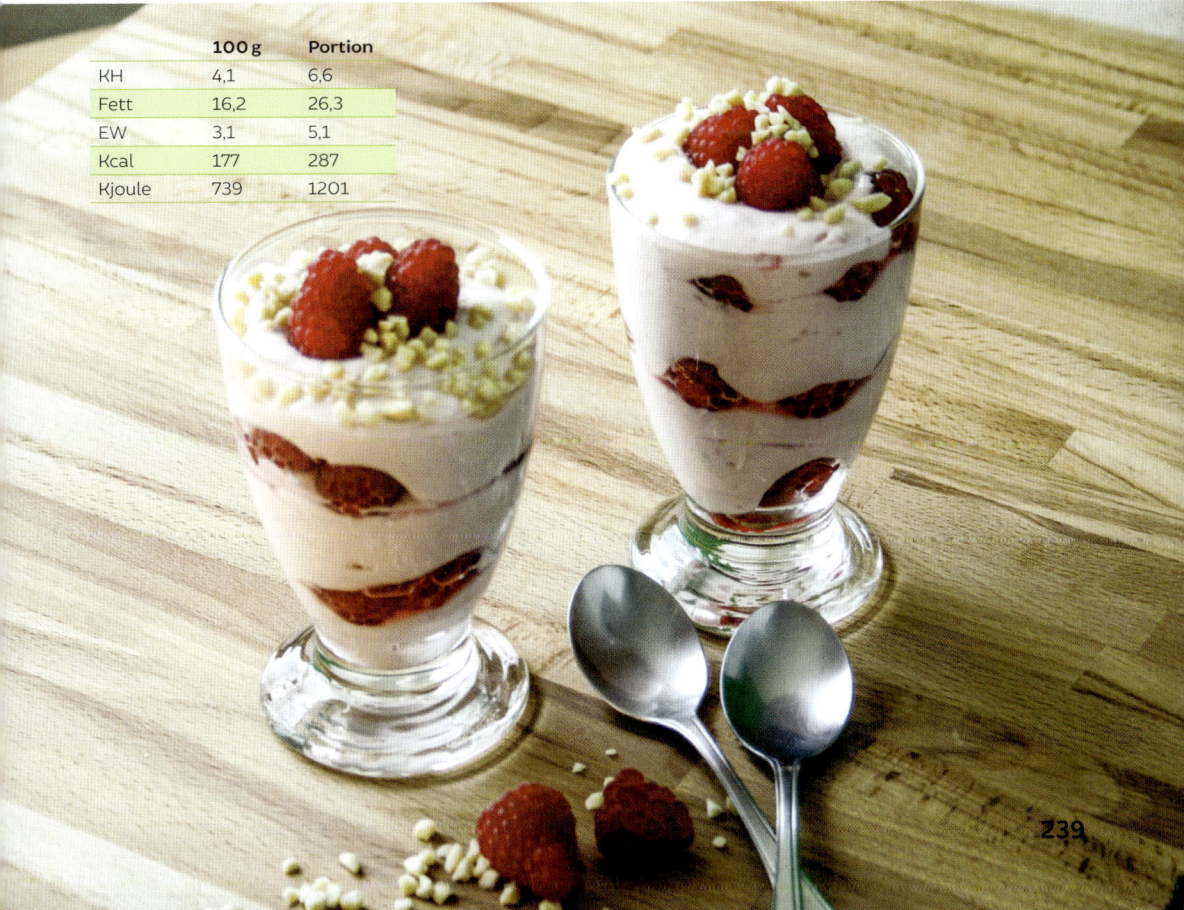

	100 g	Portion
KH	4,1	6,6
Fett	16,2	26,3
EW	3,1	5,1
Kcal	177	287
Kjoule	739	1201

Basilikum–Blumenkohl–Salat Ⓢ Ⓥ

Zubereitung: 25 Minuten
Für 2 Portionen

Zutaten:

300 g Blumenkohl
200 g Kirschtomaten
1 rote Zwiebel
3 EL Olivenöl
1 EL Balsamico
1 EL Basilikum
Salz, Pfeffer

So wird's gemacht:

Den Blumenkohl waschen, in kleine Röschen teilen und in einem Topf mit Wasser bissfest garen. Dann den Blumenkohl in ein Sieb abgießen und gut abtropfen lassen.

Die Kirschtomaten waschen und halbieren.

Die Zwiebel abziehen und in Ringe schneiden.

Eine Vinaigrette aus dem Olivenöl, dem Balsamico und dem Basilikum anrühren.

Alle Zutaten in eine Schüssel geben, gut miteinander vermischen und mit den Gewürzen abschmecken.

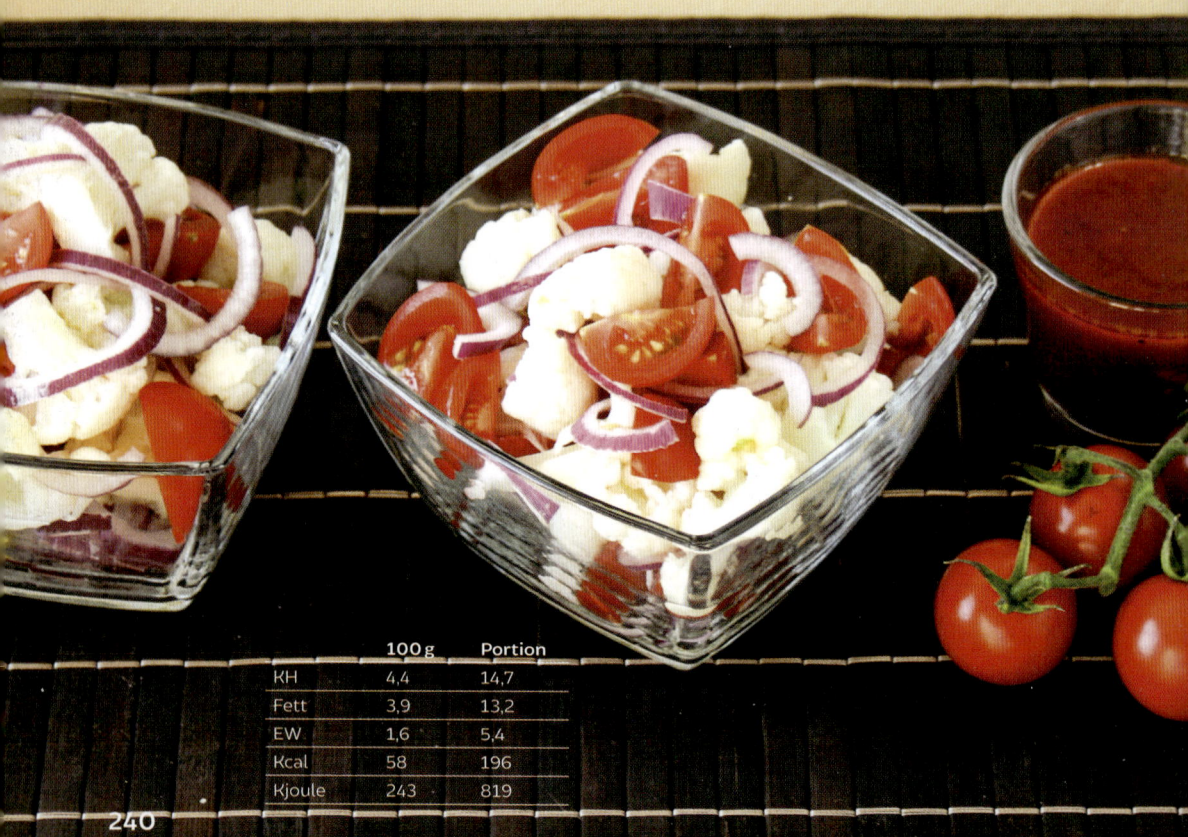

	100 g	Portion
KH	4,4	14,7
Fett	3,9	13,2
EW	1,6	5,4
Kcal	58	196
Kjoule	243	819

Amaretto-Mascarpone-Creme Ⓢ Ⓥ

Zubereitung: 10 Minuten
Für 2 Portionen

Zutaten:

150 g Quark (40 % Fett)
50 g Mascarpone
100 g griechischer Joghurt
30 g Erythrit
Amaretto-Aroma nach Geschmack
1 TL Kakaopulver (ohne Zucker)
1 EL gehobelte Mandeln

So wird's gemacht:

Den Quark, den Mascarpone, den griechischen Joghurt, das Erythrit und das Amaretto-Aroma in eine Schüssel geben und mit dem Handrührgerät einige Minuten lang cremig rühren. Ein Drittel der Creme in eine zweite Schüssel füllen und mit dem Kakaopulver vermengen.

Die dunkle und die helle Creme in Dessertgläser schichten und mit den gehobelten Mandeln bestreuen.

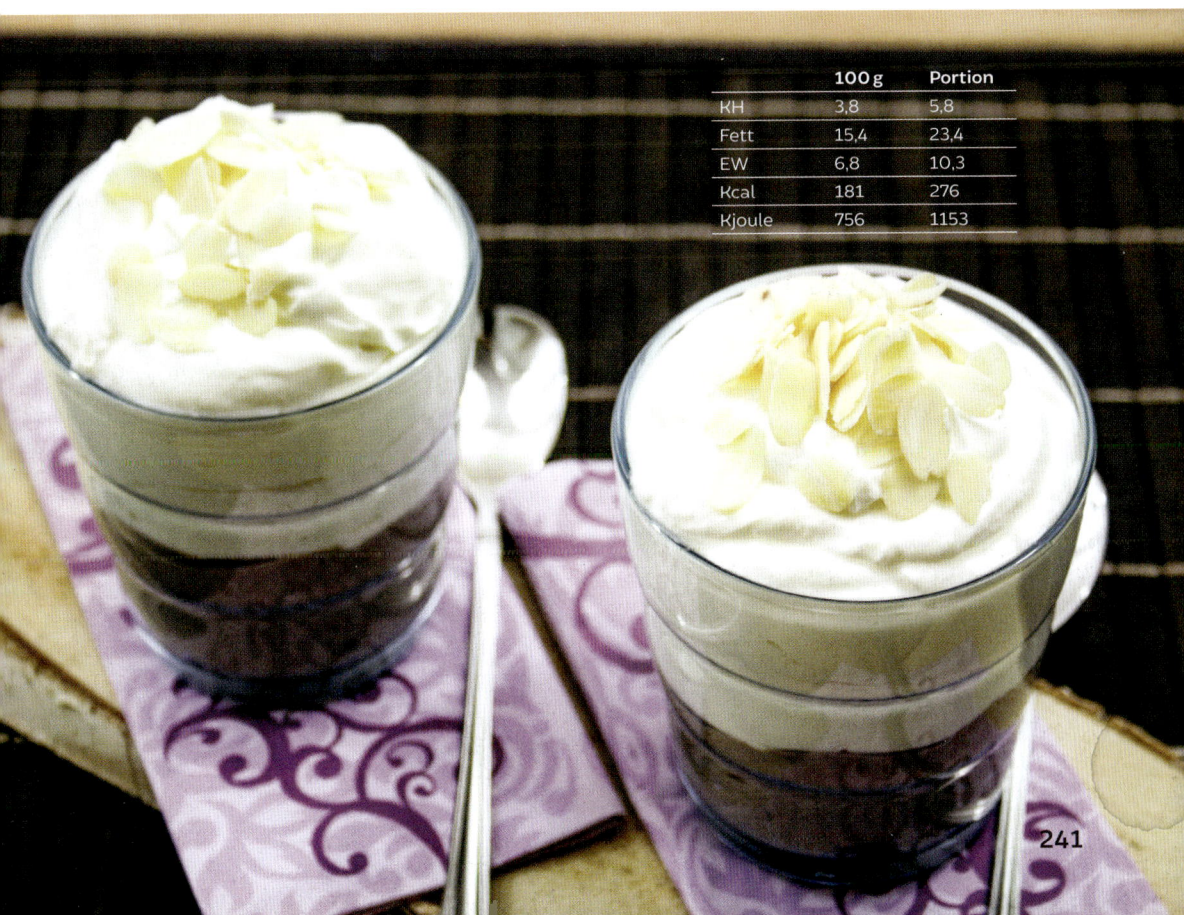

	100 g	Portion
KH	3,8	5,8
Fett	15,4	23,4
EW	6,8	10,3
Kcal	181	276
Kjoule	756	1153

Lemon-Cheesecake Ⓢ Ⓥ

Vorbereitung: 20 Minuten
Backen: 50 Minuten
Für 8 Kuchenstücke

Zutaten:

3 Eier (Größe M)
50 g Kokosöl
130 g Erythrit
200 g blanchierte, gemahlene
    Mandeln
30 g Mandelmehl
1 TL Backpulver
½ TL Zimt
400 g Frischkäse
½ TL gemahlene Vanille aus der
    Vanillemühle
1 Zitrone

So wird's gemacht:

Den Backofen auf 140 °C Umluft oder 160 °C Ober-/ Unterhitze vorheizen.

Ein Ei in einer Schüssel mit dem Kokosöl und 30 g Erythrit verquirlen. Die Mandeln, das Mandelmehl, das Backpulver und den Zimt in einer separaten Schüssel vermischen, zur Ei-Kokos-Masse geben und alles zu einem krümeligen Teig verrühren.

Eine Springform (Ø 18 cm) mit Backpapier auslegen und den Teig hineingeben. Den Teig mit einem Löffel am Boden verteilen und etwas an den Wänden hochdrücken.

Die restlichen Eier trennen. Das Eiweiß in einer Schüssel steif schlagen. Das Eigelb in einer zweiten Schüssel mit dem restlichen Erythrit, dem Frischkäse, der Vanille und dem ausgepressten Saft einer Zitrone zu einer cremigen Masse verrühren. Das Eiweiß vorsichtig unterheben.

Die Lemon-Cheesecake-Masse auf dem Kuchenboden verteilen. Kuchen in den Ofen geben und ca. 50 Minuten backen.

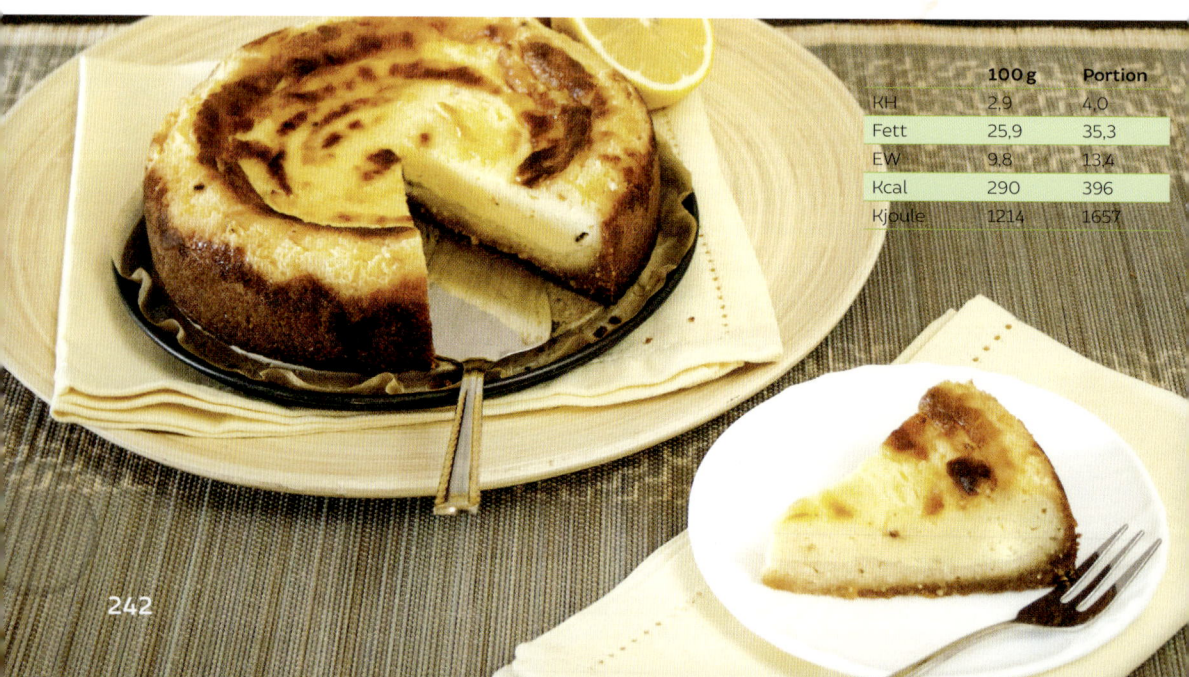

	100 g	Portion
KH	2,9	4,0
Fett	25,9	35,3
EW	9,8	13,4
Kcal	290	396
Kjoule	1214	1657

Anmerkungen

1 Baumeister, F. A. M. (2012): Ketogene Diät: Ernährung als Therapiestrategie bei Epilepsien und anderen Erkrankungen, Erlangen: Nutricia GmbH, S. 131.

2 Reinhardt, D. et al. (2014): Therapie der Krankheiten im Kindes- und Jugendalter, 9. Auflage, Berlin: Springer Verlag, S. 137.

3 Arbeitsgemeinschaft Prävention und Integrative Onkologie (PRIO) der Deutschen Krebsgesellschaft (2014): Stellungnahme zur ketogenen und kohlenhydratarmen Diät, https://www.krebsgesellschaft.de/deutsche-krebsgesellschaft/klinische-expertise/wissenschaftliche-stellungnahmen.html, letzter Aufruf: 18.11.2016.

4 Häring, DH-U. et al. (2011): Diabetologie in Klinik und Praxis, 6. Auflage, Stuttgart: Georg Thieme Verlag, S. 331 f.

5 Hürter, P. et al. (2007): Kompendium pädiatrische Diabetologie, Heidelberg: Springer Medizin Verlag, S. 171.

6 Biesalski, H-K. et al. (2004): Ernährungsmedizin: nach dem Curriculum Ernährungsmedizin der Bundesärztekammer, 3. Auflage, Stuttgart: Georg Thieme Verlag, S. 694.

7 Miedaner, T. (2014): Kulturpflanzen: Botanik – Geschichte – Perspektiven, Berlin: Springer Verlag, S. 133.

8 Skaldeman, S. S. et al. (o. J.): The Scandinavian Diet, http://www.thescandinaviandiet.com/nutrition.html, letzter Aufruf: 18.11.2016.

9 Leitzmann, C. (2003): Ernährung in Prävention und Therapie: ein Lehrbuch, 2. Auflage, Stuttgart: Hippokrates Verlag, S. 226.

10 Rehner, G. und Daniel, H. (2010): Biochemie der Ernährung, 3. Auflage, Heidelberg: Spektrum Akademischer Verlag, S. 221.

[11] Ahonen, J. et al. (2003): Sportmedizin und Trainingslehre, 2. Auflage, Stuttgart: Schattauer GmbH, S. 140.

[12] Children's Hospital, Oakland Research Institute Oakland, CA, USA. (2010): Meta-analysis of prospective cohort studies evaluating the association of saturated fat with cardiovascular disease, http://www.ncbi.nlm.nih.gov/pubmed/20071648?dopt=AbstractPlus, letzter Aufruf: 18.11.2016.

[13] Bundesinstitut für Risikobewertung (2006): Trans-Fettsäuren sind in der Ernährung unerwünscht – zu viel Fett auch, http://www.bfr.bund.de/cm/343/trans_fettsaeuren_sind_in_der_ernaehrung_unerwuenscht_zu_viel_fett_auch.pdf, letzter Aufruf: 18.11.2016.

[14] CHEMIE.DE Information Service GmbH (o. J.): Transfettsäuren, http://www.chemie.de/lexikon/Transfetts%C3%A4uren.html, letzter Aufruf: 18.11.2016.

[15] Stone, L. S. et al. (2003): Infants discriminate between natural and synthetic vitamin E1,2,3,4, http://ajcn.nutrition.org/content/77/4/899.full#R, letzter Aufruf: 18.11.2016.

[16] Striebel, H. W. (2015): Operative Intensivmedizin: Sicherheit in der klinischen Praxis, 2. Auflage, Stuttgart: Schattauer GmbH, S. 112.

Sachregister

Rezeptregister

Mittagessen

Abendessen

Snacks

Bildquellen

S. 6: © Timo Münzberg; S. 11: casanisa/Shutterstock.com; S. 12: Marian Weyo/Shutterstock.com; S. 16: grafvision/Shutterstock.com; S. 20: naito29/Shutterstock.com; Ronda Kimbrow/Shutterstock.com; S. 28: YuliiaHolovchenko/Shutterstock.com; S. 31: Zoom Team/Shutterstock.com; S. 36: Melpomene/Shutterstock.com; S. 42: Oleksandra Naumenko/Shutterstock.com; S. 45: Oleksandra Naumenko/Shutterstock.com; S. 49: Africa Studio/Shutterstock.com, S. 54: Nataliya Arzamasova/Shutterstock.com; S. 55: DONOT6_STUDIO/Shutterstock.com; S. 56: MaraZe/Shutterstock.com; S. 58: Yulia von Eisenstein/Shutterstock.com; S. 60: Evgeny Karandaev/Shutterstock.com; S. 66: bitt24/Shutterstock.com; S. 72: HandmadePictures/Fotolia.com; S. 80: Saharosa40/Shutterstock.com; S. 83: HandmadePictures/Shutterstock.com; S. 148/149/183: Barbara Dudzinska/Shutterstock.com; alle anderen Bilder: © Diana Ludwig, Andreas Meyhöfer

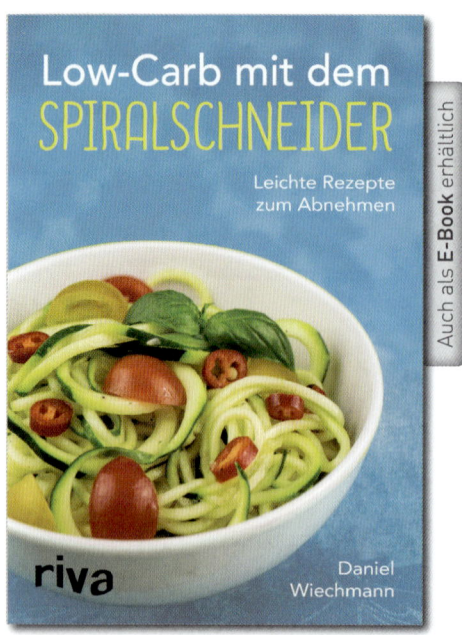

64 Seiten
7,99 € (D) | 8,30 € (A)
ISBN 978-3-86883-968-5

Daniel Wiechmann
Low-Carb mit dem Spiralschneider
Leichte Rezepte
zum Abnehmen

Beliebte Gerichte wie Spaghetti bolognese kohlenhydratreduziert zubereiten, das ist mit dem Spiralschneider kein Problem – indem statt Nudeln zum Beispiel spiralisierte Zucchini verwendet werden. Im Handumdrehen lassen sich mit dem beliebten Küchenhelfer raffinierte Beilagen, kalorienarme Snacks oder leckere Suppeneinlagen und Salate zaubern. Sogar beim Backen hat der Spiralschneider seinen großen Auftritt – wie die vielseitigen Rezepte in diesem Buch eindrucksvoll beweisen.

Das Buch zeigt Ihnen, wie der Spiralschneider in der Küche am besten eingesetzt wird. Es behandelt die Vor- und Nachteile der verschiedenen Produkte am Markt, stellt die Schnitttechniken vor und zeigt sämtliche Anwendungsmöglichkeiten auf.

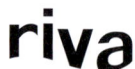

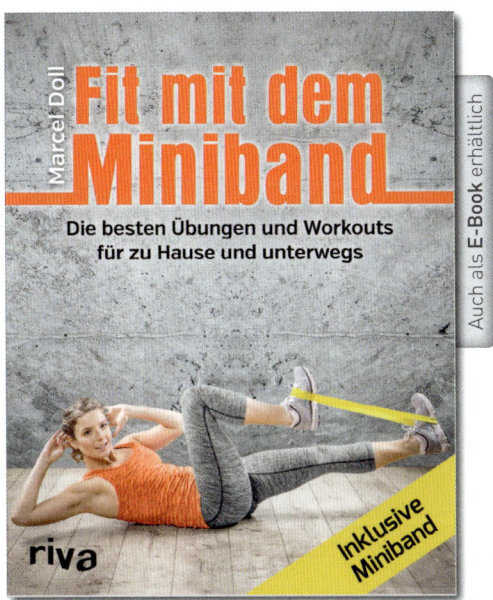

192 Seiten
19,99 € (D) | 20,60 € (A)
ISBN 978-3-86883-819-0

Marcel Doll

**Fit mit dem
Miniband**

Die besten Übungen
und Workouts für zu
Hause und unterwegs

Das Miniband – obwohl schon lange bekannt – findet immer öfter den Weg in unterschiedliche Trainingsbereiche, vom Krafttraining über Functional Training bis in die Physiotherapie und Rehabilitation. Auch die deutsche Fußballnationalmannschaft trainiert damit. Das Band ist klein und leicht, ein Training damit überall und jederzeit möglich. Es ist in verschiedenen Stärken erhältlich, sodass der Trainingswiderstand leicht variiert werden kann. Minibänder sind deshalb für alle Altersgruppen und Trainierenden vom Einsteiger bis zum Fortgeschrittenen sehr gut geeignet.

Dieses erste Buch zum Training mit dem Miniband bietet 116 bebilderte Übungen verschiedener Intensitätsstufen für alle Körperbereiche und Zielgruppen inklusive Mobilisations-, Ausdauer- und Dehnübungen. Zusätzlich sind bebilderte Trainingspläne für unterschiedliche Trainingsschwerpunkte, Sportarten und für Rehabilitationszwecke enthalten.

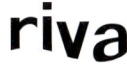

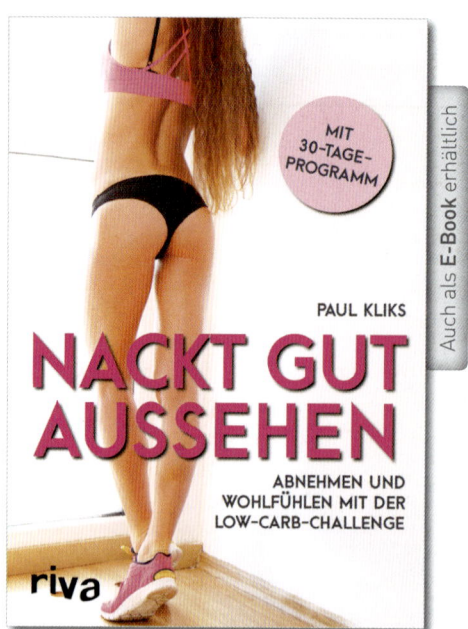

160 Seiten
16,99 € (D) | 17,50 € (A)
ISBN 978-3-7423-0116-1

Paul Kliks

Nackt gut aussehen

Abnehmen und
Wohlfühlen mit der
Low-Carb-Challenge

Aus einer kleinen Idee entstand innerhalb kürzester Zeit Deutschlands größte Low-Carb-Challenge. Seit Juli 2015 haben sich über 10 000 Teilnehmer in der von Paul Kliks initiierten Facebook-Gruppe zusammengefunden, um mit einem 30-Tage-Programm aus kohlenhydratarmer Kost und einem einfachen Trainingsprogramm ihr gemeinsames Ziel zu erreichen: nackt gut aussehen (NGA). Das Buch enthält neben zahlreichen Rezepten und einem Trainingsplan einen ausführlichen Theorieteil zum Thema Ernährung. Außerdem gibt die Einleitung Tipps zur Motivation, um das NGA-Konzept erfolgreich in den Alltag zu integrieren und dauerhaft schlank zu bleiben. Das perfekte Buch für alle, die ein ebenso schlichtes wie schönes Ziel verfolgen: nackt einfach gut aussehen!

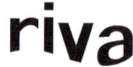